Übergangspflege – Transitional Care

Übergangspflege – Transitional Care

Claudia Bernhard-Kessler

Claudia Bernhard-Kessler

Übergangspflege – Transitional Care

Pflegetheoretische Begründungen
und pflegepraktische Umsetzungen

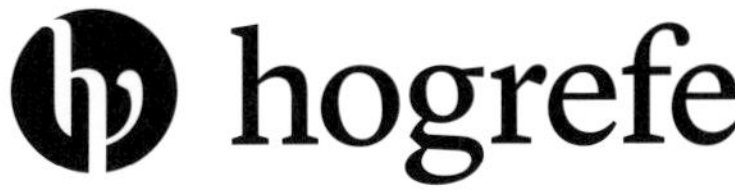

Claudia Bernhard-Kessler. BA, MSc ANP – Pflegeexpertin für Chronic Care und Transitional Care, Pflegeberaterin der Landesregierung Salzburg
E-Mail: bernhard.cl@hotmail.com

Bibliografische Information der Deutschen Nationalbibliothek
Die Deutsche Nationalbibliothek verzeichnet diese Publikation in der Deutschen Nationalbibliografie; detaillierte bibliografische Daten sind im Internet über http://www.dnb.de abrufbar.

Anregungen und Zuschriften bitte an:
Hogrefe AG
Lektorat Pflege
z.Hd. Jürgen Georg
Länggass-Strasse 76
3012 Bern
Schweiz
Tel. +41 31 300 45 00
info@hogrefe.ch
www.hogrefe.ch

Lektorat: Jürgen Georg, Caroline Suter
Bearbeitung: Martina Kasper
Herstellung: Daniel Berger
Umschlagabbildung: Halfpoint, Getty Images
Umschlag: Claude Borer, Riehen
Illustration/Fotos (Innenteil): Jürgen Georg, Schüpfen
Satz: Matthias Lenke, Weimar
Druck und buchbinderische Verarbeitung: Multiprint Ltd., Kostinbrod
Printed in Bulgaria

1. Auflage 2023

(E-Book-ISBN_PDF 978-3-456-96259-7)
(E-Book-ISBN_EPUB 978-3-456-76259-3)
ISBN 978-3-456-86259-0
https://doi.org/10.1024/86259-000

Inhaltsverzeichnis

Danksagung

Dieses Buch ist meiner Familie gewidmet, voran meinem Mann Klaus, der mir durch sein unerschütterliches Vertrauen immer wieder Mut für Neues gibt.

„In unserem Leben begegnet uns keiner zufällig. Alle sind Teil unseres Weges. Ob als Begleiter, als Seelenverwandter oder einfach nur als Lehrer“ (Unbekannt).

Vorwort

1988 lernte ich erstmals den Begriff *Übergangspflege* kennen. Entwicklungsgeschichtlich geht Übergangspflege auf die psychiatrische Abteilung des damaligen Krankenhauses Steinhof in Wien zurück – heute Klinik Penzing. Unter Einsatz von differenzialdiagnostischen Ausgängen in das angestammte Umfeld zeigte sich, dass Menschen, die als nicht entlassungsfähig in ihr Wohnumfeld beschrieben wurden, im Rahmen dieser Ausgänge wiederauflebten. Rückzüge im Sinne von Regressionen, analog zu den Abwehrmechanismen nach Anna Freud (1984), waren auf einmal umkehrbar. Diese Erfahrungen veranlassten mich, auch am Universitätsklinikum für Geriatrie in Salzburg, die Integration von Menschen durch den Einsatz von differenzialdiagnostischen Ausgängen zu forcieren. Das häufig zu beobachtende Phänomen, dass sich Menschen im Rahmen ihres Aufenthaltes in ihrem Allgemeinzustand und auch in ihrer Befindlichkeit verschlechtern, erweckte dabei meine Aufmerksamkeit. Unter anderem auch, weil Bestrebungen der Medizin und Pflege, diese Veränderungen anhand gängiger Defizitmodelle zu erklären und ihnen entgegenzuwirken, häufig nicht zum gewünschten Ziel führten. So wurde der alte Mensch mobilisiert, ohne dass er sich tatsächlich in seinem Allgemeinzustand verbesserte, weil die Hintergründe nicht verstanden wurden. Gleichermaßen verstärkten die gängigen pflegerischen Interventionen, im Rahmen des Warm-Satt-Sauber-Ansatzes, das Abhängigkeitsverhältnis der betroffenen Menschen. Trotz Widerstände hauptsächlich aus meiner Berufsgruppe der Pflege, begann ich durch Techniken aus der Reaktivierung und dem Normalitätsprinzip, so wie ich es in Wien erfahren durfte, diesen Verschlechterungen wirksam entgegenzusteuern. Im Nachhinein kann dieser Erfolg erklärt werden, jedoch vor dreißig Jahren war es lediglich ein Versuch, diesen von der Institution mitverschuldeten Verschlechterungen der alten Menschen, die ich per se nicht mit meiner Wertehaltung vereinbaren konnte, entgegenzusteuern. Dabei prägte mich eine Aussage von

Erwin Böhm (1992), die mir bis heute in Erinnerung ist und in diesem Sinne das Paradigma der Übergangspflege darstellt, dass zuallererst die Seele des betroffenen Menschen bewegt werden muss, bevor weitere Maßnahmen möglich sind. Als Erklärungsansatz kann damals wie heute das Phänomen des *first-month-syndroms* herangezogen werden, das die beschriebenen Verschlechterungen, u.a. aufgrund des Ortswechsels, mit einer zunehmenden Fixierung auf den eigenen Körper aufzeigt (Saup, 1993). Als wirksam können sich daher nur Interventionen erweisen, die an der individuellen Motivationslage, also am Eigenantrieb des zu betreuenden Menschen ansetzen, damit dieser einen Anreiz zur Eigenaktivität erfährt, anstatt des Verharrens in einer zunehmenden Perseveration. Nach wie vor lassen viele gutgemeinte Mobilisierungsansätze diesen Umstand außen vor und man ist verwundert, warum der kognitiv veränderte oder als delirant diagnostizierte Mensch sich nicht an seiner Aktivierung beteiligt.

Beruhend auf den damaligen Erkenntnissen konnte ich 1988/89, im Rahmen meiner Tätigkeit am Universitätsklinikum für Geriatrie, die ersten Versuche starten. Retrospektiv betrachtet beeindruckt mich immer noch eine Fallgeschichte mit einem alten Herrn, ich bezeichne ihn als den Patienten Null, der im Rahmen einer Zwangseinweisung auf meiner Station aufgenommen wurde. Als Begründung dieser erzwungenen Einweisung wurde angeführt, dass er täglich die Zentrale Wäscheaufbereitung in der Klinik aufsuchte, mit der Überzeugung dort angestellt zu sein. Bemühungen ihn vom Gegenteil zu überreden und infolge zum Gehen aufzufordern, blockte er mit der Aussage ab – man solle ihn nicht bei der Arbeit stören. Es wurde immer schwieriger, ihn mit Argumenten aus der Realität zum Verlassen der Wäscherei zu bewegen. Als sich die handelnden Personen mit dem vermeintlich aggressiven Verhalten von Hr. Null überfordert fühlten, alarmierten sie die Polizei, was die Institutionalisierung auf der Geriatrie nach sich zog. Zum Zeitpunkt der Aufnahme war Hr. Null mobil, jedoch zeitlich, örtlich und situativ desorientiert, und dies, obwohl anamnestisch keine bereits bestehenden kognitiven Defizite, in Sinne von dementiellen Entwicklungen, bekannt waren. Im Rahmen meiner pflegerischen Herangehensweise zum Verstehen seines herausfordernden Verhaltens konnte ich seiner Lebensgeschichte entnehmen, dass er 45 Jahre im Krankenhaus in der Wäscherei angestellt war und dies mit einem positiven Gefühl verknüpfte. Vor diesem Hintergrund stellte ich die Ad-hoc-Hypothese auf, dass sein Verhalten als Reaktion auf eine aktuelle Überforderung zurückzuführen ist, die zur Desorientierung und infolge zum Rückgriff auf gelingende Mechanismen aus dem Langzeitgedächtnis führte. In Anbetracht der Tatsache, dass es in den späten 80-er Jahren in Salzburg keine validen, standardisierten pflegerischen Erfassungsinstrumente gab, musste ich mich vorerst auf mein persönliches Gefühl verlassen und meiner Einschätzung vertrauen. Parallel dazu griff ich auf die in Wien kennengelernte Skala zur Einschätzung der Befindlichkeit und Interaktion nach Erwin Böhm zurück. Mit Hilfe dieses Instruments konnten einerseits das aktuelle Ausmaß der Regression des Patienten Null erfasst und andererseits Interventionsmaßnahmen zur Reaktivierung abgeleitet werden. Hr. Null wurde nach einer Woche unter meiner Begleitung nach Hause reintegriert und konnte nach anfänglichen Trainings dort noch drei Jahre weitgehend selbstständig und ohne Wiederaufnahme verbleiben.

Letztendlich war es diese Erfahrung, die mein humanistisches Menschenbild nachhaltig prägte und mich in meiner intrinsischen Motivation stärkte, Übergangspflege in Salzburg einzuführen (**Abb. 0-1**). Dieses Probieren, meine unermüdlichen Bemühungen zur Implementierung sowie die permanente Literatursuche und mein Studium am Institut für Erziehungswissenschaften führten in Summe zur Institutionalisierung der fachlich fundierten Übergangspflege im Bundesland Salzburg. Somit kann man managementtechnisch in diesem Fall auch von einem „Bottom up" sprechen.

Übergangspflege bedeutet für mich immer eine konkrete Wertehaltung im Sinne des Verstehens. Besonders in Zeiten, in welchen das Reparaturparadigma scheinbar Oberhand hat, kann Übergangspflege ein Statement sein, dass nicht das Reparieren und Messen als alleinige Mittel der Gesundung in den Vordergrund stellt. Vielmehr ist eine Verbindung mit dem dialogischen und cartesianischen Para-

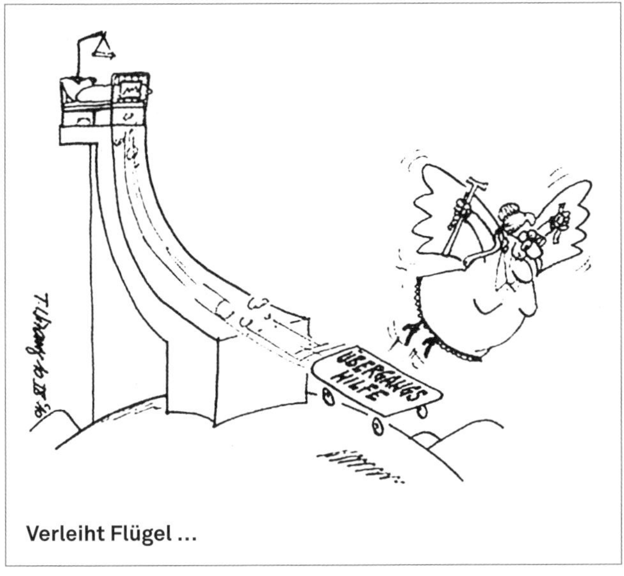

Verleiht Flügel ...

Abbildung 0-1: Entstehungsgeschichte Übergangspflege in Salzburg (Quelle: Wizany, 2010; Abdruck mit freundlicher Genehmigung)

digma möglich. Übergangspflege kann in diesem Sinne als Bindeglied gesehen werden, wodurch Menschen beim Übergang in ihrer Rolle gestärkt werden, damit sie ihr Leben ohne Hilfe oder nur mit so viel Hilfe wie unbedingt nötig wiederaufnehmen können. Auch wenn das Reparaturparadigma in den letzten vierhundert Jahren erfolgreich war und im Rahmen unserer Gesundheits- und Krankenpflege seine Berechtigung hat, stellt sich eben doch die Frage: Wie kann es sein, dass Menschen, die sich in einer Institution befinden, häufig eine schlagartige Verschlechterung ihres Allgemeinzustandes aufweisen, die nicht medizinisch begründet werden kann. Eine der schönsten Zuschreibungen, wie Übergangspflege gedacht werden kann, ist für mich der Ausspruch von Christian von Ehrenfels (1859–1932): „Der Mensch ist mehr als die Summe seiner Teile" (Höfer & Valent, 2017). Jeder Mensch ist etwas Besonderes und darum braucht jeder Mensch aus meiner Sicht seine individuelle Unterstützung. Übergangspflege kann diesem Anspruch gerecht werden.

Salzburg im Oktober 2022 *Klaus G. Kessler MSc, MBA*

Einleitung

Wir alle sind im Laufe unseres Lebens mit vielen Übergängen konfrontiert, unabhängig davon, ob sie geplant oder ungeplant eintreten. Beispiele dafür wären ein Umzug in eine neue Umgebung oder eine Familiengründung. Im Gegensatz zu diesen Veränderungen, die meist geplant stattfinden, treten Übergänge, die mit Krankheiten oder Schicksalen in Verbindung stehen, meist plötzlich und ohne Vorwarnung ein und erfordern geeignete Strategien zur Bewältigung. Deshalb orientiert sich das Bestreben der Übergangspflege an der Unterstützung und Aufrechterhaltung der *individuellen* Lebensbewältigung, die eine Anpassung an die veränderten Lebenssituationen und Bedingungen ermöglicht. Gemäß dem Soziologen Erwing Goffman (2003) und seinem treffenden Buchtitel: „Wir alle spielen Theater", hat jeder Mensch sein eigenes Drehbuch des Lebens, das mitunter auch die erprobten Bewältigungsstrategien beinhaltet. Eine Unterstützung zur Lebensbewältigung kann daher nur gelingen, wenn wir das Drehbuch, sprich die Biografie des betroffenen Menschen, kennen. In diesem Sinne ist dieses Buch auf einen verstehenden Zugang ausgerichtet, da individuelle Lösungsansätze für Probleme bekanntlich nie pauschal abgehandelt werden können. Obwohl theoretische Konstrukte und Strukturen zwar eine gewisse Orientierung sowie professionelle Distanz von Seiten der Unterstützenden ermöglichen können, liegen jedoch die Lösungsansätze immer beim betroffenen Menschen selbst, als absoluter Experte über sein eigenes Leben. Demgegenüber zeigt sich die Schlüsselkompetenz einer Übergangspflegeperson vor allem darin, dieses Wissen in den Einklang mit den aktuellen Bewältigungsanforderungen zu bringen und dafür zu sorgen, dass Unterstützungsleistungen, bislang funktionierende Handlungskompetenzen und -fähigkeiten fördern und nicht einschränken. Deshalb kommt dem Theorie-Praxis-Bezug die größte Bedeutung zu, immer mit dem Blick darauf, dass es mögliche Annahmen sind, die sich jederzeit verändern können und daher immer wieder zum Diskurs einladen.

„Man kann einen Menschen nichts lehren, man kann ihm nur helfen, es in sich selbst zu entdecken" (Galileo Galilei, 1564–1641).

Den Begriff *Übergangspflege* hat Prof. Erwin Böhm bereits Ende der 1960er Jahre geformt und in Wien umgesetzt. Dabei handelt es sich um eine ressourcenorientierte Betreuungsform mit dem Ziel, betagte Menschen nach langjährigen Aufenthalten in psychiatrischen Abteilungen in ihre gewohnte Umgebung zu reintegrieren. Als Hintergrund diente das von ihm entwickelte Psychobiografische Modell (Böhm, 2004, 2009). Die Institutionalisierung der Übergangspflege im Bundesland Salzburg sowie deren Struktur und Ausbau gehen vorrangig auf Klaus G. Kessler zurück. Parallel dazu erfolgte mitunter durch die Autorin eine stetige Weiterentwicklung und Theoriebasierung. Rückblickend erschwerte gerade in den Anfangszeiten die damals noch vorherrschende Defizitorientierung, im Rahmen der Irreversibilitätstheorie, die Durchsetzung eines ressourcenorientierten pflegerischen Handelns. Gemäß der Überzeugung der Abhängigkeit von älteren Menschen war es für Viele unvorstellbar, dass die Betagten nach einem Aufenthalt im Krankenhaus, mit der richtigen Unterstützung, tatsächlich wieder ihre Alltagsfähigkeiten zu Hause zurückerlangen können. Erst der Einfluss der Modelle von Pflegewissenschaftlerinnen: Dorothea Orem, Virginia Henderson und Nancy Roper, ermöglichten nach und nach auch in der stationären und ambulanten Pflege das Verständnis zur Förderung der Selbständigkeit der Patient*innen. Aber vor allem konnte die Sinnhaftigkeit der Interventionen von Übergangspflege aufgrund der vielen Erfolge von gelungenen Integrationen ins häusliche Umfeld verdeutlicht werden. Die stetige Weiterentwicklung des Betreuungsansatzes ermöglichte eine theoretische und in der Folge eine praktische Erweiterung auf andere vom Übergang betroffene Personen der verschiedensten Altersklassen und stationären Fachgebieten eines Krankenhauses. Aus dem Schwerpunkt zur Betreuung älterer Menschen entwickelte sich unabhängig vom Krankheitsbild ein theoriegeleiteter Pflegeprozess zur Begleitung von Übergängen. Da die Pflegewissenschaft im Vergleich zu anderen Disziplinen noch wenig Evidenzbasierung aufweisen kann, erfolgte der Rückgriff auf Erkenntnisse anderer Wissenschaftszweige, wie z. B. aus den Sozial-, Human- und Geistes- sowie aus den Naturwissenschaften. Zumal es neben speziellen Pflegetätigkeiten vorrangig um die Hilfe zur Selbsthilfe geht, konnten insbesondere Inhalte aus den Erziehungswissenschaften herangezogen werden. Vor diesem Hintergrund führen die folgenden Kapitel zuallererst in die Definition und Relevanz des Themas ein, unter der Betonung der philosophischen und ethischen Ausrichtung und der daraus resultierenden Verantwortung für die agierende Pflegeperson. Darauf aufbauend erfolgen die Erklärungsansätze anhand möglicher Theorien und Hypothesen, die sich bereits über einen längeren Zeitraum in der Praxis als wirksam erwiesen haben. Im Rahmen von ausführlichen Praxisbeispielen wird versucht, die Komplexität realer Betreuungssituationen verständlicher abzubilden und das Erfahrungswissen wiederzugeben. Insbesondere stellt das **Kapitel 17** ein Beispiel dar, das den gesamten Übergangsprozess abbildet, und damit den Versuch, Sie liebe Leserinnen und Leser, in meine Welt, so wie ich die Übergangspflege und meine professionelle Verantwortung dafür wahrnehme, einzuladen. Letztendlich ist der vorgestellte methodische Ansatz zur Begleitung von Übergängen, per se kein starres Konstrukt, sondern kann sich flexibel individuellen Lebenswelten, Sichtweisen und vor allem Bedürfnissen anpassen. Ebenso ist es nicht an örtliche und kulturelle Begebenheiten gebunden, sondern aufgrund der Anpassungsfähigkeit in verschiedene Settings übertragbar.

Teil I

Übergangspflege im Kontext von Einflüssen, Gesundheit und Krankheit

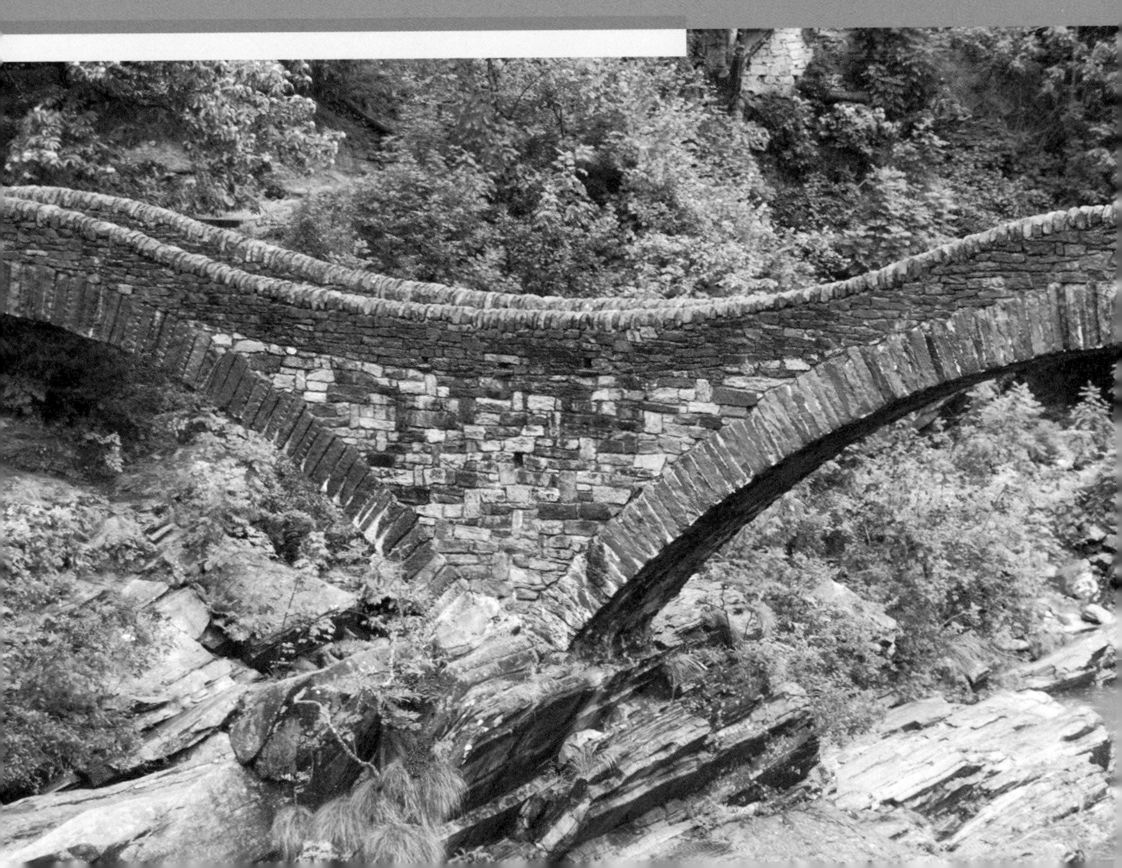

1 Der Begriff Übergangspflege

Wie in der Einleitung beschrieben bedeutet Übergangspflege – oder synonym der Begriff *Transitional Care* – die Begleitung und pflegerische Betreuung von Menschen beim Übergang vom Krankenhaus in das häusliche Umfeld oder eine nachfolgende Betreuungseinrichtung, bis eine Stabilisierung für die betroffenen Personen und deren involvierten Zu- und Angehörigen eintritt. Übergangspflege meint dabei nicht einfach das strukturierte Durchlaufen einer vielfach erprobten und funktionierenden Vorgangsweise, sondern beinhaltet auch die Ergebnisse von kritischen Betrachtungen dieser Übergänge in Verbindung mit den Werten der Gesundheits- und Krankenpflege. Daher kann Übergangspflege, so wie es im vorliegenden Praxishandbuch dargestellt wird, in erster Linie als Philosophie und erst in zweiter Instanz als ein theoretisch fundierter, methodischer Ansatz gesehen werden. Vor allem benötigt theoriegeleitetes Handeln einen Rahmen, um ein methodisches Vorgehen zu ermöglichen. Die *Transition Theory* von Meleis (2010) eignet sich in diesem Sinne bestens als *Framework* bzw. Rahmentheorie, da sie auf der Aussage gründet, dass bestimmte Arten von Übergängen für davon betroffene Menschen fehlerbelastet sind und deshalb schwerwiegende Folgen haben können, wenn sie nicht professionell begleitet werden. Insbesondere gibt die *Transition Theory* die zeitliche Komponente sowie den prozess- und ergebnisorientierten Ablauf vor und ermöglicht das Verständnis der Pflegeperson für die Komplexität von Übergängen. Vor diesem Hintergrund konnte sich die Übergangspflege zu einem methodischen Prozess zur Begleitung von Übergängen entwickeln, der ausgehend von seinem philosophischen Hintergrund, durch ein organisatorisches und inhaltliches Konzept geregelt wird. Vorwegnehmend dient das organisatorische Konzept der klaren Strukturierung der Vorgangsweise durch das chronologische Durchlaufen von vier Prozessschritten. Beginnend mit dem Erstkontakt im Krankenhaus, wird der nächste Schritt zur Planung eines differenzialdiagnostischen Ausganges ins häusliche Umfeld eingeleitet. Bei positivem Verlauf erfolgt eine begleitete Entlassung, mit anschließenden Kontakten, im Rahmen von sogenannten Nachsorgen im häuslichen Umfeld bzw. der nachfolgenden Betreuungseinrichtung. Hingegen wird die professionelle Handlungspraxis aus dem inhaltlichen Konzept abgeleitet. Ausgehend von der Unterstützung zur Lebensbewältigung beinhaltet dies zahlreiche Theorien und Konzepte mit Praxisrelevanz. Aktuell werden in der Übergangspflege vier Assessmentinstrumente zur Prozessbegleitung und Messung der Outcomes eingesetzt. Das Ziel ist die Forcierung der Lebensbewältigung der Klient*innen und darauf aufbauend eine beständige Integration zu Hause. Somit beendet ein stabilisierter Zustand im häuslichen Umfeld die Phase des Überganges und die Betreuung durch Übergangspflege. In diesem Sinne kann festgehalten werden, dass sich die Arbeit der Übergangspflege in einem theoretischen Rahmenmodell bewegt, deren grundlegender Ansatz sich auf die Hilfe zur Selbsthilfe stützt. Dabei werden die zugewiesenen Patient*innen ihrer bisherigen Krankenrolle enthoben und angelehnt an die Soziale Arbeit als Klient*innen bezeichnet, da sie durch Information, Beratung und Intervention zur eigenmächtigen Steuerung bzw. Beteiligung an ihrem Gesundheitsprozess (wieder-)befähigt werden.

In diesem Sinne wurde von der Autorin folgende Definition für die Übergangspflege, so wie sie in diesem Handbuch beschrieben wird, festgelegt:

> Es handelt sich um einen theoriebasierten und methodischen Ansatz für die Begleitung von stationär aufgenommen Menschen, bei den Übergängen vom Krankenhaus nach Hause, durch speziell dafür ausgebildete Pflegepersonen. Das Ziel ist eine gelingende Lebensbewältigung, weitgehend selbstständig bzw. unter Einbezug von Hilfen. Ein erfolgreicher Übergang endet mit einem stabilisierten Zustand zu Hause. Die Interventionen sind theoriegeleitet und entstammen der Hilfe zur Selbsthilfe unter Berücksichtigung der Lebenswelt und Einbeziehung des sozialen Umfeldes.

Übergangspflege kann als *Transitional Care* übersetzt werden, da sich einerseits die Elemente klar auf die Phase des gesamten Übergangs, von der Krankenhausaufnahme bzw. dem Krankenhausaufenthalt, bis hin zu einer Stabilisierung im häuslichen Umfeld oder in der nachbetreuenden Einrichtung beziehen und andererseits erfolgt eine prozesshafte Strukturierung und Überprüfung des methodischen Vorgehens, durch die Einbettung in eine Rahmentheorie. Ein Blick über unsere deutschsprachigen Grenzen in die Vereinigten Staaten zeigt eine schon viel längere Auseinandersetzung mit der Problematik der Übergänge vom Krankenhaus nach Hause oder in andere Institutionen. Hervorzuheben ist das *Transitional Care Model* (TCM) von Naylor und dem Forscherteam (2018), das aufgrund seiner guten

Evidenzbasierung als Vorbild für die Weiterentwicklung einer Übergangspflege geeignet ist und infolge nochmals aufgegriffen wird. Da in unserer Zeit vorrangig quantifizierte Messergebnisse zur Einschätzung der Effizienz herangezogen werden, erfolgt nun ein Einblick in die wissenschaftliche Literatur. Gibt man in den Datenbanken und elektronischen Zeitschriften den Suchbegriff *Transitional Care* ein, zeigen sich im weltweiten Bezugsrahmen eine Fülle an Ergebnissen. Überwiegend handelt es sich dabei um Literaturrecherchen, auf der Suche nach wissenschaftlichen Studien mit starken Forschungsdesign und empirisch überprüften Interventionen, die Aussagen über die Wirksamkeit und Nutzen eines *Transitional Care Programms* liefern können. Zum Beispiel identifiziert das systemische Review von Kast (Kast et al., 2021) auf der Suche nach Programmen zur Begleitung von Übergängen im geriatrischen Bereich, in sechs Datenbanken im Zeitraum von 26 Jahren, bei insgesamt 3850 potenziellen Suchergebnissen, letztendlich nur drei amerikanische Studien, die diese Bedingungen erfüllen. Darunter ist auch das *Transitional Care Model* (TCM), dass an der *University of Pennsylvania* entwickelt und im Rahmen von bisher drei randomisiert kontrollierten Studien überprüft wurde. Die Ergebnisse verweisen auf eine signifikante Verbesserung der Gesundheit und Lebensqualität durch das Pflegeangebot und auf eine Verringerung der Anzahl von Wiederaufnahmen (Naylor et al., 1994, 1999, 2014). Eine weitere prospektive Studie aus dem *Baylor Medical Center Garland* (BMCG) konnte bei Patient*innen mit Herzinsuffizienz ab einem Alter von 65 Jahren eine Reduktion von 48 % der Wiederaufnahmen innerhalb 30 Tagen aufzeigen (Stauffer et al., 2011).

Auch die schon über Jahre andauernden und umfassenden Literaturrecherchen der Autorin rund um die Begleitung von Übergängen, unabhängig vom Lebensalter und Diagnosen, zeigen auf, dass eine professionelle Unterstützung des Übergangs einen Benefit für das Gesundheitssystem erzielen kann, in Form von Kostenreduktion und Ressourcenschonung, wodurch definitiv Akutkrankenhäuser entlastet werden können. Zumal auch eine Unterstützung und Entlastung des sozialen Umfeldes stattfindet (Finlayson et al., 2018; Hirschman et al., 2015; Naylor et al., 2018). Überwiegend beziehen sich die Ergebnisse der wissenschaftlichen Publikationen auf eine signifikante Reduktion der Wiederaufnahmen. Als Rechtfertigung dafür kann eine retrospektive Analyse von 3000 Patient*innen herangezogen werden, die aufzeigt, dass sich in den ersten 14 Tagen nach der Entlassung, bei Patient*innen mit hoher und chronifizierter Krankheitslast und fehlender professioneller Begleitung, die höchste Rehospitalisierungsrate zeigt (Keim et al., 2020). In diesem Sinne postuliert Burwell (2015), dass Interventionen eines *Transitional Care Models* zu einer Verbesserung der Patient*innenerfahrungen, deren Gesundheit sowie zu einer Reduktion der Gesundheitskosten führen können, was infolge mit einer Annäherung an ein *Triple Aim* (Dreifachziel) in der Patient*innenversorgung gleichgesetzt werden kann. Ergänzend führen andere Publizierende an, dass bei Menschen auch unabhängig von der Theorie der Übergänge, Umgebungs- und Situationsveränderungen zu einer Reduktion der Motivation sowie der Selbstwirksamkeitsüberzeugung und des Selbstwertes führen können (Bandura, 1977, 1997; Blickhan, 2018; Baumann & Kuhl, 2013; Kuhl, 2001). Zum Beispiel verweist das Prozessmodell der Person-Umwelt-Interaktion im Alter auf das Phänomen des *first-month-syndromes* (Saup, 1993). Dies kann v. a. bei älteren Menschen eine körperliche und kognitive Verschlechterung durch einen Ortswechsel auslösen. Dabei sind besonders die ersten Tage und Wochen in einem Seniorenheim oder Krankenhaus als kritisch anzusehen. Bei Hochbetagten wurden in diesem Zusammenhang ausgeprägte Hoffnungslosigkeit, starke Präokkupation (Betonung, Fixierung) auf den eigenen Körper und eine Verminderung der Lebenszufriedenheit als Reaktionen erfasst (Saup, 1993). Als Resümee dieser Fakten und Zahlen, zur Belegung der Sinnhaftigkeit der Begleitung von Übergängen, sei bemerkt, dass gerade die Pflege per se nicht alles quantifizieren kann. Daher sind all die subjektiven Einschätzungen und Wahrnehmungen, gepaart mit unserem Erfahrungswissen, mindestens genauso wertvoll und aussagekräftig, sofern sie laufend an ihrer Gültigkeit überprüft werden. Näheres dazu ist im **Kapitel 4.3** und **Kapitel 4.4** nachzulesen, im Rahmen der Situationsspezifität und der Verantwortung einer Pflegeperson.

1.1 Relevanz für die Profession der Pflege

Im Gesundheitswesen ist die demografische Entwicklung schon seit Jahren ein großes Thema und wird aufgrund der zahlreichen Publikationen hier nur am Rande erwähnt. Statistiken kündigen enorme Zunahmen älterer Menschen mit chronischen Erkrankungen an. Somit ist eine steigende Anzahl an Hospitalisationen und Wiederaufnahmen dieser Personengruppen zu erwarten (Bachner et al., 2019). Um grundsätzlich die Gesundheitsbedürfnisse v. a. der älteren Bevölkerung zu erfüllen, sehen Michael und Mitautor*innen (2019) zu einem großen Teil die Herausforderung bei der Pflege. Krankenanstalten investieren seit Jahren vermehrt in pflegerische Entlassungsmanagements. Entlassungsplanungen, die ausschließlich im Krankenhaus stattfinden und den Übergang nach Hause bzw. in eine andere Betreuungseinrichtung unvollständig begleiten, führen jedoch nicht immer zum gewünschten Erfolg. Ohne den Blick in die Lebenswelt der betroffenen Menschen ist es sehr schwierig, ja fast unmöglich, die Situation ausreichend einschätzen zu können. Überversorgung vs. Unterversorgung, Wiederaufnahmen und Gesundheitsverschlechterungen, können neben Überforderungen des betreuenden Umfeldes mögliche negative Folgen sein, und dies vorrangig bei Menschen, die beim Übergang einem hohen Risiko ausgesetzt sind. Diesbezüglich entwickelten evidenzbasierte Modelle zur Begleitung von Übergängen, Checklisten und Assessments zur Risikoeinschätzung, um gefährdete Personen bereits bei der stationären Aufnahme identifizieren zu können (Coleman et al., 2006; Hansen et al., 2013; Hirschmann et al., 2015; Mitchell et al., 2017; Naylor et al., 2014). Zur genaueren Auseinandersetzung wird auf die angeführten Publikationen verwiesen. Als Grundlage dieser Zielorientierung zeigt auch Meleis (2010) im Rahmen ihrer langjährigen Forschungen zur *Transition Theory* klar die Schlüsselrolle der Pflegepersonen bei Übergängen auf, damit diese für die betroffenen Menschen und dem unmittelbar involvierten Umfeld ein positives Ergebnis herbeiführen können. Zumal die Profession Pflege die meiste Zeit bei den Patient*innen verbringt und dadurch mit den Umständen von Pflegeanforderungen im Rahmen von Aufnahme, Entlassung, Nachsorgen und posthospitalem Setting bestens vertraut ist.

Damit Übergänge im Sinne der *Transition Theory* als theoriegeleitetes Arbeiten von der Pflege übernommen werden können, bedarf es auch einer fachlichen Kompetenz. Das bereits zitierte *Transitional Care Model* (TCM) ist ein von Pflegepersonen *Transitional Care Nurses* (TNC's) geleitetes Programm, das ältere Menschen mit einem hohen Risiko für Wiederaufnahmen im Übergangsprozess professionell begleitet. Diese auf Masterniveau ausgebildeten *Advanced Nursing Practice* (ANP) tragen die Hauptverantwortung für das Pflegemanagement der zu betreuenden Menschen (Demiris et al., 2020; Naylor, 2012). Das TCM blickt auf eine über 20-jährige Forschung und Erfahrung zurück und definiert sich über zehn evidenzbasierte Kernkomponenten, die eine zeitlich begrenzte Kontinuität der Gesundheitsversorgung gewährleisten. Aufbauend auf einem Screening der Patient*innenpopulation werden vom Übergang gefährdete Personen im gesamten Prozess begleitet. Dabei orientieren sich sämtliche pflegerische Interventionen an der Beziehungsarbeit, der Forcierung des Selbstmanagements der Patient*innen und deren Umfeld sowie am Aufbau einer multidisziplinären Zusammenarbeit mit anderen Berufsgruppen, im Sinne von Vernetzungstätigkeiten. Eine laufende Prozess- und Outcomeüberprüfung bedingt und kontrolliert die pflegerischen Interventionen. Ebenso wird eine durchgehende Erreichbarkeit für die gesamte Betreuungszeit gewährleistet, wobei die Interventionen je nach Bedarf telefonisch und persönlich erfolgen (Hirschman et al., 2015; Naylor et al., 1994; Naylor et al., 2014). Diese kurze Zusammenfassung dient keiner vollständigen Beschreibung eines gut funktionierenden, evidenzbasierten und schon mehrfach implementierten Programms zur Begleitung von Übergängen, sondern lediglich der Betonung der Relevanz für die Profession der Pflege.

1.2 Ausbildung und rechtliche Absicherung

Eine pflegegeleitete Begleitung von Übergängen benötigt aufgrund der vielen Anforderungen professionell geschulte Pflegepersonen. Bezugnehmend auf einen gelingenden *Skill & Grademix* bedarf es, mit Blick auf das Vorbildmodell aus Pennsylvania, mitunter akademisch ausgebildete Pflegepersonen, insbesondere um den Anforderungen eines gelingenden Theorie-Praxis-Transfers und deren stetige Weiterentwicklung durch eine erweiterte Pflegepraxis gerecht zu werden. Aufgrund der vielen Situationen, in denen eine Pflegeperson auf sich allein gestellt ist und vor Ort Entscheidungen treffen muss, ist derzeit, am Beispiel von Salzburg, die geringste Qualifikation der gehobene Dienst für Gesundheits- und Krankenpflege. Diese Überlegungen implizieren die Notwendigkeit zur Entwicklung eines Curriculums für ein zertifiziertes Ausbildungsprogramm für Übergangspflege im deutschsprachigen Raum. Unabhängig davon ist in Hinblick auf den hohen Altersdurchschnitt der betreuten Personen eine grundlegende Kenntnis im Umgang mit älteren und/oder vulnerablen Menschen notwendig, um Auswirkungen und Hintergründe von Verhalten bei kognitiven Defiziten zu verstehen und letztendlich positiv zu beeinflussen. Als Beispiel gibt es in der Umgebung der Autorin dafür Ausbildungen nach dem *Psychobiografischen Pflegemodell* (ENPP) von Erwin Böhm (ENPP Böhm, 2021) oder dem *Integrativen Pflegekonzept* (AGPK) von Maria Riedl (IPK, 2022), die ein Verständnis für Biografiearbeit im Sinne von Erhebung, Interpretation und Interventionssetzung ermöglichen. Darauf aufbauend bietet die Auseinandersetzung mit den Inhalten des vorliegenden Praxishandbuches einen Einblick in die Theorie und Praxis der Übergangspflege und kann durch Einbezug der angegebenen Literatur zur weiteren Professionalisierung anregen. Insbesondere erfordert die Begleitung eines Überganges nicht nur ein grundlegendes Wissen und Verständnis von verschiedenen Krankheitsbildern und deren pflegerischen Umgang, sondern v. a. deren Bedeutung und Auswirkungen auf den aktuellen Kontext der betroffenen Menschen. Unterschiedliche Lebenswelten und soziale Lernsituationen formen einzigartige Bewältigungsverhalten. Diese sind einer Person eigen und müssen respektiert werden. Daher können Anpassungen bzw. Verhaltensveränderungen, im Rahmen einer Bewältigung von Krankheiten und Krisen, grundsätzlich nur von der betroffenen Person selbst vollzogen werden und bedingen daher eine verstehende und empathische Haltung vonseiten der professionellen Betreuungsperson.

Die rechtlichen Bestimmungen zur Regelung des Aufgabenfeldes einer Pflegeperson für diesen speziellen Aufgabenbereich sind den jeweilig gültigen Gesetzen eines Landes zu entnehmen. In Deutschland sind diese im Gesetz über die Pflegeberufe (2020) und in der Schweiz im Bundesgesetz für Gesundheitsberufe (GesBG, 2020) geregelt. Am Beispiel des österreichischen Gesundheits- und Krankenpflegegesetzes (GuKG, 2022) ist die rechtliche Absicherung des Aufgabenbereichs in den Paragrafen (§) 14, 15 und 16 verortet. Bezüglich der Betreuung und Pflege, insbesondere der Gesundheitsförderung und -beratung, bezieht sich die Übergangspflege auf die pflegerischen Kernkompetenzen des gehobenen Dienstes, welche im § 14 GuKG definiert sind. Die direkte Mitwirkung am Entlassungsprozess, nach § 16 (3) GuKG, erfolgt nach ärztlicher Anordnung. Da es sich um vulnerable Personen handelt, die häufig auch multimorbide Zustandsbilder aufweisen, kann es bei den Ausgängen aufgrund der Belastung zu Komplikationen kommen. Deshalb bedarf es im Vorfeld einer multiprofessionellen Einschätzung. Ebenso erfolgen der differenzialdiagnostische Ausgang und die Entlassung ausschließlich nach medizinischer Freigabe. Ergänzend dazu beschreibt § 16 GuKG im multiprofessionellen Kompetenzbereich die pflegerische Expertise sowie die Zusammenarbeit mit der eigenen und anderen Berufsgruppen.

Obwohl die rechtlichen und theoretischen Fundierungen eine klare Struktur vorgeben können, stehen sie doch unter den Einfluss des gesellschaftlichen Wandels und diversen Umweltbedingungen. Dies erfordert für die Handlungspraxis einer Übergangspflege ein gewisses Maß an Flexibilität und somit eine ständige Reflexion der eigenen Einstellungen und Sichtweisen in Abgleich mit den rechtlichen Vorgaben. Konkret ist die philosophische Haltung gemeint, die sich aus verschiedenen Ansätzen und Positionen entwickelt hat und deren Aussagen das pflegerische Handeln sowohl rechtfertigen als auch bedingen. Das nachfolgende **Kapitel 1.3** beschäftigt sich daher mit der Haltung, die Übergangspflege und somit auch die handelnden Pflegepersonen in diesem Sinne leitet.

1.3 Einflüsse aus Philosophie und Ethik

Die Arbeit der Übergangspflege ermöglicht einen vielfältigen Einblick in die verschiedenen Lebenswelten und unterschiedlichen Bewältigungsmuster der betreuten Personen und konfrontiert zugleich mit Herausforderungen. Zumal manche

Lebensstile oft große Verwunderung und manchmal auch Ablehnung vonseiten der professionell Handelnden hervorrufen können. Jedoch impliziert professionelles Denken und Bewältigung, neben dem Wissen um die Medizin, Pflege und wissenschaftlichen Theorien auch eine persönliche Wertehaltung, die all diese *bunten* Lebensentwürfe zulassen kann. Insbesondere stellt *gelebte* und in diesem Sinne authentische Empathie eine immense Anforderung dar, die ständig geübt werden muss. Hauptsächlich sind es die Klient*innen der Übergangspflege selbst, die diesen respektvollen Umgang lehren können, zumal sich eine verstehende Haltung zu diversen Lebensstilen erst vor dem Hintergrund der jeweiligen Lebensgeschichten erschließen lässt. Vertiefend dazu dient der Übergangspflege die Orientierung an ethischen Positionen sowie philosophischen Ansätzen und Traditionen.

Als erste Herangehensweise, ausgehend von einer normativen Perspektive, soll die Bedeutung der Ethik für soziale Berufe thematisiert werden. Die pflegerische Unterstützung zur Lebensbewältigung aus professioneller Sicht hat aufgrund der dafür notwendigen Entscheidungen, die getroffen werden müssen, automatisch ein ethisches Gewicht, da es direkt immer die Personen betrifft, denen geholfen werden soll. Daher müssen die traditionellen Werte wie Respekt der Menschenwürde und allgemeines Wohlwollen für andere und für sich selbst grundsätzlich immer einer Zielorientierung für Sozialberufe zugrunde liegen. Baum (1996, S. 108) sieht in diesem Sinne folgende Ziele für soziale Hilfe vor: „... den Klienten soweit wie möglich zu befähigen, Selbständigkeit zu gewinnen und – die Gesellschaft im Maße des Möglichen von gewissen sozialen Problemen zu entlasten sowie – durch Reintegration der Klienten zu stärken". Unsere Gesellschaften basieren auf drei Basiswerten: Autonomie, Gerechtigkeit und Fürsorge. In Hinblick auf vulnerable Personen kann eine Diskrepanz dieser Basiswerte aufgrund von Abhängigkeiten bestehen (Schnell, 2010). Umso wichtiger zeigt sich hier die Position der Profession Pflege in der Rolle des *advocacy*, sprich der Anwaltschaft für ihre Klient*innen. Die Voraussetzung dafür ist aber, dass die Pflegeperson sich ihre eigene persönliche Ethik entwickelt; dies in einer andauernden kritischen Auseinandersetzung mit sich selbst und der Weltanschauung. Hierbei kann nach wie vor der kategorische Imperativ von Immanuel Kant (1724–1804) handlungsleitend sein (Kant, 1963).

In weiterer Folge erfolgt die Rechtfertigung der leitenden Handlungsorientierung, zumal die Übergangspflege ihren Auftrag in der Erhaltung und Forcierung der Lebensbewältigung, insbesondere als Pflicht zur Fürsorgeleistung und Aufrechterhaltung der Autonomie sowie Gewährleistung von Gerechtigkeit, sieht. Zur Orientierung wurde von der Autorin eine Wertebegründung bzw. Werturteil mit

Tabelle 1-1: Wertebegründung nach Kraft (Eigendarstellung in Anlehnung an Kraft, 1967)

Der Wert (normativer Obersatz)	Menschen, die gefährdet sind, einen gelingenden Übergang vom Krankenhaus nach Hause eigenständig bewältigen zu können, bzw. keine ausreichende Unterstützung aus dem Umfeld haben, benötigen dafür professionelle Hilfe durch Übergangspflege.
Deskriptive Beschreibung (empirischer Untersatz)	Professionell begleitete Übergänge, die Ansätze der Hilfe zur Selbsthilfe unter Berücksichtigung der Lebenswelt und des sozialen Umfeldes aufweisen, können die Lebensbewältigung und Autonomie erhalten bzw. fördern.
= Normative Schlussfolgerung	**Die Lebensbewältigung und Autonomie bei Übergängen muss unterstützt werden.**

Hilfe des Schemas von Viktor Kraft (s. **Tab. 1-1**) erstellt, das sich nach der Definition des Wertes, der deskriptiven Beschreibung und der daraus resultierenden normativen Schlussfolgerung gliedert (Kraft, 1967).

1.3.1 Ansatz der Hilfe zur Selbsthilfe

Diese Einführung leitet zum Grundansatz der Handlungsorientierung der Übergangspflege und an dieser Stelle zur Auseinandersetzung mit dem viel zitierten Pädagogen und Philosophen Johann Heinrich Pestalozzi (1746–1827) über, der als Begründer des sozialen Lernens angesehen wird. Im Sinne von Hilfe zur Selbsthilfe ordnete er seine Pädagogik nach vier wesentlichen Prinzipien.

- Das Prinzip der Selbsttätigkeit geht davon aus, dass in der Natur des Menschen selbst die Bildungskraft liegt.
- Das zweite Prinzip orientiert sich an der Notwendigkeit, den Menschen durch Bildung und Erziehung zur Selbsthilfe vor dem Verderben zu retten.
- Im dritten Prinzip der Totalität gibt es drei seelische Grundkräfte, auf geistiger, sittlicher und physischer Ebene. Mit dem Kopf-Herz-Hand-Prinzip aus der Reformpädagogik werden in diesem Sinne alle drei Grundkräfte angeregt. Somit dient es als Voraussetzung der persönlichen Bildung.
- Als viertes Prinzip wird die Individualisierung beschrieben (Buchenau et al., 1930; Kerschensteiner, 1932).

Obwohl Pestalozzi dies bereits vor über 200 Jahren formulierte, hat es nichts von seiner Aktualität verloren, zumal die Gewährleistung eines individuellen Betreuungsansatzes, zur Förderung der Selbsttätigkeit, eine ganzheitliche Sichtweise einfordert. Um an dieser Stelle der Frage vorzubeugen – was Pflege mit Erziehung und Pädagogik gemein hat – wird präventiv auf die zahlreichen Parallelen der zwei Disziplinen verwiesen. Ausgehend vom Begriff des *lebenslangen Lernens* ist unsere Bildung nie abgeschlossen. Insbesondere besagt die Theorie der Selbstwirksamkeit, dass Überzeugung und Glaube an die eigenen Fähigkeiten eine notwendige Voraussetzung zur Weiterentwicklung und Bewältigung unabhängig vom Lebensalter ist (Bandura, 1977; Gudjons, 2016). Ein Teilbereich der Pädagogik, die Sozialpädagogik, sieht die Unterstützung zur Lebensbewältigung als wesentliche Aufgabe im Sinne des Strebens nach unbedingter sozialer Handlungsfähigkeit bis ins hohe Lebensalter, unter Berücksichtigung der biografisch erlernten Muster. Dabei hebt sich der Wert des Respekts vor dem gelebten Leben, der Biografie des Menschen, besonders hervor (Böhnisch, 2018).

1.3.2 Wissenschaftliche Positionen und Traditionen

Neben den beschriebenen ethischen Ansätzen erhebt die Übergangspflege den Anspruch, sich nach verschiedenen Grundpositionen und Traditionen der Wissenschaften zu orientieren, um die Handlungspraxis danach auszurichten:

- Die Berücksichtigung des *hermeneutisch-pragmatischen Ansatzes* ermöglicht das Einlassen auf die Sichtweise der Klient*innen, ohne vorschnell Hypothesen und Lösungen anzubieten, das heißt die Antworten aus den Biografien und Lebenswelten der Betroffenen heranzuziehen. Unter anderem sprach Dilthey (1992) von der Entwicklung eines höheren Verstehens (Grunwald & Thiersch, 2016).
- Der *emanzipatorisch, kritisch materialistische Einfluss* verweist auf das grundsätzliche Streben der Menschen nach Selbstbestimmung und gesellschaftlicher Partizipation, was durch angemessene Hilfe- und Unterstützungsleistung ermöglicht werden sollte. Der Anspruch der unbedingten Erhaltung der Autonomie und von Respekt erfüllten Lebens benötigt zudem auch die Berücksichtigung des marxistisch orientierten Ansatzes. Er besagt, dass die materialistische Gesellschaft die Ursache von sozialen Problemen birgt und deshalb zur Bewältigung eine Überwindung dieses kapitalistischen Systems erfordert (Thole, 2012). Beispielhaft kann die kritische Alltagstheorie genannt werden, die auf die Gegensätze und Widersprüchlichkeiten des Alltags verweist; dies im Sinne

von förderlichen und hinderlichen Verhalten und Ressourcen (Grunwald & Thiersch, 2016).

- Das *phänomenologische-interaktionistische Paradigma* bezieht sich im Fokus der Lebensweltorientierung auf die Unterscheidung von relevantem und nicht-relevantem Erleben der Individuen in Bezug auf Zeit, Raum und sozialen Bezügen. Demzufolge kann die alltägliche Lebenswelt nur rekonstruiert werden, wenn der Mensch darin, gemäß seiner Prägung, in seiner Auseinandersetzung mit seinem Alltag eingeordnet wird. Wobei die alltägliche Lebenswelt durch Zeit, Raum und die erlebten sozialen Bezüge strukturiert ist (Grunwald & Thiersch, 2016).
- Letztendlich zeigt sich der Anspruch im Sinne des *empirisch-analytischen Ansatzes* zur ständigen Überprüfung und gegebenenfalls auch der Falsifikation einer Hypothese. Philosophen wie David Hume, Francis Bacon sowie August Comte lehnten die Vernunft als Grundlage der Erkenntnis ab und verwiesen stattdessen auf die Orientierung an empirischen Fakten. Darauf aufbauend forderte Karl Popper, im Rahmen des kritischen Rationalismus, den Fokus auf eine mögliche Falsifikation zu richten, anstatt auf der Bestätigung von Theorien oder Hypothesen (Popper, 1979). Vor diesem Hintergrund richten sich die Parameter zur Überprüfung der gewählten Interventionen auf einen tatsächlichen Benefit für die vom Übergang betroffenen Menschen, und dies im Sinne einer Förderung der Lebensbewältigung und Autonomie.

Der Einfluss dieser wissenschaftlichen Grundpositionen zieht sich durch die gesamte Handlungspraxis der Übergangspflege. Zusammenfassend liegt der Fokus auf dem einzelnen Menschen, der eingebettet in sein interagierendes Umfeld mit Herausforderungen durch Übergänge konfrontiert wird, bei denen er bzw. auch sein unmittelbares soziales Umfeld, auf Hilfe zur Bewältigung von außen angewiesen ist. Um diese Hilfe auch im Sinne der betroffenen Menschen gewährleisten zu können, benötigt es eine Auseinandersetzung und einen Diskurs anhand der beschriebenen Grundansätze, ethischen Positionen und Theorietraditionen.

2
Sicht auf Gesundheit und Krankheit

Wie man sein Leben gestaltet und plant und wie zufrieden man sich fühlt, ist immer individuell und hängt zu einem großen Teil von der jeweiligen Gesundheitssituation und dem kulturellen Hintergrund ab. Eine internationale Studie zur Beurteilung des eigenen Gesundheitszustandes zeigte unterschiedliche Bewertungsmaßstäbe zwischen den einzelnen Bevölkerungsgruppen gleichen Alters, im Vergleich zwischen zwei Kontinenten (Kohli & Künemund, 2005). Zum Beispiel stuften bei einer Befragung 13 % der über 64-jährigen Personen in den Vereinigten Staaten von Amerika (USA) ihren Gesundheitszustand als ausgezeichnet ein. In der Bundesrepublik Deutschland schätzten sich hingegen nur 2 % derselben Altersgruppe so gut ein. Nun stellt sich die Frage, ob die Menschen in Deutschland tatsächlich kränker sind, oder einfach nur unzufriedener mit der eigenen Gesundheit. Unabhängig von eventuellen kulturellen Unterschieden, geht es in der Übergangspflege vordergründig darum, Menschen wieder mit den Herausforderungen des alltäglichen Lebens, gemäß ihrer zur Verfügung stehenden Bewältigungsstrategien, zu konfrontieren. Da die Institution der Profession Gesundheits- und Krankenpflege entspringt, birgt sich darin eine große Herausforderung für das Personal, weil Pflege auch heute noch viel von ihrem ursprünglichen biomedizinischen und deshalb versorgenden Ansatz in sich hat. Klient*innen der Übergangspflege sind alle mehr oder weniger krank, warum sonst werden sie in einem Krankenhaus aufgenommen. Eine Unterstützung beim Übergang vorrangig nach Hause, welche das Ziel der Autonomie und Selbstfürsorgefähigkeit verfolgt, ist für diese Menschen aber unweigerlich mit Anforderungen und Strapazen verbunden. Warum soll sich also eine 89-jährige Dame beim differenzialdiagnostischen Ausgang die Stufen bis zu ihrer Wohnung hinaufkämpfen, wo sie sich doch vermeintlich auch in einem Bett einer versorgenden Einrichtung erholen könnte. Die Rechtfertigung entspringt deshalb nicht nur der Auseinandersetzung mit Gesundheit und Krankheit, sondern bringt die Pflegeperson auch ins Spannungsfeld der individuellen Wünsche und Vorstellungen der Klient*innen sowie den vorherrschenden Erwartungen und Haltungen der Gesellschaft. Zumal Sichtweisen verschieden gedacht werden können, gestaltet sich diese Thematik komplex und verlangt nach geeigneten Hypothesen zur Rechtfertigung von Ansätzen, die sich an der Hilfe zur Selbsthilfe orientieren.

2.1 Der salutogenetische Ansatz

Beim erklärenden Ansatz, warum Menschen krank werden, herrscht die dichotome Sichtweise vor, dass man entweder gesund oder krank ist. Hingegen stellt sich eine salutogenetische Orientierung die Frage, warum Menschen, obwohl sie vielen Stressoren ausgesetzt sind, gesund werden oder noch immer gesund sind (Antonovsky, 1997). Im Rahmen der Salutogenese werden die beiden Variablen Gesundheit und Krankheit in einem Kontinuum zueinander gesetzt, was in der Folge die Möglichkeit eröffnet, die Position eines Menschen zu jeder beliebigen Zeit auf diesem Kontinuum zu verorten. „Wir sind alle sterblich. Ebenso sind wir alle, solange noch ein Hauch von Leben in uns ist, in einem gewissen Ausmaß gesund" (Antonovsky, 1997, S. 23). Ausgehend von einer Ressourcenorientierung zur Bekämpfung von Stressoren geht diese Hypothese in Widerspruch zur wissenschaftlich-medizinischen Denkweise. Als zentrales Element steht das Konzept des Kohärenzgefühls, genannt *Sense of Coherence* (SOC), damit wird Vertrauen, als ein durchdringendes, andauerndes und dynamisches Gefühl beschrieben, dass die interne und externe Umwelt vorhersagbar ist und die Ergebnisse in hohem Maße kontrollierbar sind (Antonovsky, 1997). Es besteht aus drei eng miteinander verbundenen Komponenten, die gemeinsam ein Kohärenzgefühl ergeben. Erstens beschreibt der Begriff *Verstehbarkeit* den Glauben an die Vorhersehbar- bzw. Erklärbarkeit von zukünftigen Ereignissen. In weiterer Folge steht die *Handhabbarkeit* für ausreichende Ressourcen, um Niederlagen bewältigen und sich vom Gefühl der Opferrolle distanzieren zu können. Der dritte Begriff der *Bedeutsamkeit* meint die Sinnhaftigkeit des Lebens und der Dinge, die darin geschehen. Verfügt also ein Mensch über ein gutes Kohärenzerleben, kann er seine Widerstandsressourcen besser nützen. In der Psychotherapie ermöglicht dieser Ansatz mittlerweile valide Prognosen über Therapieerfolge mit dem Maß des Kohärenzgefühls zu erstellen, wobei das Konzept SOC in der zu Hause lebenden Bevölkerung, im Vergleich zu Patient*innen in Krankenhäusern oder Bewohner*innen in Langzeiteinrichtungen, stärker ausgeprägt zu sein scheint (Egger, 2015; Goddemeier, 2019). Die Salutogenese zeigt Parallelen zu Eriksons Entwicklungstheorie sowie zur Selbstwirksamkeitserwartung von Bandura (1977) auf. Ebenso finden sich Ähnlichkeiten zur Herangehensweise von Lazarus und Folkman (1984), dass Stressoren als Störung des Gleichgewichts zwischen Umweltanforderungen und eigenen Ressourcen nicht unbedingt krankmachend sind, sondern erfolgreich bewältigt werden können. Vor diesem Hintergrund sollte die Salutogenese fixer Bestandteil einer pflegebezogenen Edukation sein, zumal die aktivierende Pflege als Grundlage zur Unterstützung der Alltagsbewältigung für die Klient*innen und deren Zu- und Angehörigen gesehen werden kann (Schieron, 2021a).

2.2 Identität und Individualität

Entwicklungspsychologisch gesehen kann man sich die Sicht auf Gesundheit und Krankheit durch Überzeugungen, Erfahrungen oder Orientierung an Vorbildern aneignen. Nichtsdestotrotz wird es dabei immer Unterschiede geben, da jedes Individuum einzigartig ist und seine ganz persönliche Identität besitzt. Nach Abels (2017) kann, braucht und darf Identität nicht *festgestellt*, sondern muss permanent für jedes Individuum neu definiert werden. Es handelt sich somit um einen fortlaufenden Prozess, der immer wieder angepasst werden muss, um zu verhindern, als Individuum in der Gesellschaft verloren zu gehen. Gerade mit zunehmendem Alter steigt die Schwierigkeit seine Individualität zu bewahren, zumal für den Alterungsprozess eine hohe Kompetenz an Lebensbewältigung in kritischen Lebenssituationen, wie im Umgang mit Verlusten und den unausweichlichen Gesundheitsrisiken, benötigt wird (Böhnisch, 2018). Eine Betreuung, die auf Individualisierung und Erhaltung der Identität ausgerichtet ist, erfordert ein Hintergrundwissen über entwicklungstheoretische Ansätze. Insbesondere gehört das Qualitative Verlaufsmodell mit den acht Stufen von Erikson (1968, 1998) nach wie vor zur Grundlagenliteratur. Dieses Stufenmodell der psychosozialen Entwicklung setzt sich mit der Vorstellung einer gesunden Persönlichkeit im Gegensatz zu Freuds psychoanalytischen Auffassung auseinander (Abels, 2017). Hervorzuheben ist der Bezug auf einen lebenslangen Prozess der Persönlichkeitsentwicklung und des Identitätswandels. Und dies im Kontext der Beziehungen zwischen uns und den anderen und der Vermittlung zwischen den Erinnerungen an das, was wir waren und wollten – in Abstimmung mit den Vorstellungen von der eigenen Zukunft (Erikson, 1964, 1998). In den acht Stufen der Entwicklung zeigt sich eine Abfolge von spezifischen Krisen und Kernkonflikten, welche in der jeweiligen Phase bewältigt werden müssen. Somit gibt es in jeder Stufe einen kritischen Höhepunkt, aus dem sich eine bleibende Lösung oder auch eine spezielle Tugend herauskristallisiert, die sich dann in Summe zu einer bestimmten Grundhaltung ausbildet. Diese bestimmte Grundhaltung eines Menschen zu sich und seiner Umwelt bezeichnet Erikson als Grundstärke (*ICH-Stärke*), die als Selbst- und Fremdsteuerung durchs weitere Leben führt. *ICH-Qualität* sagt demzufolge etwas über die psychosoziale Gesundheit eines Menschen aus. Sie kann sich positiv zeigen, wenn sich in der Kindheit das Urvertrauen bei einem Kind entwickeln konnte oder negativ, beispielhaft als Verzweiflung im Erwachsenenalter. All diese Grundhaltungen bauen aufeinander auf und können bei unvollständigen Lösungen der Krisen ein schwaches *ICH* hervorbringen. Bei jeder Stufe geht es um die Frage: *WER BIN ICH*. Der Schwerpunkt liegt in der Adoleszenz, in der sich der heranwachsende Mensch auf zweckgerichtete, gesellschaftliche Beziehungen vorbereitet (Erikson, 1998). Zum Beispiel kommt es im Kindes- und Jugendalter zu einer Krise, weil es zu einer Unstimmigkeit zwischen dem sexuellen, körperlichen und geistigen Wachstum und den Möglichkeiten und Anforderungen der sozialen Umwelt kommt. Ebenso gibt es eine vorprogrammierte Krise im Erwachsenenalter, weil die typischen Herausforderungen des Umfeldes eine Änderung der bis dahin erworbenen Handlungskompetenzen und Orientierungen verlangen. Als besondere Schwierigkeit wird das Bilanzierungsproblem im Alter beschrieben. Zumal eine erfolgreiche Bewältigung der achten Stufe, im Sinne einer positiven Bilanzierung, die Fähigkeit abverlangt, das Leben so anzunehmen, wie es war. Damit Krisen im Alter noch selbst bewältigt werden können, bedarf es die Integration der Fülle an eigenen Erfahrungen unter Berücksichtigung der noch vorhandenen Kompetenzen und Ressourcen. Als Beispiel für eine negative Bilanzierung kann die Tendenz des hoffnungslosen Hinnehmens genannt werden. Insbesondere eignet sich hier der Interventionsansatz der Biografisierung, obwohl dadurch natürlich nicht das bestehende Integrationsproblem des Alters aufgelöst werden kann. Aber es kann helfen, den Weg in die Eigenständigkeit des alten Menschen zu ebnen (Böhnisch, 2018). So gesehen entsteht die Identität nicht allein aus dem Individuum heraus, sondern wird auch sozial und kulturell mitgeformt.

2.3 Sicht auf das Alter

Die Gesellschaft definiert die Rolle des alten Menschen nach verschiedenen Hintergrundtheorien und beeinflusst deshalb mit, ob das Älterwerden für den Einzelnen zum Problem wird (Lehr, 2007). In diesem Zusammenhang sollte inzwischen der Defizitansatz – der Alter eindimensional mit Abbau und Rückzug gleichsetzt –

überwunden sein, jedoch ohne ihn ausschließlich durch einen Aktivismus-Ansatz auszutauschen. Diesbezüglich gibt es weitere Modelle, z. B. qualitative Verlaufsmodelle, kognitive und interaktionistische Theorieansätze, die aber hier nicht näher theoretisiert und diskutiert werden, sondern indem nur darauf hingewiesen wird, dass sich die Sichtweise der Übergangspflege auf die Individualisierung richtet. Da sich auch Lebensverhältnisse älterer Menschen in den letzten Jahrzehnten verändert haben, beinhaltet gerade eine Individualisierung eine Chance für Bewältigungskompetenzen im Alter, unterstützt durch professionelle Aktivierung und Reaktivierung (Böhnisch, 2018). Wesentlich dabei ist der Umgang mit veränderten und manchmal auch herausfordernden Verhalten bei Menschen mit kognitiven Einschränkungen, die bei den unterschiedlichen Formen von demenziellen Entwicklungen zu beobachten sind. Zumal Pflegepersonen der Übergangspflege im Umgang mit Menschen mit Demenz spezielle Grundkenntnisse benötigen, sollten sie über die Biografiearbeit und den Umgang mit herausfordernden Verhalten unterrichtet sein. Hierfür gibt es mehrere Ausbildungsprogramme, in denen neben Biografiearbeit auch Validationsmethoden und Inhalte der Basalen Stimulation vermittelt werden (Feil, 2005). Ergänzend dazu kann auch auf den vielzitierten Ansatz der Personzentrierung nach Kitwood (2019) sowie Kitwood und Brooker (2022) verwiesen werden.

Teil II

Rahmentheorie, Methodik und Struktur

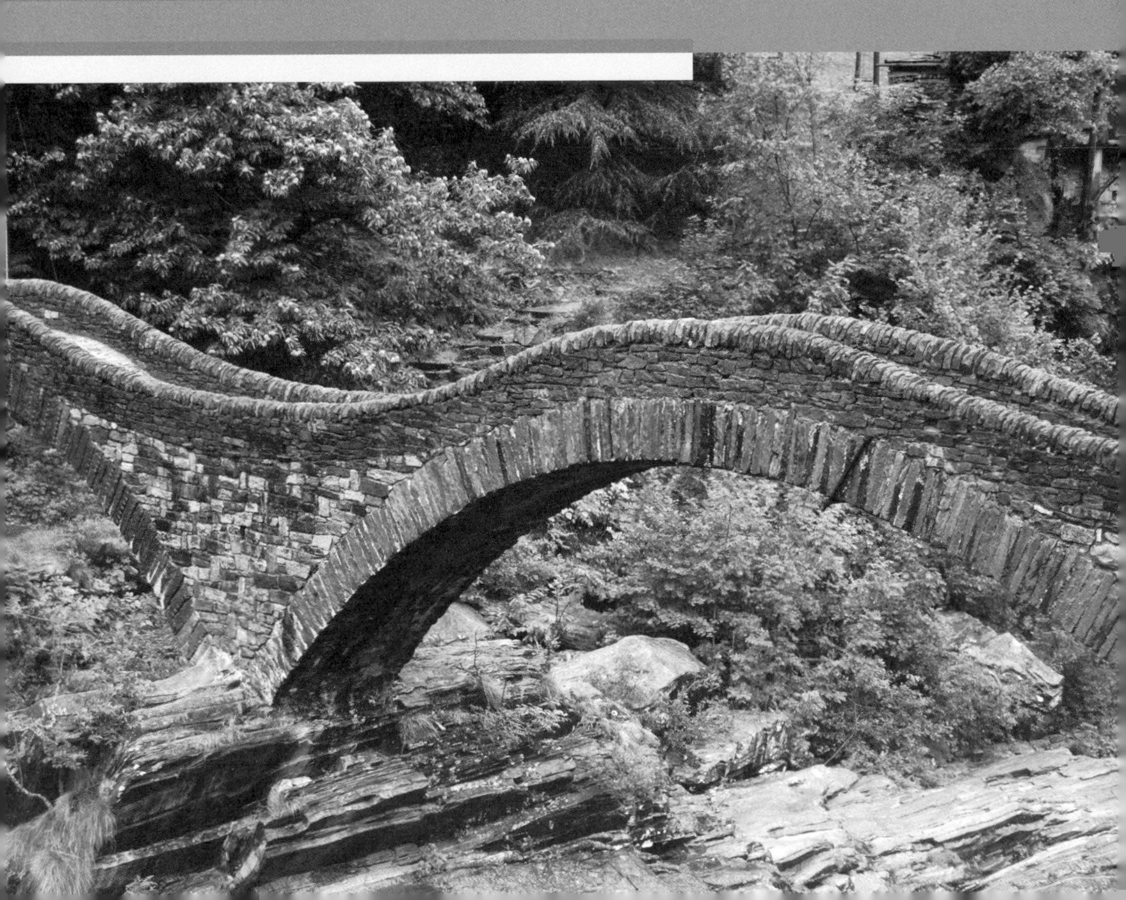

3 Theorie der Übergänge

Philosophische Hintergründe und Einstellungen, die verinnerlicht sind, fließen wie von selbst in Interaktionen und Entscheidungen ein. Jedoch erfordert eine zielführende Handlungsorientierung einen theoretischen Rahmen, der als Steuerungs- und Planungsinstrument dieser Haltungen dient. Auf der Suche nach einem geeigneten Framework empfiehlt es sich, auf Evidenzbasierung und erprobte Praktikabilität zu achten, um einen Prozess darin verorten zu können, der kontinuierlich überprüft und weiterentwickelt werden kann. Übergangspflege beschäftigt sich sinngemäß mit Übergangsprozessen, die auch als Passagen im Leben eines Menschen bezeichnet werden können, in denen er einschneidende Veränderungen erlebt und dadurch Risiken ausgesetzt ist, die sich mitunter auf die Gesundheit, das subjektive Wohlbefinden und die sozialen Kontakte auswirken können. Genau mit dieser Thematik setzt sich die *Transition Theory* von Afaf Meleis (2010) auseinander. Sie sieht zum einen die zwei wichtigsten Ziele einer Pflegeperson in der Vorbereitung von Einzelpersonen und deren involvierten Zu- und Angehörigen, auf entwicklungs-, situations- oder/und krankheitsbedingte Übergänge und zum anderen in der Betreuung während dieses Prozesses, im Sinne einer Verbesserung des Wohlbefindens und ihrer Lebensqualität. Das Hauptziel bezieht sich dabei auf eine gelingende Bewältigung unter Einsatz ihrer Fähigkeiten. Meleis (2010) hat die Theorie für die Pflege konzipiert, da sie der Meinung ist, dass Übergänge, mit denen Menschen im Laufe ihres Krankheitsprozesses konfrontiert sind, am besten von der Pflege begleitet werden können.

In den Entwicklungs- und Anpassungstheorien sowie im Bewältigungskonzept ist der Übergang, aufgrund seiner mannigfaltigen Auswirkungen auf den Lebensprozess eines Menschen, ein bekanntes Phänomen. Einerseits kann er durch Ereignisse eingeleitet werden, die sich der Kontrolle des Einzelnen entziehen und andererseits kann er bewusst angestrebt werden, wie es z. B. bei einem Berufswechsel,

Heirat und durch geplante Migration der Fall ist. Insbesondere in Verbindung mit Krankenhausaufenthalten, Krankheiten und Unfällen werden Übergänge auch zu relevanten Themen der Pflege. Nach Naylor belegten 94 Studien, dass ältere Menschen beim Übergang vom Krankenhaus nach Hause gehäuft mit negativen Erfahrungen konfrontiert und dadurch Folgen ausgesetzt waren, die bei professioneller pflegerischer Begleitung vermeidbar gewesen wären (Naylor et al., 2004). Es gibt bisher zahlreiche erforschte Übergänge, die im Allgemeinen eine gemeinsame Struktur aufweisen und doch im Einzelnen verschieden sind, da sie nicht nur in Abhängigkeit mit der Person und dessen Erwartungshaltung, Fähigkeiten und sozialen Ressourcen stehen, sondern auch ständigen Veränderungen aus der Umwelt unterliegen. Eine Verortung in einem gemeinsamen Rahmen macht das Erkennen und Verstehen diverser Unterschiede möglich und bietet Raum, um weitere Hypothesen aufstellen und überprüfen zu können. Als Beispiel zeigten Untersuchungsergebnisse von Adlersberg und Thorne (1990), die sich auf den Übergang zur Witwenschaft konzentrierten, dass nicht ausschließlich Erfahrungen des Verlustes und der Trauer dominieren, sondern auch Gefühle der Erleichterung und zur positiven Veränderung im Vordergrund stehen können. Die *Transition Theory* wird aufgrund ihrer bisherigen Evidenzbasierung als Theorie mittlerer Reichweite bezeichnet und folgend definiert:

"A passage from one life phase, condition, or status to another transition refers to both the process and the outcome of complex person-environment interactions. It may involve more than one person and is embedded in the context and the situation. Defining characteristics of transition include process, disconnectedness, perception, and patterns of response" (Chick & Meleis, 1986, zitiert nach Meleis, 2010, S. 42).

Meleis (2010) beschäftigt sich bereits seit den 1960-er Jahren mit diversen Veränderungen und Folgen, mit denen Einzelpersonen, Familien und das Gesundheitssystem bei Übergängen konfrontiert sind und welche Formen der Bewältigung dadurch ausgelöst werden. Konkret stehen dabei zwei Fragen im Vordergrund:

1. Welche Prozesse und Strategien sind notwendig, um mit diesen Veränderungen und deren Folgen zurechtzukommen?
2. Welche Rolle kann eine Pflegeperson einnehmen, um den Menschen und sein betreuendes Umfeld bei diesen Übergängen zu unterstützen?

3.1 Unterscheidung nach Art eines Überganges

Wissenschaftliche Studien, die sich im Framework der *Transition Theory* verorten, zeigen vier verschiedene Arten von Übergängen auf: Entwicklungsbedingte- und situationsspezifische Übergänge, Passagen von Gesundheit zu Krankheit sowie organisationsbedingte Übergänge (Übersetzung aus dem Englischen durch die Autorin). Zur näheren Auseinandersetzung empfiehlt es sich, das Herausgeberwerk von Meleis (2010) heranzuziehen.

Entwicklungsbedingte Übergänge

Entwicklungsbedingte Übergänge werden als komplexe und dynamische Phänomene bezeichnet, die zum einen vorhersehbar sind und zum anderen unvorhergesehene Ereignisse und Veränderungen auslösen können, welche sich mitunter auch negativ auf die Gesundheit und das Wohlbefinden von Menschen auswirken. Vonseiten der Pflegepersonen erfordern diese Entwicklungsprozesse ein professionelles Hintergrundwissen und Verstehen der verschiedenen Variablen, um infolge durch Wissenstransfer das Verständnis und Kontrollerleben der Betroffenen zu fördern, zumal Unwissenheit und Unsicherheit negative Ergebnisse begünstigen können. Die Forschungen zur *Transition Theory* beinhalten diesbezüglich eine Reihe von Erfahrungen, z. B. über den Übergang zur Mutterschaft, das Erleben der Menopause, die Entwicklung von chronischen Krankheiten sowie die Übernahme einer familiären Pflegerolle (Hattar-Pollarer, 2010; Meleis, 2010). Insgesamt sollte sich die entwicklungsbedingte Begleitung von Übergängen im Rahmen einer Förderung von Gesundheit präventiv auswirken.

Situationsspezifische Übergänge

Hingegen beziehen sich situationsspezifische Übergänge auf Entlassungen oder Verlegungen aus einem Krankenhaus, bzw. einer betreuenden Institution des Gesundheitswesens. Bezugnehmend auf die Studie von Weiss und Kollegen (2010) verweisen die Ergebnisse auf die Notwendigkeit zur Entwicklung einer erweiterten Pflegepraxis, um betroffene Menschen beim Übergangsprozess aufzuklären und zu begleiten. Die Outcomes beziehen sich primär auf eine höhere Bereitschaft für die Entlassung und sekundär auf positivere Ergebnisse im Anschluss. Dabei kann bereits die Identifizierung von Menschen mit geringer Entlassbereitschaft als Prädikator für Präventivmaßnahmen genützt werden. Situationsspezifische Übergänge beziehen sich z.B. auch auf Menschen, die einen Schlaganfall überlebt haben. Insbesondere werden sie nach der Entlassung, aufgrund der resultierenden Einschränkungen, u.a. mit einer Veränderung ihres Selbstbildes konfrontiert. Eine professionelle Begleitung des Übergangs kann nicht die gewichtige Ressource aus dem sozialen Umfeld ersetzen, jedoch kann sie zur Förderung der Bewältigung dieser unvorhergesehenen Veränderungen eingesetzt werden. Ein weiteres Beispiel in diesem Zusammenhang ist die Anwendung der *Transition Theory* zur Begleitung von Übergängen in eine Langzeitpflegeeinrichtung. Da diese Situation im Rahmen der Praxisbeispiele noch nähere Erläuterung findet, wird vorweg darauf hingewiesen, dass besonders die Mitbetreuung und Edukation von involvierten Zu- und Angehörigen eine gewichtige Rolle einnimmt. Zu einer situationsspezifischen Art des Übergangs kann auch die Zuwanderung (Immigration) gezählt werden. Erfahrungsberichte von betroffenen Menschen legen nahe, dass dabei im Allgemeinen nicht die Aus- bzw. Einwanderung, sondern im Speziellen die Übergänge zwischen den unterschiedlichen Lebensbedingungen und Lebenswelten mit den resultierenden Bewältigungsanforderungen besonders herausfordernd sind (Hilfinger Messias, 2010). Eine Befragung von 34 *Primary Health Care Nurses* in Schweden über ihre Erfahrungen mit Flüchtlingsfamilien ergab, dass die Akzeptanz und Rolle in der Gesellschaft entscheidend für einen gesunden Übergang sind. Die Pflege sieht dabei ihre Funktion in der Entwicklung und Aufrechterhaltung einer systemischen Sichtweise und Betreuung, mit der eine Stärkung der Identität der Familien und Reduktion der Stressoren aus dem sozialen Umfeld durch Aufklärung gelingen kann (Samarasinghe, 2010). Nicht zuletzt aufgrund der Zunahme der Transitionen von Menschen mit Migrationshintergrund wird auch in diesem Zusammenhang eine Betreuungssituation in den Praxisbeispielen näher erläutert.

Übergang von Gesundheit zu Krankheit

Als dritte Art wird der Übergang von Gesundheit zu Krankheit beschrieben, dabei liegt der Fokus speziell auf der Förderung zur Selbstfürsorge und in diesem Sinne auf dem Aufbau von Selbstmanagement im Umgang mit unterschiedlichen Krankheitsbildern. Riegel und Vaughan-Dickson (2010) beschäftigen sich konkret mit der Begleitung des Überganges von Menschen mit Herzinsuffizienz. Im Rahmen einer Studie beschreiben sie die Selbstfürsorge als fünfstufigen Prozess, von der Selbstverantwortung zum Selbstmanagement. Als Grundvoraussetzungen für einen eigenverantwortlichen Entscheidungsprozess gehören das Wissen über die Krankheit, die Symptomüberwachung sowie die Bereitschaft zur Therapie. Die Stufen zwei bis fünf spiegeln das Selbstmanagement wieder, bei dem die vom Übergang betroffenen Menschen, Symptome erkennen und entsprechend der im Vorfeld erhaltenen Instruktionen adäquat darauf reagieren. Eine gewichtige Grundhaltung ist die *Zuversicht*. Die Rolle der professionellen Pflegeperson liegt in der Wissensvermittlung und dies nicht nur theoretisch, sondern auch praktisch im Rahmen der Förderung der Bewältigungskompetenzen. Dabei gilt die Hilfe beim Aufbau von Zuversicht als wichtiger Prädikator für die Entwicklung von Selbstmanagementfähigkeiten. Limitierend wird in der Studie die vordergründige Konzentration auf die Krankheit angeführt und in diesem Zusammenhang die Gefahr, wichtige kulturelle, psychosoziale und noch andere Einflüsse auf die Selbstfürsorge außen vor zu lassen. Als weitere Publikation, die den Übergang von Gesundheit zu Krankheit beforscht, wird eine phänomenologische Studie herangezogen, die Erfahrungen von betroffenen Menschen mit beginnender Demenz erfasst, um das Verständnis für diese spezielle Lebenswelt zu verbessern (Robinson et al., 2010). Das damit in Verbindung stehende Leiden wird mit dem Gefühl des Kompetenz- und Kontrollverlustes in Verbindung gebracht. Strategien zum Aufbau der Kompetenzen funktionieren in Anbetracht des fortschreitenden Krankheitsbildes nicht dauerhaft, ebenso gestaltet sich das Erlernen neuer Fähigkeiten im Verlauf zunehmend schwieriger. Um die Klient*innen in ihrem Prozess der Veränderung zu unterstützen, müssen daher Interventionen zur Aufrechterhaltung des Kontrollerlebens, der Gesundheit und des Wohlbefindens kontinuierlich auf deren Aktualität hin überprüft und angepasst werden (Robinson et al., 2010). Diesbezüglich wird im methodischen Ansatz der Übergangspflege speziell auf die Biografiearbeit und das Empowerment Konzept eingegangen. Den Forschungen zur *Transition Theory* sind auch noch weitere Übergänge in Bezug auf Gesundheit und Krankheit zu entnehmen, die sich unter anderem auf Palliativ- und End-of-Life-Care beziehen (Meleis, 2010).

Organisatorische Übergänge

Viertens werden organisationsbedingte bzw. organisatorische Übergänge angeführt, die sich von den bisher Beschriebenen insofern abgrenzen, da sie sich auf die Pflegepersonen beziehen. Ein stimmiges Verhältnis von Patient*innen und Pflegepersonen im stationären Akutsetting gilt nachweislich als Schlüsselfaktor einer angemessenen Pflegequalität. Gründe wie Personalmangel, demografische Entwicklung und vieles mehr, erfordern flexible und kreative Konzepte für die Personalbesetzung. Ausgehend von Forschungserkenntnissen wurde in diesem Zusammenhang 2004 am *Hospital of the University of Pennsylvania* ein Pool von Pflegepersonen, genannt *Staffing for all Seasons*, institutionalisiert (Rich, 2010).

Die festgelegten Leitprinzipien, die u.a. attraktive Strategien zur Mitarbeiter*innenbindung und Patient*innensicherheit beinhalten, machten es möglich, dass nach fünf Jahren insgesamt 80 registrierte Pflegepersonen diesem Pool angehörten. Dabei diente die Theorie der Übergänge als Evaluation des Konzepts und wurde in diesem Zusammenhang auf die Population der Pflegepersonen übersetzt. Die Outcomes zeigten eine positive Beeinflussung des Arbeitsumfeldes im Sinne von Respekt und Zusammenarbeit und eine Zunahme des Verantwortungsbewusstseins.

3.2 Festgelegte Komponenten der Theorie

Unabhängig von der Art des Übergangs ist es wesentlich, dass der Prozess der Übergangserfahrung bereits vor einer Entlassung bzw. Transferierung beginnt und am Ende die Stabilisierung im häuslichen Umfeld bzw. in einer betreuten Institution steht (Meleis, 2010). Das *Nursing Model of Transition* (Meleis, 2010, S. 47) zeigt fünf Komponenten des Übergangs auf, die nicht nur miteinander verbunden sind, sondern sich auch gegenseitig beeinflussen (**Abb. 3-1**). Obwohl sich die professionellen Interventionen der Pflegeperson an der Individualität des einzelnen Übergangs orientieren, werden dabei immer dieselben Zielvariablen eines gelingenden Prozesses verfolgt: Subjektives Wohlbefinden, Rollenbeherrschung und Kontrollerleben sowie Wohlbefinden in Beziehungen. Zusätzlich werden regelmäßig ausgewählte Indikatoren über den gesamten Prozessverlauf hinweg gemessen. Zusammenfassend bezieht sich einerseits die Betreuung auf eine Erleichterung des Übergangs, mit dem Ziel, dass die zu betreuende Person ihre Situation bewältigt und Wohlbefinden erlebt, und andererseits beruht sie auf der Förderung des Verständnisses dieser Personen und deren involviertem sozialen Umfeld, damit sie mit dem neuen bzw. veränderten Zustand zurechtkommen.

Wie das Framework der *Transition Theory* in den Prozess der Übergangspflege einfließt bzw. ihn einrahmt (methodisches Vorgehen), wird in **Kapitel 4** (**Abb. 4-1**) näher erläutert. Vorwegnehmend können die fünf Kategorien des *Nursing Model of Transition,* für den Theorie-Praxis-Bezug der Übergangspflege folgend, ausgelegt werden: Bezüglich der verschiedenen Arten des Überganges bezieht sich das vorgestellte Tätigkeitsfeld der Übergangspflege – im Rahmen der salutogenetischen Sichtweise – vorrangig auf Übergänge, welche durch eine Krankenhausaufnahme eingeleitet werden. In diesem Zusammenhang handelt es sich um entwicklungsbedingte- und situationsbedingte Übergänge sowie Veränderungsprozesse, die durch einen Übergang von Gesundheit zu Krankheit ausgelöst werden können. In der Theorie wird außerdem zwischen einfachen und multiplen Übergängen unterschieden, wobei letztere so zu verstehen sind, dass z. B. der Tod eines geliebten Menschen und eine akute Krankheit oder auch Exazerbation einer chronischen Erkrankung gemeinsam auftreten können (Meleis, 2010).

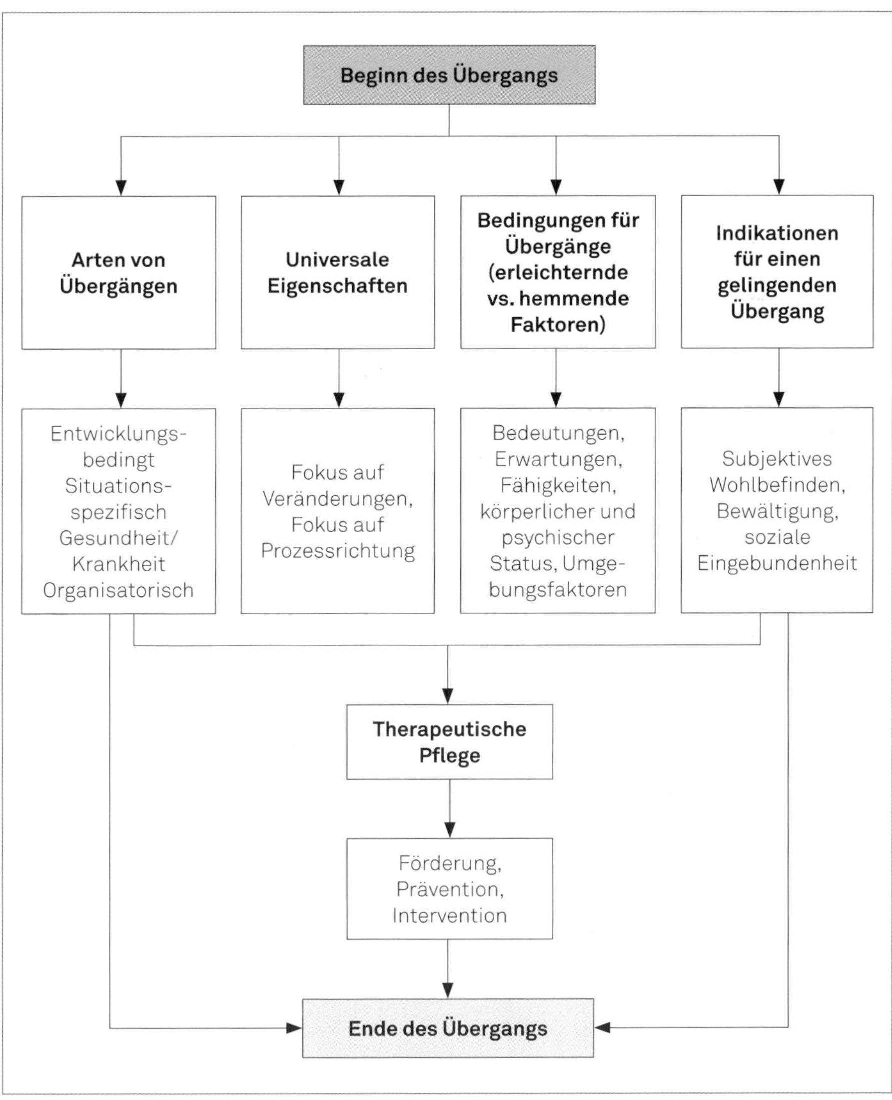

Abbildung 3-1: Pflegemodell der Übergänge (Eigendarstellung in Anlehnung an Meleis, 2010, S. 47)

Zu den universellen Eigenschaften des Übergangs gehören die Wahrnehmung und das Wissen über den Übergang sowie der Grad des Engagements bzw. der selbstständigen Auseinandersetzung mit dem Prozess. Übergänge sind auch Veränderungen unterworfen und unterscheiden sich vom bisher Erlebten. Dabei spielen Zeitfaktoren, familiäre und gesellschaftliche Normen sowie Erwartungen eine Rolle. Die Veränderungen können Krisen auslösen und Störungen verursachen, welche die Identität bedrohen. Demzufolge gibt es kritische Punkte und Ereignisse, die bei Konfrontation mit der veränderten Realität zu Unsicherheit und Orientierungslosigkeit führen können. Die *Transition Theory* macht die Pflegeperson darauf aufmerksam, diese kritischen Punkte zu erkennen, um je nach Bedarf begleitend und präventiv eingreifen zu können. Je mehr eine Person die Auswirkungen des Übergangs erfassen kann und ihre Fähigkeiten daran anpasst, desto eher stellt sich ein Gefühl der Stabilisierung und Bewältigung ein, was mit gesteigerter Selbstfürsorge und Selbstbestimmung einhergeht (Meleis, 2010). Damit die Achtsamkeit auf diese Eigenschaften gelenkt werden kann, benötigt die Übergangspflegeperson umfassendes Wissen rund um das Bewältigungs- und Biografiekonzept sowie Kenntnisse über weitere relevante Theorien, die Verhalten verstehbar machen. Denn nur vor diesem Hintergrund kann Hilfe zur Selbsthilfe gelingen.

Die Bedingungen des Übergangs unterscheiden zwischen fördernden und hemmenden Faktoren. Zudem kann sich die persönliche Einstellung zur Übergangserfahrung in beide Richtungen auswirken. Förderliche oder hemmende Einflüsse können sich auch im unmittelbaren Umfeld oder in der Gesellschaft zeigen (Meleis, 2010). Insbesondere greift hier die Übergangspflege auf das Wissen der System- und Attributionstheorien zurück, die Aufschluss über behinderndes Verhalten seitens der Betroffenen und/oder auch deren Umfeld geben können. Dabei spielen kulturelle Überzeugungen und Einstellungen eine Rolle. Beispielhaft erfahren manche Menschen Krankheit und Alter als massiven Rollenverlust, durch den sie sich unnütz fühlen. Als mögliche Folge kann ein Rückzug von der Gesellschaft und vom Leben beobachtet werden, da durch diese Einstellung der Motivationsanreiz fehlt.

Darüber hinaus werden die Indikatoren eines gelingenden Überganges laufend überprüft, um die Reaktionen der Betroffenen auf die vielen Herausforderungen des Übergangs im Blick zu haben (Meleis, 2010). Assessmentinstrumente kommen am Beginn, während und am Ende des Prozesses zur Messung der Ergebnisindikatoren zum Einsatz. Am Beispiel der Übergangspflege in Salzburg richten sie sich auf die Erfassung der Selbstpflegefähigkeit, Selbstwirksamkeit, Befindlichkeit und auf die subjektive Belastung des betreuenden Umfeldes. Jedoch zählen zur laufenden Erfassung der Prozessindikatoren nicht ausschließlich die Ergebnisse von Messinstrumenten, insbesondere sind die wahrgenommenen Eindrücke und Interpretationen, im Sinne einer hermeneutischen Vorgehensweise – die noch ausführlich beschrieben wird – von großer Bedeutung. Grundvoraussetzung ist ein gelungener Beziehungsaufbau zwischen den Interaktionspartnern. Da Übergänge häufig durch schwierige Lebenssituationen begleitet werden, können besonders Gefühle und Zustände von Verzweiflung, Überforderung, Wut und Sinnlosigkeit die Alltagsbewältigung schier unmöglich machen. Die Herausforderung der Pflegeperson liegt in der Fähigkeit, die Personen und deren Umfeld, unter Berücksichtigung der Zielorientierung, bestmöglich zu begleiten und teilweise auch durch schwierige Passagen hindurchzuführen. Insbesondere gehört hier der Grat zwischen Fremdbestimmung vs. Selbstbestimmung zur sogenannten Königsdisziplin. Letztendlich liegt die Hauptaufgabe der präventiven und therapeutischen Interventionen der Pflegeperson in der Hilfe zu einer gelingenden Lebensbewältigung unter Berücksichtigung des involvierten Systems. Einige Hintergründe dazu wurden bereits geschildert und weitere spezielle Maßnahmen erfolgen im Rahmen der inhaltlichen Themen der Übergangspflege. Dabei ermöglicht die laufende Wirksamkeitsüberprüfung der Interventionen eine kontinuierliche und bedarfsorientierte Anpassung oder Neuplanung.

Zusammenfassend haben alle Übergänge gemeinsame Eigenschaften und weisen einen Prozess auf, der über eine gewisse Zeitspanne andauert und kritische Punkte bzw. Meilensteine beinhaltet. Aufgrund von Unterbrechungen, Trennungen, Verluste, Rollenveränderungen und unterschiedlichen Wahrnehmungsebenen werden von den davon betroffenen Menschen neue Fähigkeiten gefordert und gegebenenfalls auch neue soziale Netzwerke und Unterstützungen notwendig. Die professionellen Interventionen verfolgen deshalb immer das Ziel, einen gesunden, gelungenen Übergangsprozess zu schaffen. Dies gelingt durch Förderung des Verständnisses der Situation, Analyse möglicher Störvariablen sowie Förderung der Kompetenzen im Sinne des Bewältigungskonzeptes und der Ressourcenorientierung. Genannte Komponenten werden den gesamten Prozess hindurch gemessen und auch am Ende evaluiert. Daher ermöglicht die Übergangstheorie den betroffenen Menschen ein besseres Verständnis ihrer Situation sowie für die Phasen der Veränderungen und erleichtert die Reaktionen darauf. Gesundheit und Wohlbefinden sind Indikatoren, die während des gesamten Prozesses gefördert werden. Die *Transition Theory* ist in der klinischen Praxis entwickelt worden und wird durch Forschungsergebnisse unterstützt. Somit bietet sie neben ihrer Anwendung in der

Praxis auch einen Rahmen zur Generierung von Forschungsfragen im Sinne der ständigen Weiterentwicklung des theoretischen Konstrukts (Meleis, 2010). Der bereits bestehende methodische Ansatz der Übergangspflege, samt der Philosophie, den Theorien und Ansätzen, kann sich deshalb sehr gut in dieser Rahmentheorie verorten, evaluieren und weiterentwickeln.

4 Methodisches Vorgehen

In diesem Kapitel wird das methodische Vorgehen erklärt im Hinblick darauf, wie die bereits beschriebenen und noch folgenden Theorien tatsächlich einen Nutzen für die Klient*innen im Sinne der Praxisorientierung haben können. Die Übersetzung von wissenschaftlichen Theorien in die Praxis stellt ein vielfach bekanntes Problem dar. Eine Möglichkeit dafür sind theoriegeleitete Assessmentinstrumente, die auf eine Theorie hinweisen und so den Entscheidungsprozess erleichtern können, z. B. durch standardisiertes Befragen oder Beobachten. Jedoch kann gerade in der Pflege nicht jedes Phänomen *gemessen* werden, weil dieser Aufwand den Klient*innen und per se den Pflegepersonen nicht zugemutet werden kann. In Auseinandersetzung mit dieser Thematik hat die Übergangspflege einerseits eine Auswahl an Instrumenten zusammengestellt und andererseits einen Pool an wissenschaftlichen Theorien für die Praxis entwickelt. Dabei erfolgt die Überwindung des Theorie-Praxis-Problems mit Hilfe des *Pädagogischen Takts* nach Herbart (1997). Konkret wird beim Erstkontakt eine Kurzbefragung der Klient*innen zur Selbstwirksamkeit durchgeführt. Es erfolgt eine erste *naive Beobachtung* mit dem Ziel, subjektive Theorien zu formulieren und erste Interventionen (Ideen) daraus abzuleiten. Der differenzialdiagnostische Ausgang liefert anhand der strukturierten Beobachtung und der intensiveren Auseinandersetzung mit der Situation der Klient*innen und deren Umfeld konkrete Verknüpfungen zum Theorienpool der Übergangspflege und aus der Pflegewissenschaft. Mithilfe der Assessmentauswertung und dem pädagogischen Takt wird die Brücke zwischen den theoretischen Konstrukten und der Wirklichkeit vor Ort überwunden. Bedürfnisse, Probleme und herausforderndes Verhalten der Klient*innen sowie die Situation des sozialen Umfeldes werden in einen Kontext gesetzt und als System gesehen. Mit diesen Informationen wird die Pflegeplanung erstellt. Ausgerichtet auf die Entlassung nach Hause und den darauffolgenden Nachsorgen im häuslichen Bereich, erfolgt eine fortlaufende Überprüfung der gewählten Theorien auf ihre Aktualität und Anpassung der Interventionen, immer mit dem Ziel, einen gelungenen Übergang zu schaffen. Am Ende der Betreuungszeit kommen noch einmal die Assessments zur Überprüfung der Wirksamkeit zum Einsatz und es erfolgt eine Evaluierung der Pflegeplanung.

Die **Abbildung 4-1** veranschaulicht, wie Übergangspflege gedacht und ausgeübt werden kann. Dabei wird der Ablauf in der dargestellten Form, mit den zwei tragenden Säulen, sprich organisatorisches und inhaltliches Konzept und den verbindenden Komponenten des Theorie-Praxis-Bezugs, bereits seit Jahren mit geringen Änderungen und Anpassungen vollzogen. Eine gewichtige Rolle spielen dabei auch die Vernetzungstätigkeiten im Rahmen des intra- und extramuralen Bereichs. Besonders im Integrationsbestreben von Menschen in komplexen Situationen und Problemen sind parallel zur Übergangspflege mitunter die Ressourcen aus der Sozialen Arbeit, Sozialdienst oder Entlassungsmanagement gefordert. Auch die extramurale Vernetzung mit Behörden, Ämtern, Dienstleistungen etc. beginnt in solchen Fällen meist schon im Zuge der Entlassungsplanung. Ist jedoch eine Entlassung nach Hause aus den unterschiedlichsten Gründen nicht mehr möglich, erfolgt prinzipiell die Übergabe an die Soziale Arbeit (SA), Entlassungsmanagement (EM) oder externe Organisationen zur Ausweitung der Hilfen bzw. Übernahme in eine betreute Einrichtung. Im Falle einer Änderung der Situation oder der Voraussetzungen, die eine erneute Abklärung der Lebensbewältigung im häuslichen Umfeld erforderlich machen, ist jederzeit eine nochmalige Zuweisung an die Übergangspflege möglich.

4.1 Das E.D.E.N Schema

In der vorangestellten Prozessbeschreibung der Übergangspflege (**Abb. 4-1**) ist links das organisatorische Konzept abgebildet: das E.D.E.N Schema. Der Begriff setzt sich aus den Bezeichnungen des organisatorischen Ablaufs zusammen: **E**rstkontakt, **D**ifferenzialdiagnostischer Ausgang (DDA), **E**ntlassung und **N**achsorgen. Vorwegnehmend der ausführlichen Auseinandersetzung mit der Methodik, dienen die Schritte des organisatorischen Konzepts der Struktur, da sie chronologisch und aufeinander aufbauend durchlaufen werden. Erst ein positiv verlaufender Erstkontakt im Sinne von Einverständnis, Leistungsfähigkeit und Möglichkeiten der Klient*innen kann die Planung eines Ausganges einleiten. Ebenso ist ein positiv verlaufender Ausgang die Voraussetzung einer Entlassungsplanung und diese

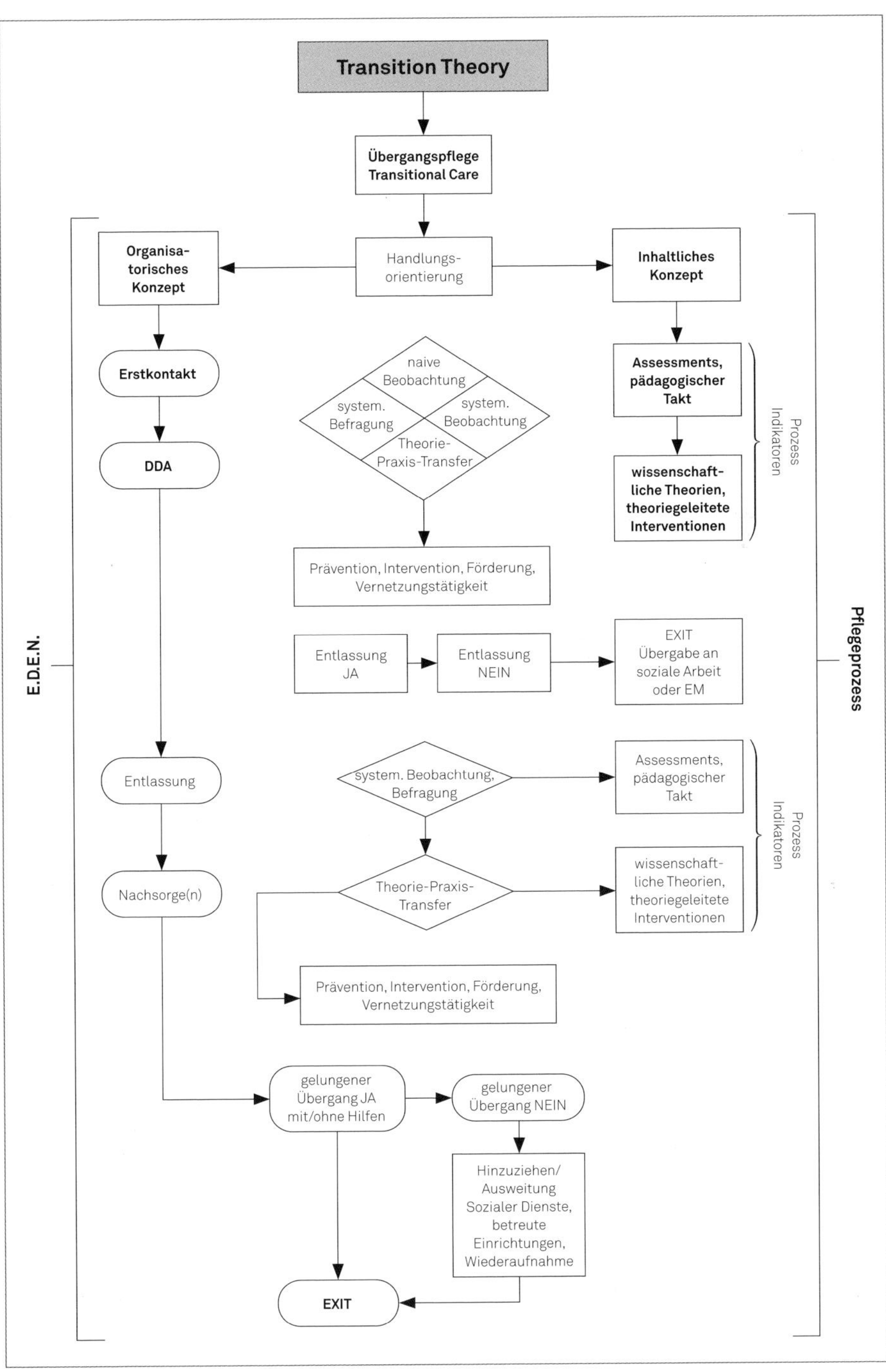

Abbildung 4-1: Prozess der Übergangspflege (Quelle: Eigendarstellung)

wiederum bedingt die posthospitale Nachbetreuung im häuslichen Umfeld. In der Struktur des E.D.E.N Schemas sind auch die zur Anwendung kommenden Messinstrumente integriert, um interessierende Phänomene und Merkmalsausprägungen abzubilden. Wie schon angedeutet, werden aktuell in der Übergangspflege vier Assessmentinstrumente zur standardisierten Beobachtung, bzw. Befragung im Rahmen des organisatorischen Konzepts E.D.E.N eingesetzt:

- **Skala zur Messung der Selbstwirksamkeitserwartung:** Die Kurzskala zur Erfassung der allgemeinen Selbstwirksamkeitserwartung (ASKU) stammt von Beierlein und Kollegen (Beierlein et al., 2013, 2014). Es handelt sich um einen wissenschaftlich überprüften, standardisierten Fragebogen, welcher von der Skala von Schwarzer und Jerusalem (1999) abgeleitet wurde. Ausgehend von Bandura (1997) fundiert diese auf der theoretischen Annahme, dass Menschen ihre eigenen Einstellungen im Umgang mit Herausforderungen bewerten und dabei ihre erlebten Erfolge und Misserfolge auf andere Situationen und Handlungsfelder übertragen. Mit diesem Hintergrundwissen wird im Rahmen von drei Fragen in einer fünfstufigen Ausprägung, die Erfassung der aktuellen Kompetenzerwartung eines Menschen verfolgt. Das Messergebnis ist der Summenscore, der die Höhe der gemessenen Selbstwirksamkeitserwartung angibt. Das Konstrukt der Selbstwirksamkeitserwartung wird im inhaltlichen Teil noch näher beschrieben.
- **Pflegeabhängigkeitsskala:** Die ursprüngliche Pflegeabhängigkeitsskala (PAS) wurde an der Universität Groningen von Dijkstra und Kollegen (Dijkstra et al., 1996) entwickelt und nachfolgend mehrfach überprüft und modifiziert. Die verwendete Version in der Übergangspflege stammt vom Institut für Pflegewissenschaft der Medizinischen Universität Graz (Eichhorn-Kissel & Lohrmann, 2009). Zur kostenlosen Verwendung der Skala bedarf es einer persönlichen Einschulung des genannten Instituts in Graz. Die Pflegeabhängigkeit gibt das Ausmaß an, in welcher eine Person von Hilfe (Pflege) abhängig – oder anders formuliert – in welchen Bereichen die Person selbstständig ist. Gemessen werden auf einer Likert-Skala 15 Items mit einer Ausprägung von jeweils fünf Stufen, erhoben durch eine strukturierte Beobachtung (Dassen et al., 2001). Im Hintergrund wird auf die Pflegetheorien nach Orem und Henderson zurückgegriffen und somit auf das Bedürfnis des Menschen, das Leben, die Gesundheit und das Wohlbefinden durch physische und psychische Funktionen aufrechtzuerhalten. Defizite zeigen sich demnach, wenn dieses System überfordert wird (Lohrmann et al., 2003).
- **Häusliche Pflegeskala:** Von der Originalskala, der *Burden Scale for Family Caregivers*, wurde eine Kurzform in Deutsch entwickelt, welche die subjektive

Belastung von pflegenden Zu- und Angehörigen messen kann (Graessel et al., 2014). Konkret handelt es sich dabei um einen Fragebogen, der ebenso eine Likertskala darstellt, mit zehn Items und vier Ausprägungen. Die Häusliche Pflegeskala (HPS) ist frei zugänglich und soll die subjektiven Belastungen des Umfeldes aufzeigen, die aufgrund der demografischen Entwicklungen und der daraus resultierenden multiplen Anforderungen zu Hause präsent sind. Mittels dieser Skala konnte von der Universität Erlangen statistisch erhoben werden, dass die subjektive Belastung von betreuenden Privatpersonen, die zu Hause mit der Pflege eines Menschen mit Demenz konfrontiert sind, signifikant höher einzuschätzen ist, im Vergleich zu einer Betreuung von Menschen ohne kognitive Defizite (Pendergrass et al., 2018). Bedingt durch die Tatsache, dass nicht alle Klient*innen, die von der Übergangspflege betreut werden, auf pflegende Zu- und Angehörige zurückgreifen können, kommt diese nur begrenzt und derzeit zumeist durch eine einmalige Erhebung zum Einsatz.

- **Befindlichkeitsskala:** Die drei angeführten Instrumente (ASKU, PAS, HPS) verfügen über wissenschaftlich überprüfte Gütekriterien, die in den angegebenen Quellen nachgelesen werden können. Jedoch ist für das vierte Assessmentinstrument, die Befindlichkeitsskala (BEF) zur systematischen Beobachtung, aktuell eine vergleichbare Evidenz noch ausständig. Trotz dieses Umstandes ist sie ein unverzichtbares und im Rahmen der Übergangspflege aussagekräftiges Assessment und wird für die Erfassung der aktuellen Befindlichkeit von Menschen mit kognitiven Beeinträchtigungen verwendet. Böhm (1999, 2004) übersetzte dafür die medizinisch orientierte *Global Deterioration Scale* (GDS) (Reisberg et al., 1982) und integrierte sie in sein Psychobiografisches Pflegemodell. Darin werden sieben Interaktions- bzw. Erreichbarkeitsstufen beschrieben, die im Laufe der Entwicklung aufsteigend durchlaufen werden. Stellt sich im Alter eine beginnende kognitive Einschränkung ein, erfolgt ein Rückschritt der bereits durchlaufenen Entwicklungsstufen. Aufgrund der Ausbildung einiger Mitarbeiter*innen der Übergangspflege im genannten Psychobiografischen Pflegemodell gelangte dieses Assessment in die Praxis und wurde noch einmal geringfügig für die betreuten Menschen der Übergangspflege überarbeitet. Es handelt sich um eine Gutman-Skala, welche in acht Kategorien und sieben Ausprägungen unterteilt ist. Die acht Kategorien sind mit Elementarfunktionen und Störungen aus der Psychopathologie verknüpft und ermöglichen eine Zuordnung des beobachteten Verhaltens zu den einzelnen Kategorien (Arolt et al., 2007). In Summe ergibt sich eine Zahl zwischen eins und sieben – die das beobachtete Verhalten den sieben Ausprägungen der Befindlichkeit in absteigender Form zuordnet. Je höher die Stufe desto ausgeprägter äußern sich kognitive

Defizite. Die Skala ist handlungsleitend und verweist bei allen sieben Ausprägungen auf mögliche Interventionsansätze. Zusammengefasst können in den Stufen eins und zwei die Klient*innen noch in der rationalen Ebene erreicht und durch Aktivierung gefördert werden. Ab der Stufe drei ist die emotionale Ebene vorherrschend, was in der Folge den Einsatz von Techniken zur Reaktivierung notwendig macht. Aufsteigend weisen die Stufen vier bis sieben auf einen weiteren Rückschritt der Kognition hin, vergleichbar mit einer Regression bis ins frühe Kindesalter. Hier kommen neben der Reaktivierung auch Pflegetechniken wie die basale Stimulation, Validation und ähnliches zum Einsatz. Für eine nähere Auseinandersetzung mit der Skala und ihren Hintergründen wird auf Böhm (2004) verwiesen.

Bezugnehmend auf die **Abbildung 4-2**, das E.D.E.N Schema, werden alle vorgestellten Assessmentinstrumente, außer der HPS, zur Überprüfung der Prozess- und Outcomefaktoren mindestens zweimal im Laufe des Übergangs eingesetzt. Die Ergebnisse sind, ebenso wie der Einsatz des im **Kapitel 4.1** beschriebenen pädagogischen Takts, handlungsleitend. Zumal die Aufteilung in jeweils zwei Instrumente der Fremdbeurteilung und zwei Assessments zur Selbsteinschätzung, unter Einbezug von pflegenden Zu- und Angehörigen, die Berücksichtigung verschiedener Perspektiven ermöglicht. Aktuell werden die Assessments zu Forschungszwecken eingesetzt und statistisch ausgewertet.

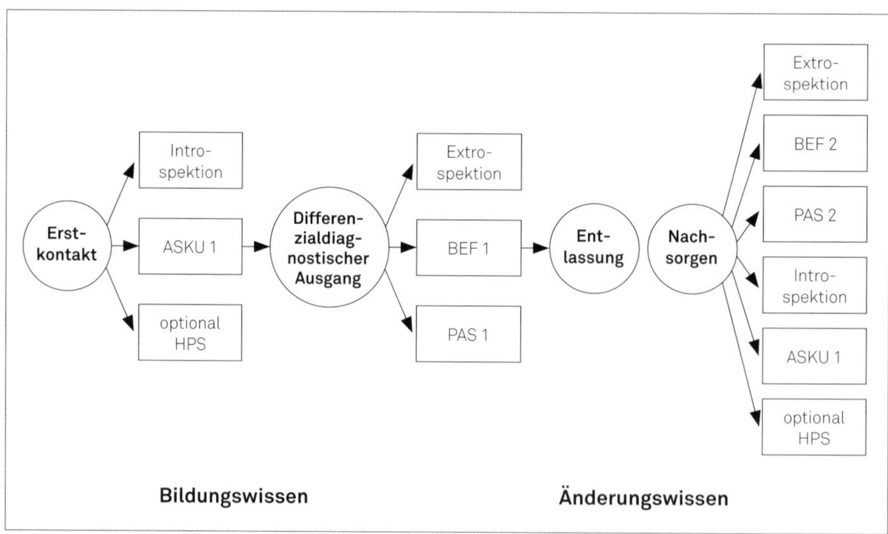

Abbildung 4-2: Das E.D.E.N Schema (Quelle: Eigendarstellung)

4.2 Wissenschaftliche Überprüfung der Wirksamkeit

Als erste Herangehensweise wurde eine qualitative Untersuchung zur Erfassung der Zufriedenheit der Klient*innen mit Übergangspflege im Universitätsklinikum Salzburg vorgenommen. Die Resultate weisen auf eine durchwegs positive Beurteilung der teilnehmenden Personen in Bezug auf die Unterstützung des Übergangs. Insbesondere wurden die Vorteile der weiterführenden kontinuierlichen und persönlichen Kontakte im häuslichen Umfeld betont (Wutscher, 2016). Eine weitere wissenschaftliche Untersuchung verfolgte das Forschungsziel, die Auswirkungen der Interventionen durch Übergangspflege zu quantifizieren. Das abgebildete E.D.E.N Schema (**Abb. 4-2**) diente als Grundlage für den Untersuchungsablauf einer Masterthesis für Advanced Nursing Practice zur quantitativen Überprüfung der Wirksamkeit des Interventionsprogramms der Übergangspflege, anhand einer statistischen Auswertung von pflegesensitiven Outcomes (Bernhard-Kessler, 2021). Im Rahmen einer konfirmatorischen Evaluation erfolgte ein retrospektives, nicht experimentelles Untersuchungsdesign mit einem Ein-Gruppen-Plan und zwei Messzeitpunkten. Insgesamt konnten in einem festgelegten Untersuchungszeitraum 247 Personen eingeschlossen werden, wobei bei $n = 174$ das Interventionsprogramm, wie im E.D.E.N Schema abgebildet, durchgeführt wurde. Zur Hypothesenprüfung kamen die vier beschriebenen Assessmentinstrumente zum Einsatz, mit deren Hilfe Merkmalsausprägungen der betreuten Menschen erfasst werden können. Die Auswertung erfolgte mit Hilfe des einseitigen t-Tests für abhängige Stichproben und der Berechnung des Korrelationskoeffizienten nach Pearson. Bei einer statistischen Wahrscheinlichkeit von 95 % ließen die Veränderungen der gemessenen Konstrukte, zwischen Prä- und Posttest, Rückschlüsse auf eine positive Beeinflussung durch das theoriegeleitete Interventionsprogramm der Übergangspflege ziehen.

- Beginnend mit dem Konstrukt der Befindlichkeit, erhoben durch die Befindlichkeitsskala (BEF) nach Böhm (2004), zeigte die Teststatistik eine Verbesserung im Mittelwert um 0,35 Punkte. Diese Veränderung weist auf ein signifikantes Ergebnis hin ($t(170) = 12{,}338$, $p = 0{,}001$) und bestätigt eine Verbesserung der Befindlichkeit zwischen den beiden Messzeitpunkten. Auch der Korrelationskoeffizient nach Pearson bestätigt einen starken positiven Zusammenhang ($r(170) = 0{,}873$, $p = 0{,}001$). Davon ausgehend lässt das Ergebnis auf eine Verbesserung der Bewältigungskompetenzen schließen (**Abb. 4-3**).
- Bei der Pflegeabhängigkeitsskala (Dassen et al., 2001; Eichhorn-Kissel & Lohrmann, 2009) zeigte sich eine Veränderung zwischen Prä- und Posttest von vier

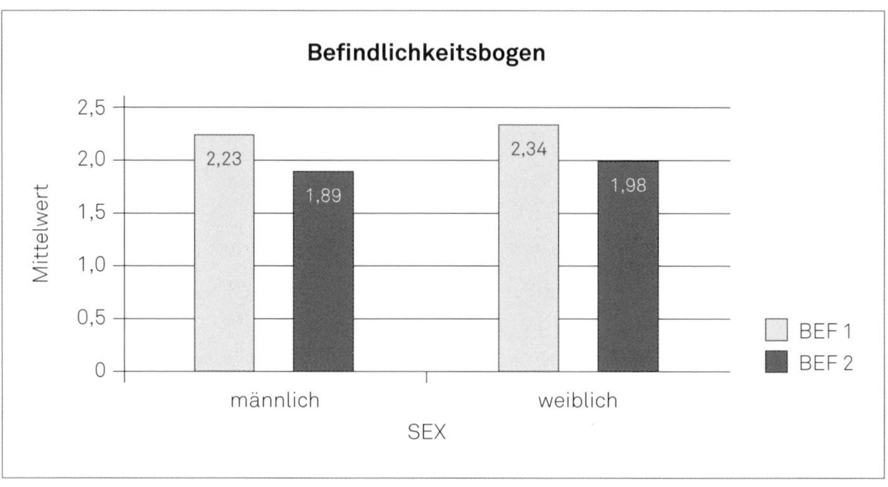

Abbildung 4-3: Vergleich BEF1 & BEF2 & SEX (Quelle: Bernhard-Kessler, 2021, S. 56)

Punkten. Der t-Test (t(174)=–9,697, p=0,001) bestätigt die Signifikanz einer Erhöhung der Selbstpflegefähigkeit, was auch durch den Korrelationskoeffizient nach Pearson aufgezeigt wird (r(174)=0,751, p=0,001) (**Abb. 4-4**).

- Ergänzend dazu verweist auch die Skala der Selbstwirksamkeitserwartung (Beierlein et al., 2013, 2014) ebenso auf ein signifikantes Ergebnis im t-Test (t(150)=–12,351, p=0,001), wenngleich 23 Personen, aufgrund ihrer reduzierten kognitiven Leistung, nicht befragt werden konnten und so von der Testung ausgeschlossen werden mussten. Die Werte zwischen der ersten und zweiten Messung stiegen im Mittelwert um 0,79 Punkte, wobei höhere Werte mit einer höheren Kompetenzerwartung, sprich Überzeugung an die eigenen Fähigkeiten einhergehen. Auch der Korrelationkoeffizient nach Pearson verwies auf einen positiven und signifikanten Zusammenhang (r(150)=0,629, p=0,001) (**Abb. 4-5**).
- Die Skala zur Erfassung der subjektiven Belastung des betreuenden Umfeldes konnte im festgelegten Untersuchungszeitraum leider nur im Rahmen von 48 Bögen erhoben werden, woraus sich keine Signifikanz, sondern nur eine Tendenz ableiten lässt. Gründe dafür waren, dass einerseits nicht alle Patient*innen ein betreuendes Umfeld besitzen und andererseits nicht alle bereit waren diesen Fragebogen auszufüllen. Letztendlich verwiesen die Selbsteinschätzungen der befragten pflegenden Zu- und Angehörigen, zu 71 %, auf eine sehr starke bis starke subjektive Belastung, was mit einem erhöhtem Risiko für psychische und physische Erkrankungen des betreuenden Umfeldes in Verbindung steht (Pendergrass et al., 2018).

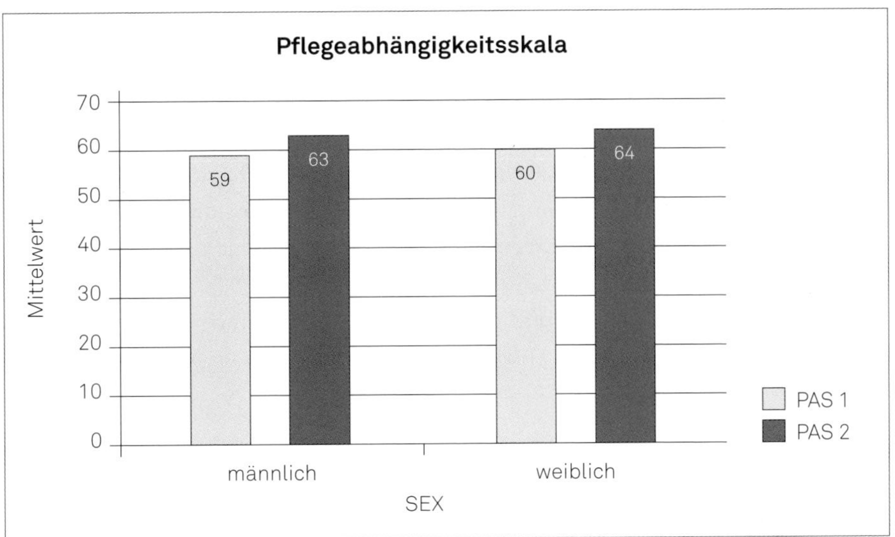

Abbildung 4-4: Vergleich PAS1 & PAS2 & SEX (Quelle: Bernhard-Kessler, 2021, S. 62)

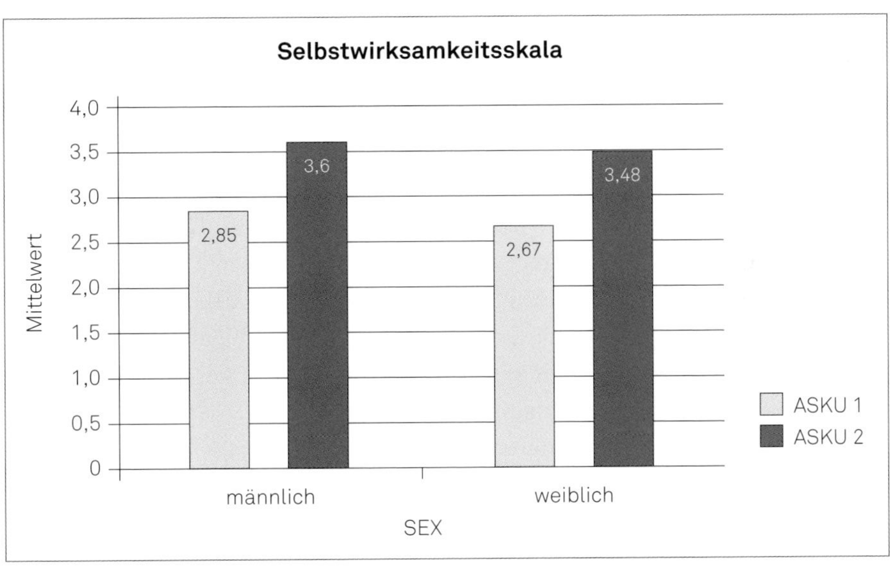

Abbildung 4-5: Vergleich ASKU1 & ASKU2 & SEX (Quelle: Bernhard-Kessler, 2021, S. 68)

Um ergänzend dazu auch Nebenparameter abzubilden, erfolgte eine Verteilung von Alter und Geschlecht sowie eine deskriptive Erfassung der Wiederaufnahmerate. Dabei liegen die Ergebnisse der erhobenen Anzahl von Wiederaufnahmen, innerhalb 30 Tage nach Entlassung, mit 5,26 %, unter dem Durchschnitt zur herangezogenen wissenschaftlichen Literatur. Vergleicht man jedoch die Ausprägung von Alter und Geschlecht, zeigen sich Parallelen zu den Ergebnissen der evidenzbasierten Modelle für *Transitional Care* (Coleman et al., 2006; Finlayson et al., 2018; Naylor et al., 2004). Konkret ergab sich beim Alter ein Mittelwert von 81 Jahren, sowie eine Geschlechterverteilung von 66% zugunsten der weiblichen Proband*innen. Letztendlich kann festgehalten werden, dass die Auswertung der Assessmentinstrumente, trotz einiger Limitationen, eine signifikante Verbesserung der Outcomes in Bezug auf Befindlichkeit, Pflegeabhängigkeit und Selbstwirksamkeit der in der Stichprobe befindlichen Personen, im Rahmen der begleiteten Patient*innenübergänge durch Übergangspflege, vermuten lässt (Bernhard-Kessler, 2021).

4.3 Der pädagogische Takt in der Pflege

Für die vielen weiteren theoriebasierten Phänomene, die sich im Rahmen der Betreuung erschließen, orientiert sich die Übergangspflege an der Erziehungswissenschaft. Ausgehend vom Ansatz des *lebenslangen Lernens* können viele Merkmalsausprägungen, die sich meist in komplexen menschlichen Situationen widerspiegeln, anfänglich nur subjektiv wahrgenommen und erst in der näheren Auseinandersetzung eingeordnet werden. Holoch (2001) verweist diesbezüglich auf den Einsatz von wissenschaftlichen Theorien und Forschungsergebnissen, die Phänomene beschreiben und mögliche Handlungsoptionen vorgeben können. Dies führt zum bekannten Problem, wie die Theorie in die Praxis kommt und in diesem Zusammenhang zu Johann Friedrich Herbart, der bereits 1802 mit Hilfe des Pädagogischen Taktes, eine Lösung zur Überwindung dieses Problems gefunden hat. Von seinen vier Modellen für reflexives Handeln, interessiert v.a. das Vierte (**Abb. 4-6**). Im handlungstheoretischen Orientierungskreis steht die theoretische Divergenz zwischen der Theorie und der Praxis und benötigt eine Methode zur Überwindung, die schlichtweg als *Takt* bezeichnet wird (Herbart, 1997).

Jedoch stellt gerade dieser Takt die Praktiker*innen in der Anwendung vor gewisse Anforderungen, da er aus vier Komponenten besteht, die alle berücksichtigt und letztendlich miteinander verknüpft werden müssen.

- Die *Situationsspezifität* als erste Komponente des Takts berücksichtigt menschliche Interaktionen, die durch Komplexität und Individualität geprägt und deshalb weder vorhersagbar noch voll kontrollierbar sind. Jedes Individuum ist einzigartig, und demnach gestaltet sich auch jedes Zusammentreffen zwischen

Individuen einmalig, beeinflusst durch Emotionen, Ziele und Persönlichkeitsmerkmale (Patry, 2004). In einer pflegerelevanten Situation mit Patient*innen wird deshalb von den Praktiker*innen die Fähigkeit abverlangt, die Interventionen an die jeweilige spezielle Situation anzupassen.

- Eine weitere Voraussetzung, um Entscheidungen für Interventionen treffen zu können, ist die *Beziehung* zwischen den Interaktionspartnern im Sinne einer Beziehungsebene, in der sich die betroffenen Menschen angenommen und verstanden fühlen können (Patry, 2004). Die Investition in einen Beziehungsaufbau wird hier vorausgesetzt. Andernfalls kann der Anspruch auf eine individuelle oder die vielfach plakatierte Patient*innenorientierte Pflege nicht erfüllt werden.
- *Subjektive Theorien* sind sogenannte Alltagstheorien und dienen zur vorläufigen und vereinfachten Einschätzung von aktuellen Problemen und Lösungswegen. Sie können in diesem Sinne nur als Annäherung an wissenschaftliche Konstrukte gesehen werden und benötigen deshalb eine Übersetzung in eine komplexe und wissenschaftliche Theorie, um die Wirksamkeit letztendlich auch überprüfen zu können (Patry, 2004).
- Das *Gefühl* ist neben der Beachtung der Situationsspezifität, dem Aufbau einer vertrauensvollen Beziehung und dem Einsatz von vorläufigen subjektiven Theorien zur Entscheidungsfindung relevant. Dieses einfache Wort hat große Bedeutung und wird im Prozess des Theorie-Praxis-Bezugs von vielen Kompo-

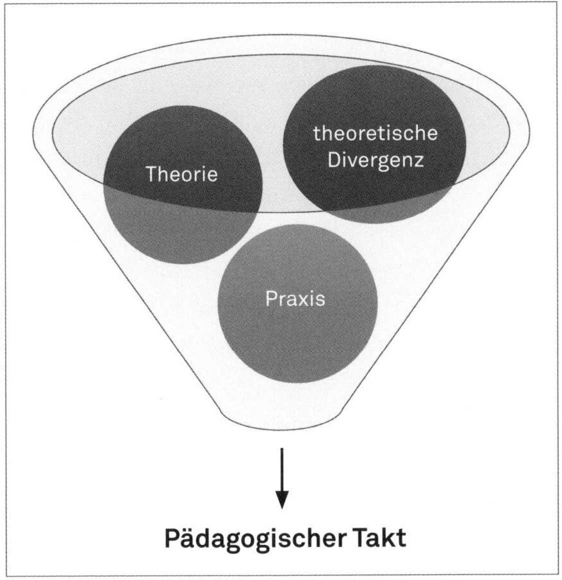

Abbildung 4-6: Pädagogischer Takt (Quelle: Eigendarstellung in Anlehnung an Herbart, 1997)

nenten und innerlichen Prozessen gesteuert. Mitunter spielen dabei diverse Vorerfahrungen, Erwartungen, Zielorientierungen sowie Werte und ethische Überzeugungen der Pflegeperson eine Rolle. Letztendlich sollte das Gefühl dazu befähigen, im richtigen Moment die Entscheidung für eine geeignete Theorie zu treffen, um daraus Handlungsoptionen für das aktuelle Problem ableiten zu können (Patry, 2004).

4.4 Verantwortung der Pflegeperson im Pflegeprozess

Aus dieser Beschreibung der einzelnen Komponenten des Takts zeigt sich, dass die Übersetzung einer wissenschaftlichen Theorie immer eine praktische Angelegenheit ist, die ein fundiertes theoretisches Wissen und ein ausgeprägtes Reflexionsvermögen der Pflegeperson voraussetzt. Messergebnisse von Assessmentinstrumenten sowie der Einsatz wissenschaftlicher Theorien können professionelle Handlungsoptionen aufzeigen, jedoch entscheidet immer die/der Praktiker/in vor Ort, welche Handlungen angemessen sind und welche unterlassen werden müssen (Patry, 2004). Die Überlegung mancher Pflegepersonen, ob es nicht doch einfacher und zeitsparender wäre, sich ausschließlich an standardisierte Pflegeprogramme zu halten, steht der Ansatz der Eigenverantwortung gegenüber. Letztendlich liegt die Entscheidung für ein angemessenes praktisches Handeln immer bei der verantwortlichen Pflegeperson selbst, beeinflusst von deren Wissenstand, Ansprüchen und ethisch-pflegerischen Überzeugungen, per se in Beziehungen zur Organisation, in der man tätig ist. In Bezug auf die Pflegewissenschaft obliegt der Pflege die Chance, eigene Praktiken im Diskurs zu entwickeln und diese in die Ausbildung einfließen zu lassen. Wolfensberger (2021, S. 19) kritisiert in diesem Zusammenhang:

„Leider scheint diese Auseinandersetzung mit unseren Wurzeln, Werten und Grundhaltungen in der Pflege in den letzten Jahren auch in den Ausbildungen zu kurz gekommen zu sein. Handlungen statt Haltungen stehen im Vordergrund, welche allzu oft medizinisch-technische, statt pflegerische Schwerpunkte beinhalten“.

Diesbezüglich hat sich die Übergangspflege der Individualisierung verschrieben, da eine ausschließlich auf Standardisierung ausgerichtete Betreuung im Rahmen von Klassifikationssystemen gegen die philosophischen Überzeugungen sprechen und eine Nivellierung der Klient*innen bedeuten würde. Um jedoch ein gemeinsames Verständnis und regelgeleitetes Vorgehen für die Pflegephänomene, der nachfolgend noch angeführten Praxisbeispiele zu erreichen, werden neben den theoretischen Hintergrundtheorien der Übergangspflege, auch Pflegediagnosen und -maßnahmen aus anerkannten Klassifikationssystemen herangezogen. Rückblickend gesehen brachte das evidenzbasierte Bemühen, eine Kategorisierung für eine gemeinsame Fachsprache in der Pflege zu entwickeln, mehrere Ergebnisse hervor. Die bekanntesten Systeme sind: die Pflegediagnosenklassifikation der *NANDA International* (NANDA-I) von Herdman et al. (2022), die *PraxisOrientierte-Pflegediagnostik* (POP) von Stefan et al. (2022), die internationale Klassifikation der Pflegepraxis (ICNP) des ICN (2022), die Pflegeinterventionsklassifikation (NIC) von Bulechek et al. (2016) und Butcher et al. (2023) sowie der Outcome-Katalog der Pflegeergebnisklassifikation (NOC) von Moorhead et al. (2013, 2023). Wolfensberger (2021) weist insbesondere im Zusammenhang mit der psychiatrischen Pflege darauf hin, dass eine Orientierung anhand der anerkannten Pflegediagnostik auch eine Reduktion auf ein biomedizinisches Modell bedeutet, zudem sich die Profession der Pflege nach wie vor in einem Spannungsfeld zwischen der medizinisch-dominaten Sichtweise auf Gesundheit und Krankheit und deren Behandlung auf der einen Seite und dem Wahrnehmen und Erfüllen der individuellen Bedürfnisse, Wünsche und Ansprüchen Ihrer Klient*innen auf der anderen Seite befindet. Pflege findet in diesem Sinne ihre Bestimmung als Bindeglied zwischen Medizin und dem Individuum, da es nicht auf Behandlung und Heilung ausgerichtet ist, sondern auf Wohlbefinden und Bewältigung der Herausforderungen unter Forcierung der persönlichen und sozialen Ressourcen, was letztendlich eine Steigerung der Lebensqualität impliziert (**Kap. 3**).

Indikatoren im Pflegeprozess

Vor diesem Hintergrund laden die im weiteren Verlauf beschriebenen theoretischen Konstrukte des inhaltlichen Konzepts zu einem Diskurs ein, der das Paradigma der Defizitorientierung zurückweist und den Menschen und das, was ihm prägt und bewegt, in den Vordergrund stellt. Ergänzend dazu beinhalten alle angeführten Praxisbeispiele auch den Bezug zu NANDA-I (Herdman et al., 2022) sowie zum Praxishandbuch der Pflegediagnosen und Pflegemaßnahmen (Doenges et al., 2019). Chronologisch gesehen beginnt die Begleitung des Übergangs mit einem Erstgespräch, das sich nicht nur auf die jeweilige Person im Krankenhaus beschränkt, sondern auch involvierte Vertrauenspersonen aus dem betreuenden sozialen Umfeld miteinbezieht. In diesem Setting interessieren, neben der Erhebung der aktuellen Selbstwirksamkeitsüberzeugung, insbesondere Fragen nach bisher funktionierenden Bewältigungsstrategien und persönlichen sowie sozialen Ressourcen, die auch weiterhin Potenzial für die Herausforderungen der Zukunft haben. Als weiteres Erst- und Folgeassessment kann beispielsweise, im Rahmen des stationären Aufenthaltes, das vollstandardisierte ePA-AC (ergebnisorientiertes Pflege Assessment) zum Einsatz kommen (Hunstein, 2009). Es beinhaltet zehn Kategorien (Bewegung, Körperpflege und Kleiden, Schlafen, Ernährung, Ausscheidung Kognition/Bewusstsein, Kommunikation/Interaktion, Schlafen, Atmung, Schmerzen, Dekubitus/Wunden) und hat vier Risikoassessments (Dekubitus, Sturz, Pneumonie und Versorgungsdefizit nach Entlassung) inkludiert. Die zuständige Pflegeperson ermittelt daraus die aktuelle pflegerelevante Situation der Patient*innen und entwirft die resultierenden Pflegediagnosen. Basierend auf NANDA-I (Herdman et al., 2022) können u.a. Diagnosen geplant werden, die sich speziell auf Bereiche des Gesundheitsverhaltens, im Sinne der Gesundheitsförderung und des Gesundheitsmanagements sowie auf die Wahrnehmung/Kognition und Coping/Stresstoleranz der betroffenen Menschen und deren betreuendes Umfeld beziehen.

Im Fokus der Begleitung des Übergangs eignen sich, ausgehend vom E.D.E.N Schema (**Abb. 4-2**), vorrangig die vier dargestellten Assessmentinstrumente, die dem Ziel einer Individualisierung näherkommen. Insbesondere beschränkt sich dabei die Pflegeabhängigkeitsskala (PAS) nicht nur auf die Erfassung der körperlichen Belange, sondern dient auch zur Identifizierung von Ressourcen und Defiziten in der Alltagsbewältigung. Daraus kann sich einerseits ein Trainingsbedarf ergeben oder andererseits die Notwendigkeit von Hilfe aus dem betreuenden Umfeld (Dijkstra et al., 1996). Ergänzend dazu ermöglicht der Einsatz der Häuslichen Pflegeskala die Erfassung der subjektiven Belastung des sozialen Umfeldes (Pendergrass et al., 2018). Letztendlich verfolgen alle angeführten theoretischen Konstrukte lediglich den Anspruch, eine mögliche Sicht auf das Problem bzw. Phänomen zu lenken sowie das davon abgeleitete Vorgehen zu begründen. In den unterschiedlichen Lebenswelten und -situationen der Menschen gibt es kein uneingeschränktes richtig oder falsch. Daher kann auch eine Pflegeperson per se keine absolut wahre Definition eines Pflegeproblems treffen. Dementsprechend sind alle angeführten Herangehensweisen als Möglichkeiten auf einem Kontinuum von verschiedenen Optionen anzusehen und laden die Lesenden zum kritischen Diskurs mit anderen Lösungsansätzen ein.

4.5 Beratungskompetenz als Grundlage

Neben der Aufrechterhaltung der Aktivitäten des täglichen Lebens gehört eine Beratung im Pflegesetting zu den Kernaufgaben der pflegerischen Versorgungsleistung. Konkret ist eine Beratung eine zeitlich begrenzte professionelle Intervention, die durch mindestens eine ratsuchende und zumindest durch eine beratende Person gekennzeichnet ist, mit dem Ziel der Förderung oder (Wieder-)Herstellung individueller und situativer Handlungskompetenz und Lösungsorientierung (Schieron, 2021b). Prinzipiell ist sie begrifflich von einer Alltagsberatung, die meist informell und nicht professionell stattfindet und einer klinischen Beratung, wie im Rahmen einer Psychotherapie, abzugrenzen. Unabhängig davon, ob eine Beratung spontan oder geplant stattfindet, liegt ihr ein Behandlungsprozess mit sechs Phasen zugrunde. Dieser beginnt mit dem Beziehungsaufbau, um anschließend den Bedarf zu erfassen und Ziele festzulegen. Daraus resultiert eine Lösungsentwicklung, die laufend im Beratungsprozess reflektiert wird und schließlich in das Beratungsende mündet (Schieron, 2021b). Grundlegende Haltungen in einer Beratung gehen nach wie vor auf die klientenzentrierte Beratung nach Carl Rogers zurück, mit Elementen der Empathie, Akzeptanz und Kongruenz. Zur näheren Auseinandersetzung mit dem Thema der Edukation und Beratung in der Pflege wird auf das Praxishandbuch zur Information, Schulung und Beratung verwiesen (Schieron, 2021b).

5 Organisatorisches Konzept: die Betreuungsstruktur

Ausgehend von der *Transition Theory* beginnt ein Übergang bereits vor der Entlassung aus dem Krankenhaus und endet mit der Stabilisierung im häuslichen Umfeld, wobei sich die Vorgangsweise nach der Grundstruktur der Übergangspflege richtet (**Abb. 4-1**). Die gesamte Betreuung erstreckt sich, nach dem Vorbild von Salzburg, über mindestens einen Monat und kann bis zu maximal drei Monate bzw. höchstens 60 Betreuungsstunden ausgeweitet werden. Diese Zeitangaben wurden speziell für die Übergangspflege in Salzburg, in einem Vertrag zwischen dem Amt der Salzburger Landesregierung und der Übergangspflege festgelegt und können somit individuell angepasst werden. Obgleich sich der Mindestbetreuungszeitraum von einem Monat an den Erfahrungswerten der wissenschaftlichen Literatur orientierte und die Zeit darüber hinaus dem individuellen Betreuungsbedarf im Sinne der Zielfokussierung angepasst werden soll. Statistisch berechnet liegt aktuell der Durchschnitt der Betreuungszeit pro Klient/in bei zwölf Stunden. In dieser Zeitspanne gibt es die Möglichkeit von persönlichen Kontakten vor Ort sowie telefonischen Nachsorgen, wobei sich die Vorgangsweise nach dem Ermessen der betreuenden Person der Übergangspflege richtet, die ihre Entscheidungen an dem Ergebnis der regelmäßigen Prozessevaluierungen und der Zielorientierung anpasst.

Betreuungsstruktur

Beginnend mit dem organisatorischen Konzept gliedert sich die Übergangspflege in vier Schwerpunkte: Erstkontakt, differenzialdiagnostischer Ausgang, Entlassung und Nachsorgen. Die Grundvoraussetzung, um diese Abfolge in Gang zu setzen, ist die ärztliche Zuweisung der/des betreffenden Patientin/Patienten (Böhm, 1992; Kessler, 2008).

Erstkontakt: Im Rahmen eines Kontakts auf der Station mit den Klient*innen erfolgt die Einholung der mündlichen Zustimmung zur Betreuung. Das Erstgespräch soll einem ersten Kennenlernen und dem Vertrauensaufbau dienen sowie die Aussicht einer herannahenden Entlassung implizieren. Aufgrund der Individualität der sich unterscheidenden Klient*innen spielt hier die fachliche Kompetenz und die Berücksichtigung der Situationsspezifität vonseiten der Übergangspflegeperson eine wesentliche Rolle. Ohne defacto strukturiert abzufragen und zu überprüfen, erfolgt bereits eine erste Wahrnehmung zur Mobilität, der Orientierungslage und der Bewältigungsstrategien, immer unter dem Gesichtspunkt, dass sich der Mensch in einer fremden Umgebung befindet. Auch soziale und organisatorische Fakten werden eruiert und Termine vereinbart (Böhm, 1992; Kessler, 2008).

Differenzialdiagnostischer Ausgang: Anschließend erfolgt der so genannte differenzialdiagnostische Ausgang, der zugleich das wichtigste Erfassungsmittel der Übergangspflege ist. Er dient dem objektiven Vergleich von *Drinnen und Draußen*; drinnen im Krankenhaus und draußen in der gewohnten Umgebung. Ziel eines differenzialdiagnostischen Ausganges ist es, das Verhalten und die lebenspraktischen Fähigkeiten in der für die Klient*innen gewohnten Umgebung zu testen. Dabei wird auch auf Details geachtet, wie die Alltagsfähigkeit in Form von persönlichen und sozialen Ressourcen, Interaktionen im sozialen Umfeld, Problemlösungsstrategien, Orientierungsfähigkeit und Mobilität. All diese beobachtbaren Kriterien sollen zur Beantwortung der Frage dienen, ob die vom Übergang betroffene Person wieder mit Hilfe ihrer eigenen Bewältigungsstrategien und gemäß der gewohnten Lebensführung zu Hause verbleiben kann. Übersetzt auf die *Transition Theory* ist der differenzialdiagnostische Ausgang ein wirksames Instrument und fokussiert auf die Ziele, das Verständnis des betroffenen Menschen und deren involvierten Zu- und Angehörigen für seine Situation zu fördern und durch Trainings, Prävention und Intervention einen gesunden, gelungenen Übergang einzuleiten. Mit jeder/n Klientin/en der Übergangspflege wird mindestens ein solcher Ausgang unternommen. Bei Bedarf kann dieser auch mehrmals wiederholt werden. Die Notwendigkeit mehrere Ausgänge zu unternehmen, resultiert aus der Feststellung, ob sich ein Trainingsbedarf herauskristallisiert, bzw. eine Verhaltensanpassung bzw. -änderung noch vor der Entlassung indiziert ist (Böhm, 1992; Kessler, 2008). Manchmal ist das Resultat eines Ausganges auch die Tatsache, dass eine Entlassung nach Hause aufgrund der körperlichen, psychischen und mitunter auch der sozialen Situation nicht mehr möglich ist und eine andere Versorgungsmöglichkeit entschieden werden muss. Gerade in solchen Fällen wirkt sich der differenzialdiagnostische Ausgang zur Entscheidungshilfe über das weitere Vorgehen für die betroffenen Menschen und deren Umfeld positiv aus. Es gibt immer wieder

Klient*innen, die aufgrund ihres schlechten Allgemeinzustandes erst nach einem Ausgang ins häusliche Milieu ihre Realität besser erfassen und demnach objektiver Entscheidungen treffen können bzw. ihre Möglichkeiten und Grenzen klarer wahrnehmen, als dies zuvor im Krankenhaus möglich war.

Entlassung: Der Übergang nach Hause wird nach positiver Beurteilung der überprüften und beobachteten Kriterien durch die Übergangspflegeperson in Kooperation der Klient*innen vorbereitet. Insbesondere gehört hier die interdisziplinäre Zusammenarbeit mit der entlassenden Station, Angehörigen, Bezugspersonen sowie extramuralen Professionen zur Sicherstellung der medizinischen und pflegerischen Versorgung, zur Grundvoraussetzung. Im Sinne der Ressourcenorientierung haben die Klient*innen die Möglichkeit, die notwendigen Utensilien für zu Hause in Begleitung der Übergangspflege zu besorgen bzw. zu organisieren oder bestenfalls bestimmte Bereiche gleich wieder selbst zu übernehmen (Böhm, 1992; Kessler, 2008). Somit gehört der Besuch der/des niedergelassenen Ärztin/Arztes zur Weiterverordnung medizinischer Behandlungen und Therapien, die Besorgung und der Umgang mit diversen Medikamenten und Hilfsmitteln sowie der Einkauf von Lebensmittel und sonstigen notwendigen Utensilien, zu den Aktivitäten einer begleiteten Entlassung.

Nachsorgen: In den geplanten Nachsorgeeinheiten wird besonderes Augenmerk auf die Forcierung der Lebensbewältigung der betroffenen Menschen gelegt. Dies beinhaltet unter Berücksichtigung der Motivation, zielgerichtete Interventionen und effiziente Trainingsprogramme, welche Klient*innen in deren Eigenständigkeit fördern. Es erfolgt eine Unterstützung zur Alltagsfähigkeit und die Förderung des Selbstmanagements im Umgang mit etwaigen Gesundheitsrisiken und bestehenden Krankheiten. Letzteres umfasst den Umgang mit Medikamenten und Hilfsmitteln sowie die Einhaltung und Organisation von Terminen in gesundheitlichen Belangen. Gleichermaßen wird das unmittelbare soziale Umfeld miteinbezogen und mitbetreut. Dazu zählen Angehörige, Nachbarn oder Bekannte, die eine wichtige soziale Ressource darstellen, bzw. in die Versorgung eingebunden sind. Gleichermaßen kann auch zur Förderung der sozialen Interaktion oder Entlastung von involvierten Personen der Kontakt zu Sozial- oder Tageszentren hergestellt werden. Bei gravierenden gesundheitlichen Defiziten, welche die Selbstfürsorge reduzieren bzw. nicht möglich machen, werden mobile Dienste eingebunden, um die notwendige Versorgung aufrecht zu erhalten. Grundsätzlich gilt, dass die Handlungsorientierung der Übergangspflege auf einen erfolgreichen Übergang, für die jeweilige Person und deren System, ausgerichtet ist.

5.1 Hintergrundorientierung der Betreuung

Der Fokus liegt gemäß dem Bewältigungskonzept auf einer gelingenden Lebensbewältigung. Zur Wiederholung gehören zu den Indikatoren der *Transition Theory*: subjektives Wohlbefinden, Rollenbeherrschung und Kontrollerleben sowie Wohlbefinden in Beziehungen. Da sich die Übergangspflege einer Individualisierung in der Betreuung verschrieben hat, gelingt die Förderung und Wiederherstellung dieser Parameter nur durch den Rückgriff auf die bereits beschriebenen und noch folgenden theoretischen Konstrukte und Modelle und bezieht die Sicherstellung von pflegerischen und medizinischen Leistungen mit ein. Voraussetzung all dieser Interventionen, im Sinne der Förderung des Verständnisses für den Übergang, ist die Berücksichtigung des kognitiven Niveaus der betreuten Klient*innen. Gemäß Böhm (2004, 2009) gilt als oberstes Prinzip, die Klient*innen dort abzuholen, wo sie stehen. Mit Hilfe der bereits vorgestellten Befindlichkeitsskala kann eruiert werden, ob die Person auf rationaler bzw. emotionaler Ebene zugänglich ist und welche Interventionen, je nach Erreichbarkeitsstufe, daraus abgeleitet werden können. Eine umfassende wissenschaftliche Literaturrecherche in deutscher und englischer Sprache hat ergeben, dass der differenzialdiagnostische Ausgang ein Alleinstellungsmerkmal der Übergangspflege in Salzburg ist. Ebenso wird die begleitete Entlassung bei keinem implementierten *Transitional Care Model* beschrieben. Obwohl Prof. Erwin Böhm dieses organisatorische Konzept aufgestellt hat, kann in der wissenschaftlichen Literatur nichts Vergleichbares gefunden werden, außer dass sich in Salzburg derzeit die einzige Institution befindet mit beschriebener Struktur und theoretischer Fundierung. Einschränkend ist jedoch hinzuzufügen, dass es sehr wohl in den letzten Jahren Bestrebungen sowie Implementierungen im Gesundheitsbereich des deutschsprachigen Raumes gibt, um Übergänge zu begleiten.

5.2 Schwerpunkte der Betreuung

Neben der organisatorischen Abfolge der Betreuung wurde zusammenfassend von der Autorin das Tätigkeitsfeld der Übergangspflege in 13 Kernpunkte aufgegliedert. Alle bisher und noch nachfolgend beschriebenen Grundlagen und Theorien sind diesen Schwerpunkten zugeordnet.

1. Im Rahmen der Betreuung durch Übergangspflege erfolgt die Begleitung des gesamten Übergangs unter Einhaltung des organisatorischen Konzepts E.D.E.N.
2. Der Aufbau und die Aufrechterhaltung einer auf Vertrauen basierenden Beziehung, samt einer angepassten Kommunikationsform (verbal und nonverbal), werden dabei als Basis angesehen.
3. Der Hauptfokus liegt auf der Unterstützung zur Lebensbewältigung unter Berücksichtigung der Lebensweltorientierung, und dies ausgerichtet auf die beschriebenen philosophischen und ethischen Grundsätze. Kurzum richten sich alle Interventionen immer nach den individuellen Lebenslagen und den Bedürfnissen der vom Übergang betroffenen Menschen, wobei für den Theorie-Praxis-Bezug das inhaltliche Konzept herangezogen wird.
4. Die Trainings zur Alltagsbewältigung beziehen sich einerseits auf die Forcierung der lebenspraktischen Fähigkeiten und andererseits dienen sie der Befähigung zu einem geeigneten Krankheitsmanagement, insbesondere im Umgang mit akuten und chronischen Erkrankungen.
5. Dabei werden Interventionen zur Förderung des Selbstmanagements und Aufrechterhaltung der Autonomie laufend auf ihre Wirksamkeit hin überprüft, unter individueller Berücksichtigung der Motivationstheorien und der Theorien des Selbstkonzepts.
6. Techniken aus der Biografiearbeit und dem Empowerment-Konzept dienen der Förderung von personellen und sozialen Ressourcen, im Sinne der Ressourcenorientierung und zur Förderung des empathischen Zugangs.
7. Unter Einsatz von psychosozialen Interventionen erfolgt der Umgang mit herausfordernden Verhalten durch Förderung von konstruktiven Verhaltensweisen, die auf eine Aufrechterhaltung der Lebensbewältigung und Krankheitseinsicht abzielen.
8. Parallel dazu wird eine Hilfestellung bei pflegerischen und medizinischen Belangen angeboten, wenn möglich in Form der beschriebenen Trainings, um verordnete medizinische Leistungen und Therapien nach dem Krankenhausaufenthalt weiterzuführen. Zur Aufrechterhaltung des Gesundheitszustandes gehört die Begleitung zum Hausarzt bzw. dem niedergelassenen Facharzt und die Hilfestellung sowie das Training bei der Besorgung und Gebarung von verordneten Medikamenten und sonstigen Utensilien.
9. In diesem Zusammenhang übernimmt die Übergangspflege, im Sinne von interdisziplinärer Zusammenarbeit, Vernetzungstätigkeiten mit anderen Berufsgruppen, zur Aufrechterhaltung der weiteren medizinischen und pflegerischen Versorgung im extramuralen Setting.

10. Da das Gelingen eines Übergangs von vielen Faktoren abhängig ist, bedingt es auch die Sicht auf das System der betreuten Person sowie den Miteinbezug des sozialen Umfeldes unter Anwendung von Elementen aus der Systemtheorie.
11. Der Einbezug und die Konfrontation mit dem Umfeld der Betreuten kann mitunter auch die Fähigkeiten zum Konfliktmanagement erfordern.
12. Sofern die Erledigung von sonstigen organisatorischen Belangen und Behördengängen im Verlauf des Übergangs notwendig sind und nicht von der betroffenen Person allein durchgeführt bzw. vom Umfeld übernommen werden können, wird auch hierfür eine Begleitung und Hilfestellung angeboten. Beispiele dafür wären Angelegenheiten, die das Einkommen, die Wohnsituation bzw. finanzielle Unterstützung für professionelle Dienste etc. betreffen und Voraussetzungen für eine längerfristige Integration sind.
13. Elemente der Information und Beratung fließen dabei in allen bisher genannten Schwerpunkten ein. Insbesondere erfolgt eine Beratung über individuelle Hilfsangebote und sonstige Unterstützungssysteme, wenn die Ressourcen der betreffenden Person und deren sozialen Umfeld nicht ausreichen, um die Alltagsbewältigung, sowie die Aufrechterhaltung der Gesundheit zu gewährleisten.

Teil III

Theoretische Inhalte der Übergangspflege

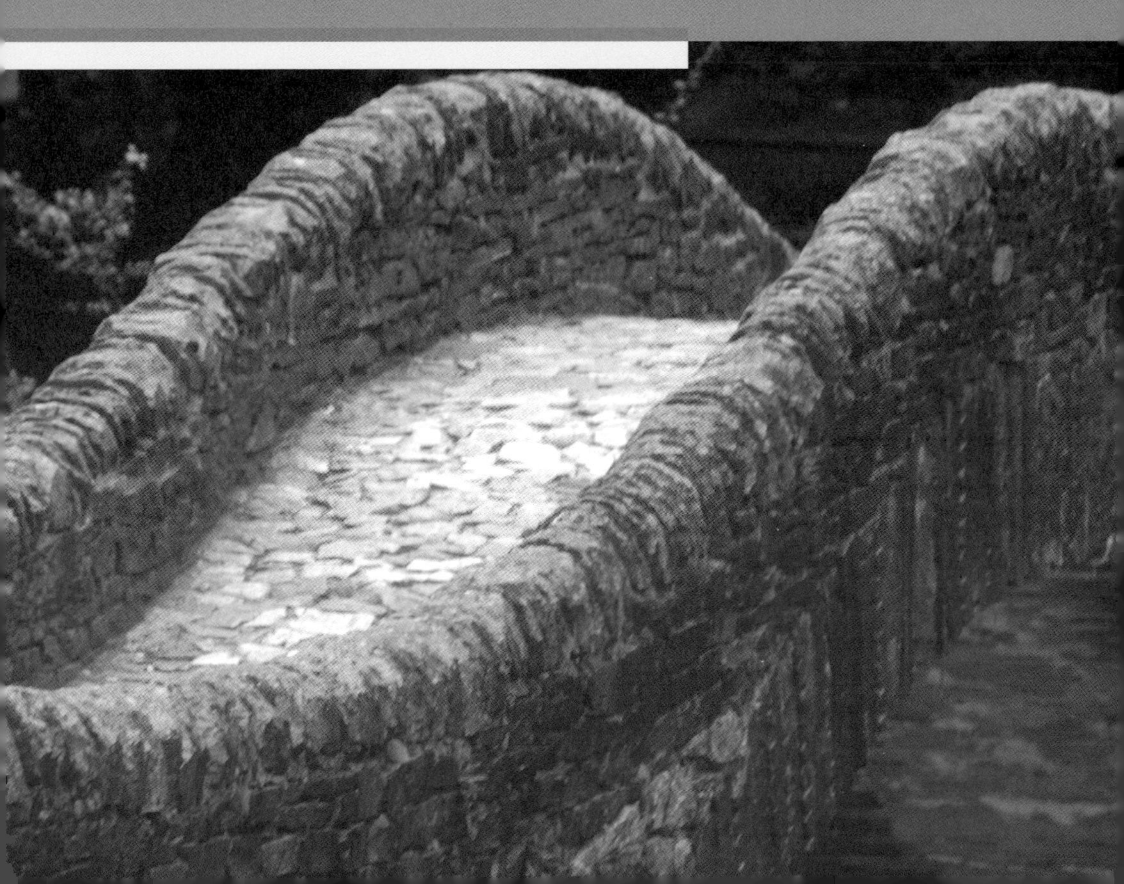

6 Das inhaltliche Konzept im Überblick

Wie im Prozess der Übergangspflege (**Abb. 4-1**) grafisch dargestellt, ermöglicht die Rahmentheorie von Meleis (2010) den Raum, in welchem sich das organisatorische und das inhaltliche Konzept gegenseitig bedingen und beeinflussen. Gleichermaßen kann dieses Vorgehen als Pflegeprozess beschrieben werden, der durch die angewandte Methodik laufend überprüft und angepasst wird. Die Übergangspflege hat dabei aufgrund ihres dialektischen Paradigmas eine verstehende, wertfreie Herangehensweise, die Veränderungen offenlässt und sich somit klar von einer deterministischen Sichtweise abgrenzt. In diesem Sinne erfolgt die weitere Veranschaulichung des Theorie-Praxis-Bezugs der Übergangspflege anhand einer Auseinandersetzung mit relevanten wissenschaftlichen Theorien und Konzepten, welche von der Autorin, dem Begründer sowie dem Team der Übergangspflege in Salzburg gesichtet, adaptiert und erprobt wurden. Vor diesem Kontext konnten im Rahmen eines Projektes zehn theoriebasierte Pflegeplanungen erstellt werden, die im Pflegeprozess als Vorlage zur Diagnosenfindung und -planung dienen und trotz Strukturierung einen individuellen Einsatz ermöglichen:

- Aus dem Überthema des Bewältigungskonzeptes haben sich zwei Pflegediagnosen entwickelt: Lebensbewältigung beeinträchtigt mit ... (kritischen-, chronischen- oder Alltagsbelastungen) und die Psychosoziale Krise.
- Die Motivationstheorien werden als Grundlage der beiden Pflegediagnosen: Furcht vor Misserfolg und Furcht vor Zurückweisung herangezogen.
- Hingegen liegt die umfassende Thematik der Selbstregulation und des Selbstkonzepts den Pflegediagnosen: Selbstwirksamkeit gering und Selbstwert gering zugrunde.
- In der Praxis der Übergangspflege können auch gehäuft herausfordernde Verhaltensweisen beobachtet werden, die anhand der theoriegeleiteten Pflegepla-

nungen: Reaktanz, Erlernte Hilflosigkeit und Sekundärer Krankheitsgewinn einen professionellen pflegerischen Umgang ermöglichen.
- Die letzte dieser zehn Pflegediagnosen beschreibt das Thema der häuslichen Desorganisation und wird, aufgrund ihrer Komplexität, gesondert in einem ausführlichen Praxisbeispiel (**Kap. 17**) mitsamt der dazugehörigen Pflegeplanung dargestellt.

Beginnend mit dem Bewältigungskonzept erfolgt der Einstieg in das wichtigste Paradigma, dessen Rechtfertigung bereits im Werteurteil (**Tab. 1-1**) begründet wurde und den Interventionsgrundsatz zur Erhaltung und Förderung der Lebensbewältigung in den Vordergrund aller Bemühungen stellt. Als weiteres zentrales Konstrukt wird das Biografiekonzept (**Kap. 8**) mit seinen Hintergründen und auch praktischen Bezügen angeführt, gefolgt von einer Auseinandersetzung mit den Motivationstheorien (**Kap. 10**) und Theorien der Selbstregulation und des Selbstkonzeptes. Konkret werden die Selbstwirksamkeitserwartung (**Kap. 12**), die Selbstbestimmung (**Kap. 11**) und das Selbstwertkonzept (**Kap. 13**) mit den Hintergründen und theoriegeleiteten Interventionen beschrieben. Bezüglich des spezifischen Verhaltens, das mitunter dazu beitragen kann, dass Förderungsansätze und Hilfestellungen von den Betroffenen nicht angenommen werden, erfolgt eine Auseinandersetzung mit den Theorien der Reaktanz (**Kap. 14**), Erlernter Hilflosigkeit (**Kap. 15**) in Abgrenzung zum sekundären Krankheitsgewinn. Sehr ausführlich wird die häusliche Desorganisation beschrieben (**Kap. 16**), mit besonderer Berücksichtigung der Lebensweltorientierung und vor dem Hintergrund der vorher beschriebenen theoretischen Konstrukte. Die in dieser Publikation gewählten Ansätze aus der wissenschaftlichen Literatur und die dazugehörigen entwickelten Pflegeplanungen sind der Versuch einer ganzheitlichen pflegerischen Sichtweise für einen begrenzten Bereich. Sie sollten aber per se nicht als Ersatz für ein anerkanntes Klassifikationssystem gesehen werden, sondern als eine wertvolle Ergänzung zur Förderung des Selbstmanagements, Minimierung von potenziellen Risiken sowie der Erkenntnis zur Ermittlung des tatsächlichen Bedarfs an Unterstützungsleistung dienen.

7 Bewältigungskonzept

Wie ein Mensch sein Leben bewältigt, hängt auch stark davon ab, wo und unter welchen Bedingungen, kulturellen und gesellschaftlichen Einflüssen er verortet ist. Lebensbewältigung und Lebensweltorientierung sind demzufolge das Herzstück aller Bemühungen der professionellen Begleitung durch Übergangspflege. Folgende Fragen sollen die Wichtigkeit dieses Themas leiten:

- Wie bewältigt ein Mensch den Übergang vom Krankenhaus nach Hause?
- Aus welcher Lebenswelt kommt er und wie kann er sich unter den veränderten Umständen dort wieder verorten?
- Welche Akteur*innen sind wesentlich in seiner Lebenswelt und welche Hilfe zur Selbsthilfe benötigt er und sein Umfeld zur Unterstützung einer gelingenden Lebensbewältigung?

Entwicklungspsychologisch gesehen reift der Mensch von früher Kindheit an, indem er sich aktiv mit seiner Lebenswelt auseinandersetzt. Diese wiederrum wirkt auf die Entwicklung des Menschen zurück, indem sie anregt und mit formt (Böhnisch, 2018). Bewältigung wird in den Sozialwissenschaften als eine Auseinandersetzung von einzelnen Personen und Gruppen mit Anforderungen des täglichen und sozialen Lebens beschrieben. Dabei liegt der Fokus auf Herausforderungen, die das persönliche Handeln im gesellschaftlichen Kontext betreffen und zielt auf (Wieder-)Herstellung von biografischer Handlungsfähigkeit ab (Wedel, 2020). Es gibt verschiedene Theoriediskussionen in Verbindung mit dem Bewältigungsverhalten. In der Literatur haben sich in den 1960/70er Jahren gesundheitswissenschaftlich relevante Theorieansätze für das Bewältigungsverhalten herausgebildet. Die drei Haupttraditionen werden grob in die interaktionistische, stress- und gesellschaftstheoretische Perspektive unterschieden. Alle drei grenzen sich klar vom damals vorherrschenden biomedizinischen Modell ab und beschäftigten sich deshalb mehr mit sozialen, kulturellen und psychischen Dimensionen (Schaeffer, 2009). Die Übergangspflege bezieht sich speziell auf das Sozialpädagogische Konzept der Lebensbewältigung, das sich über mehrere Jahre der Zusammenarbeit von Lothar Böhnisch, dem Begründer des Konzepts, mit der TU-Dresden entwickelt hat. Es knüpft an die stresstheoretische Perspektive und damit an das Coping-Konzept von Lazarus und Folkman (1984) an und wird folgend definiert: „We define coping as constantly changing cognitive and behavioral efforts to manage specific external and/or internal demands that are appraised as taxing or exceeding the resources of the person“ (S. 141). Mitunter wurde das Coping-Konzept aufgrund seiner vorrangigen Fokussierung auf die personale Ebene kritisiert. Jedoch konnte dieses Defizit im Sozialpädagogischen Konzept durch die soziale Transformation überwunden werden. Demnach ist das Streben nach Handlungsfähigkeit grundsätzlich nicht kognitiv-rational begrenzt, sondern ebenso emotional und triebdynamisch strukturiert (Böhnisch, 2012; Böhnisch & Schröer, 2018). Das Sozialpädagogische Bewältigungskonzept wird von den Begründern als Theorie mittlerer Reichweite beschrieben, welches den praktischen, theoretischen und empirischen Zugang zu den alltäglichen Herausforderungen ermöglicht. Als Axiom des praxisbezogenen Theoriekonzepts steht das subjektive Streben nach Handlungsfähigkeit in kritischen Lebenssituationen (Böhnisch & Schröer, 2018). Wedel (2020) kritisiert diesen theoretischen Bezug und schlägt vor, das wissenschaftstheoretische Konstrukt mit dem Konzept der Lebensbewältigung eher als ein Forschungsprogramm zu bezeichnen. Doch, bevor die Lebensbewältigung detaillierter beschrieben wird, erfolgt ein kurzer Einblick in die Lebenswelten, aus denen heraus sich das Bewältigungsverhalten formt.

7.1 Lebensweltorientierung

Das Konzept der Lebensweltorientierung ist sehr komplex und hat den Anspruch, den Menschen bei seiner individuellen Bewältigung in den gegebenen Lebensverhältnissen zu unterstützen und somit analog zu Nohl (1949) ihm bei seinen eigenen Problemen zu helfen, im Gegensatz zur Lösung von Problemen, die andere Menschen mit ihm haben (Thiersch, 2014). Die Voraussetzung ist das Wissen der Normalität von Lebensverhältnissen und den allgemeinen Strukturen der unterschiedlichen Lebenswelten. Erst vor diesem Hintergrund können besondere Lebensverhältnisse und problematische Handlungsmuster hinterfragt werden. Dabei kann schwieriges Verhalten auch als Versuch gewertet werden, unter erschwerten Bedingungen das Leben zu bewältigen (Grunwald & Thiersch, 2016). Unterschieden werden die Begrifflichkeiten der alltäglichen Lebenswelt und der Alltäglichkeit. Die alltägliche Lebenswelt spielt sich im räumlichen Umfeld ab und ist geprägt von anthropologischen und gesellschaftlichen Strukturen. Hingegen bietet die Alltäglichkeit den Rahmen der Handlungsaktionen und Bewältigungsmuster. Beide sind miteinander verbunden und bedingen sich gegenseitig. Dabei kann die Lebenswelt als Hinterbühne mit den übergeordneten Bedingungen und Ressourcen und die Alltäglichkeit als Vorderbühne gesehen werden, in der sich der Mensch durch seine Lebenslagen bewegt und beim Agieren auf die Ressourcen und Routinen der Hinterbühne zurückgreift. Insbesondere ist die alltägliche Lebenswelt das Forum der subjektiven Deutungen und kann durch vier Dimensionen – Zeit, Raum, Beziehungen und Deutungsmuster – strukturiert werden, in denen sich das Bewältigungsverhalten herausbildet (Grunwald & Thiersch, 2016). Letztendlich liegt das Ziel der Lebensweltorientierung im Akzeptieren der vorgefundenen Lebensentwürfe und der Hilfe bei der Aufrechterhaltung des erprobten Bewältigungsverhaltens. Manchmal kann dies aber auch eine Einmischung in die Lebensverhältnisse bedeuten, wenn die vorgefundenen Strukturen und Bewältigungsversuche nicht ausreichen. Hilfe und Unterstützung erfolgen deshalb ausschließlich aus der Distanz des professionellen Wissens, da Einmischung von außen immer mit Konsequenzen verbunden ist (Thiersch et al., 2012).

7.2 Lebensbewältigung

Somit dient die Lebensweltorientierung in diesem Sinne als Rahmen, der den Zugang zu eventuellen Problemen der Lebensbewältigung ermöglicht. Denn Bewältigungshandeln wird meist erst hinterfragt, wenn Menschen mit neuen Herausforderungen konfrontiert werden. Zumal Lebenssituationen von Subjekten dann als kritisch erlebt werden, wenn für die Bewältigung, die vorher funktionierenden personalen und sozialen Ressourcen nicht mehr ausreichen (Böhnisch, 2018). Wie bereits erwähnt, orientiert sich die Herangehensweise der Übergangspflege am Sozialpädagogischen Konzept der Lebensbewältigung mit folgender Definition: „Lebensbewältigung meint in diesem Zusammenhang das Streben nach subjektiver Handlungsfähigkeit in Lebenssituationen, in denen das psychosoziale Gleichgewicht – im Zusammenhang von Selbstwert, sozialer Anerkennung und Selbstwirksamkeit gefährdet ist“ (Böhnisch, 2018, S. 25).

Lebensbewältigung erfolgt demnach in einer triadischen Beziehung zwischen Selbstwert, Selbstwirksamkeit und sozialer Anerkennung. Entlang der Bewältigungsproblematik wurden vier Grunddimensionen herausgearbeitet, welche die soziale Verortung des Bewältigungshandelns erklären und somit den Bezug zur Normalität herstellen können:

- Die tiefenpsychologische eingelagerte Erfahrung des Selbstwertverlustes
- Die Erfahrung sozialer Orientierungslosigkeit
- Die Erfahrung fehlenden sozialen Rückhalts
- Die Suche nach erreichbaren Formen sozialer Integration.

Bei der Suche nach erreichbaren Formen sozialer Integration konzentrieren sich die betroffenen Menschen in ihrem Streben nach Anschluss und Anerkennung darauf, dass ihr Vorhaben realisierbar ist. Mitunter können dabei auch sozial abweichende Verhaltensweisen gezeigt werden, wenn sie Aussicht auf Anerkennung und Selbstwirksamkeit versprechen (Böhnisch, 2018). Denn jeder Mensch bewältigt sein Leben anders und je nach dieser individuellen Lebenserfahrung wird ein bestimmtes Bewältigungsverhalten sich als unterschiedlich hilfreich erweisen (Filipp & Aymanns, 2018). Ein Blick auf die Praxis der Übergangspflege könnte folgendes Beispiel formen: Die 85-jährige Frau Müller lebt allein und selbstbestimmt in ihrer Wohnung und erfreut sich körperlicher Gesundheit. Obwohl dies eine von ihr gewollte Lebensform ist, fühlt sie sich einsam und vermisst v. a. ihren Sohn, der eine Stunde Fahrzeit von ihr entfernt wohnt und sie selten besucht. Sie versucht diesen Mangel an sozialer Nähe durch die Vortäuschung von wiederkehrenden Schwindelanfällen zu beeinflussen. Das Verhalten zeigt sich kurzfristig erfolgreich, da die Besuche des Sohnes häufiger werden. Jedoch berücksichtigt Fr. Müller nicht, dass ihr Sohn sich längerfristige Lösungen überlegt und seine Mutter in einem Seniorenheim anmeldet, da er der Meinung ist, ihre aktuelle Wohnsituation nicht mehr verantworten zu können. So schnell kann, wie das Beispiel zeigt, die Selbstbestimmung durch Fremdbestimmung bedroht werden, da der Grund des abweichenden Bewältigungsverhaltens nicht hinterfragt und verstanden wird. Böhnisch (2018) sieht darin den Hauptgrund in der Tatsache, dass in unserer Gesellschaft der Stereotyp verbreitet ist, ein alter Mensch sei in physischer, psychischer und sozialer Sicht defizitär und darum müsse die Versorgung und Verantwortung für ihn übernommen werden. Aber nicht nur ältere Menschen haben diesbezüglich das Problem der Stigmatisierung. Auch bei jüngeren Menschen mit psychischen Problemen und/oder mit Psychiatrie-Erfahrungen ist die Gefahr der Fremdbestimmung, einhergehend mit dem Verlust von Kontrolle, groß. Insbesondere können verschiedene Übergänge für Menschen, unabhängig vom Lebensalter, zu kritischen

Lebensereignissen führen. Idealerweise sollte sich deshalb der Blick auf die Individualisierung des Menschen und das Erkennen und Verstehen der jeweiligen Lebensbewältigungen anhand der Biografisierung richten (Böhnisch, 2018).

7.2.1 Beeinträchtigungen im Bewältigungsverhalten

Das englische Verb *coping* ist fast immer durch die Präposition *with* mit einem Objekt verbunden (Filipp & Aymanns, 2018). Also ist die Bewältigung grundsätzlich auf einen bestimmten Gegenstand gerichtet und wird auch danach gemessen. Um zu erkennen, ob und wie professionelle Hilfeleistung angesetzt werden kann, erfolgt hier eine grobe Unterscheidung in kritische Lebensereignisse, chronische- und Alltagsbelastungen.

Kritische Lebensereignisse: Ob ein Lebensereignis als kritisch bewertet wird, hängt in erster Linie von der Individualität eines Menschen ab. Meist geht es um Ereignisse die von Verlusten, Krankheit, traumatischen Erlebnissen geprägt sind. Aber auch Übergänge, begleitend durch eine Krankenhausaufnahme, können Krisen auslösen. Grundsätzlich gilt, dass ein und dasselbe Ereignis für einzelne Menschen mannigfaltige Bedeutungen haben kann. Daher können Ursache-Wirkungs-Beziehungen nicht allein auf die Umstände der Krisenentwicklung zurückgeführt werden, sondern stehen in Abhängigkeit mit den individuellen Lebensabschnitten und -umständen sowie historischen Zeitpunkten (Filipp & Aymanns, 2018). Grundsätzlich kommt es zur Krise, sobald die personalen und sozialen Ressourcen in einer Lebenssituation nicht mehr ausreichen. Die Auswirkungen kritischer Lebensereignisse betreffen dabei nicht nur die Person selbst, sondern ziehen auch ihre Spuren im Außen, indem sie ein Ungleichgewicht im Person-Umwelt-Passungsgefüge verursachen. Infolge wird der Mensch um jeden Preis nach Handlungsfähigkeit streben, um sein psychosoziales Gleichgewicht wieder herzustellen (Böhnisch, 2012). Die Art und Weise, wie er dies macht, ist immer individuell, da sie ein Resultat aus den persönlichen Vorerfahrungen sowie der Resonanz aus der Umwelt ist. Auch der Begriff Stress kommt in Verbindung mit kritischen Lebensereignissen vor. Stress zeigt sich aber erst durch die Bewertung und Bewältigung einer Person in einer bestimmten Situation und ist abhängig davon, ob der Ausgang der Krise eher positiv oder negativ verläuft (Filipp & Aymanns, 2018).

- Endet eine kritische Lebenssituation positiv, dann gelingt der Person die Reorganisation des Passungsgefüges. Voraussetzung für die Bewältigung ist die Regulation der negativen Emotionen, damit Handlungsfähigkeit möglich wird, um die Krise konstruktiv überwinden zu können.

- Bei einem negativen Ausgang kann das Passungsgefüge zwischen Person und Umwelt nicht wiederhergestellt werden und es stellt sich kein Gefühl der körperlichen und psychischen Sicherheit ein. In diesem Zustand kann sich die Belastungssituation chronifizieren und eine fehlerhafte Einschätzung der eigenen Person und der Umwelt mit sich ziehen. Als Folge können Flucht in ein Suchtverhalten, depressiver Rückzug, Hoffnungslosigkeit, Hilflosigkeit und erhöhte Suizidneigung beobachtet werden (Filipp & Aymanns, 2018).

Chronische Belastungen (chronic stress): Ein negativer Ausgang verursacht chronischen Stress, der allgemein als andauerndes Problem definiert wird und aufgrund der Dauer auch immer einen Bezug zum sozialen Umfeld hat. Die auslösenden Ereignisse sind zeitlich begrenzt, jedoch führen deren Auswirkungen zur Dauerbelastung. Als Beispiel können gesundheitliche, materielle Probleme und Benachteiligungen chronischen Stress auslösen. Aber auch die Pflege eines Familienangehörigen, Erziehung eines behinderten Kindes oder chronische Rollenbelastungen können langfristig ungelöste Konflikte nach sich ziehen (Folkman, 2011).

Alltagsbelastungen (daily hassles): Bestimmte Ereignisse können triviale bis höchst beeinträchtigende Folgen haben. Insbesondere durch die eigene Vorstellung, wie belastend etwas vom Individuum erlebt wird und wie es sich letztendlich entwickeln wird. Gleichermaßen spielen die zur Verfügung stehenden Ressourcen eine Rolle. Alltagsbelastungen beziehen sich demnach auf die Bewältigung und die Verkettung mit Frustrationen, Irritationen und Sorgen in der täglichen Konfrontation mit sich selbst und der Umwelt (Beck & Greving, 2012; Folkman, 2011).

7.2.2 Personale und soziale Ressourcen

Als Schlüssel für eine konstruktive Überwindung beeinträchtigter Lebensbewältigung gilt die Mobilisierung der personalen und sozialen Ressourcen. Von Bedeutung ist hier auch die Verknüpfung zum bereits beschriebenen Konzept des Kohärenzgefühls (SOC) aus der Salutogenese (Antonovsky, 1997). Welche Fähigkeiten jedoch Ressourcencharakter besitzen, stellt sich immer erst in der konkreten Situation heraus. Nicht alle Ressourcen haben positiven Einfluss auf die Zukunft, obwohl sie spontan helfen können, um schlimme Situationen besser zu ertragen, bzw. um überhaupt zu überleben. Zum Beispiel bringt eine Bewältigung durch Verdrängung vermeintlich eine kurzfristige Erleichterung, jedoch verhindert sie die Konfrontation mit dem Problem und steht somit einer zukünftigen Lösung im Wege. Als Risikofaktoren gelten jene, die die negativen Wirkungen auf die kritischen Lebensereignisse maximieren und das weitere Leben destabilisieren können. Die Schwierigkeit in der Krise zeigt sich oft in der Tendenz zur Selbstabwertung und einer verringerten Selbstwirksamkeitserwartung (Filipp & Aymanns, 2018). Mitunter ist auch der Blick auf positive Ressourcen, die eine betroffene Person als solche auch erkennen muss, häufig getrübt. Filipp und Aymanns (2018) identifizieren zehn positive Ressourcen, voran die Religiosität und Spiritualität, da sie sinngebend sein können. Viel hängt von der Struktur des Selbstkonzepts ab, das u.a. die Einstellung zum Leben, die Selbstaufmerksamkeit, das Selbstwertgefühl sowie -wirksamkeit steuert. Erstaunlicherweise können sich auch Gegensätze sowohl als Ressource als auch als Hindernisse herausstellen. Als Beispiel kann Optimismus selbstregulatorisch wirken und umgekehrt Pessimismus vorübergehend vor zu großen Erwartungen schützen. In diesem Sinne können auch Hoffnung vs. Hoffnungslosigkeit sowie positive und negative Affektivität genannt werden. In Bezug auf Übergangserfahrungen spielen v.a. der Rückgriff auf Erfahrungen mit früheren Bewältigungserfolgen, körperliche Fitness sowie der Funktionsstatus und insbesondere die soziale Unterstützung, wesentliche Rollen. Signalisiert die betroffene Person den Bedarf an Unterstützung vom Umfeld und zeigt auch die Bereitschaft diese anzunehmen, kann die Interaktion zwischen Unterstützer und Hilfeempfänger beträchtlich zur Bewältigung beitragen (Beck & Greving, 2012). Letztendlich verfolgen alle internen und externen Bemühungen gleichermaßen das Ziel zur Kompensation der Bewältigung. Extern – durch verstärkte Interventionen des Umfeldes, indem sich dieses stärker dem Individuum annähert und deren individuelle Handlungsfähigkeit unterstützt und fördert. Oder intern motiviert, wobei sich die Person durch Veränderung ihres Denkens und Handelns der veränderten Umwelt anpasst. Was nicht zuletzt manchmal tiefgreifende Veränderungen der Einstellungen und des Rollenbildes erfordert und die eine oder andere Strategie in Form von Abwehrmechanismen, z.B. Leugnung der Realität, auf den Plan rufen kann (Filipp & Aymanns, 2018).

7.2.3 Psychosoziale Krise

Kritische Lebensereignisse wurden bereits angeführt, jedoch ist noch ausständig, speziell auf Krisen hinzuweisen, die zur Suizidgefährdung führen können. Dr. Erwin Ringel (1953) hat dafür den Begriff des *präsuizidalen Syndroms* geprägt. Er beschreibt damit das seelische Erleben mit den drei Komponenten der Einengung, gehemmte und gegen die eigene Person gerichtete Aggressionen und Suizidfantasien und verweist auf die Verstärkung durch das gegenseitige Zusammenwirken.

Es gibt drei Hauptformen der Psychosozialen Krise, wobei diese nicht nur die Ebene der menschlichen Identität betreffen, sondern auch auf die körperlich-biologische, psychisch und soziale Ebene einwirken können (Sonneck et al., 2016).

- *Traumatische Krisen:* Plötzliche und unvorhersehbare Ereignisse wie Krankheiten, Tod und Verluste können das psychische Gleichgewicht, die soziale Identität und Sicherheit der davon betroffenen Menschen massiv bedrohen. Cullberg (1978) ordnet die Traumatische Krise in die Schock- und Reaktionsphase und darauf aufbauend in die Bearbeitungs- und Neuorientierungsphase ein, zumal erst ein vollständiges Durchlaufen dieser Phasen ein Loslassen ermöglicht (Sonneck et al., 2016).
- *Lebensveränderungskrisen:* Im Gegensatz dazu gibt es hier keinen akuten Anlass, weil sie schleichend, in einem Zeitraum von maximal sechs Wochen beginnen. Die auslösenden Faktoren gehören zum alltäglichen Leben und stehen häufig mit Übergängen in Verbindung, z. B. Verlassen des Elternhauses, Schwangerschaft, Pensionierung, Übersiedelung in ein Seniorenheim usw. Sechs Phasen beschreiben den Entwicklungsprozess, der mit einem Unbehagen beginnt, sich in eine ernste Krise entwickeln kann und bestenfalls in einer Neuorientierung endet. Grundsätzlich können aber Veränderungskrisen in jeder Phase, bei Wegfall des Krisenanlasses oder Entwicklung von Lösungs- und Bewältigungsstrategien, vorzeitig beendet werden (Sonneck et al., 2016).
- *Chronisch-protrahierte Krise:* Werden Veränderungskrisen gemäß dem Phasenmodell aber nicht bewältigt, kann sich durch destruktive Bewältigungsstrategien oder fehlende Bearbeitung eine chronisch-protrahierte Krise entwickeln. Hierbei kann auch das Umfeld durch Fehldeutung der Situation des betroffenen Menschen eine negative Verstärkung bewirken. Insbesondere wenn ein chronischer Zustand mit einer akuten Krise verwechselt wird und dadurch Verhaltensweisen wie Hilflosigkeit und Abhängigkeit gefördert werden. Ein wichtiges Erkennungsmerkmal ist die unterschiedliche Zeitdauer eines akuten und eines chronischen Zustandes. Charakteristisch zeigt sich ein stark ausgeprägtes Verhalten bei Menschen mit chronisch-protrahierten Krisen, gefolgt von sozialem Rückzug und fehlender Anstrengung in Richtung einer positiven Veränderung (Sonneck et al., 2016).
- Der Vollständigkeit halber findet hier auch das *Burnoutsyndrom* Erwähnung. Es handelt sich um eine Reaktionsform, die sich oft über viele Jahre aus spezifischen Arbeitsbedingungen, Aufgaben und Tätigkeits- sowie Persönlichkeitsmerkmalen als Sonderform einer Problemlösung entwickelt. Freudenberger und North (2011) beschreiben den Burnout-Zyklus mit zwölf Stadien. Darüber hinaus ist das Syndrom von drei Aspekten gekennzeichnet: emotionale Erschöp-

fung, Depersonalisierung und Leistungsunzufriedenheit. Als Abschlussbemerkung folgt noch die Annahme von Sonneck, der davon ausgeht, dass Burnout lange vor Suizidalität schützen kann, zumal es für Menschen mit chronischen bzw. onkologischen Erkrankungen eine wichtige Bewältigungsform sein kann (Sonneck et al., 2016).

7.2.4 Krisen und Suizidgefährdung

Ob Krisen auch einen Suizid zur Folge haben können, hängt von mehreren Faktoren ab. Grundsätzlich gilt, dass die individuelle Einschätzung der Suizidalität in der Arbeit mit Menschen in akuten Krisen eine äußerst wichtige und verantwortungsvolle Aufgabe darstellt. Unterstützend für eine Einschätzung ist die Kenntnis der Risikogruppen, der suizidalen Entwicklung und des präsuizidalen Syndroms (Sonneck et al., 2016). Für die Handlungspraxis gibt es Interventionsvorschläge, die jedoch eine bestehende positive Beziehung zum betroffenen Menschen voraussetzen. Sonneck (2016) betont dabei die Wichtigkeit der Ehrlichkeit und Normalisierung. Er spricht sich auch gegen Verträge aus, die den betroffenen Menschen zur Aufgabe eines Suizidvorhabens bringen sollen. Da Verträge eher den Zweck verfolgen, die betreuende Person abzusichern, stellt sich mehr die Frage in den Vordergrund, ob vonseiten der betroffenen Person eine andere Bewältigungsstrategie als Kompromiss zu Suizidhandlungen bei neuerlichen Belastungen in Erwägung gezogen werden kann. Zusammenfassend gilt für Betreuungssituationen in der Übergangspflege, dass ein verstehender Zugang zu Menschen im Rahmen von Beziehungsarbeit, Betreuung und sozialpädagogischen Interventionen nur möglich ist, wenn die Person nicht anhand ihres Verhaltens, welches in Krisensituationen auch normwidrig sein kann, beurteilt wird. Stattdessen soll ein Zugang über die persönliche Ebene gewählt werden, damit die Beweggründe des gezeigten Verhaltens im Kontext der individuellen Biografie eingeordnet und somit normalisiert und akzeptiert werden können (Böhnisch, 2018).

7.3 Bewältigung chronischer Erkrankungen

Die Zunahme der Prävalenz chronischer Erkrankungen ist und bleibt weiterhin eine große Herausforderung für das Gesundheitswesen im 21. Jahrhundert. Auch die Patient*innenpopulation der Übergangspflege spiegelt dieses Phänomen wider und fordert explizit eine nähere Auseinandersetzung ein. Obwohl das Wort *chronisch* vom griechischen *chronos* kommt, was Zeit bedeutet, ergibt die Durchsicht der Literatur weder eine genaue Zeitangabe, ab wann eine Krankheit als chronisch bezeichnet wird, noch eine eindeutige Definition. Defacto können chronische Krankheiten nicht vollständig geheilt werden und stehen mit einer langen Dauer in Verbindung, was eine andauernde oder wiederkehrende Inanspruchnahme von Leistungen des Gesundheitswesens mit sich ziehen kann (Robert Koch-Institut, 2014). Dazu zählen psychische Erkrankungen (z. B. Schizophrenie, Persönlichkeitsstörungen, Suchterkrankungen, Demenz) und körperliche Erkrankungen (z. B. Herz-Kreislauferkrankungen, Diabetes mellitus, bösartige Tumoren, chronische Atemwegserkrankungen, Krankheiten des Bewegungs- und Stützapparates, Erkrankungen des Nervensystems). Habermann-Horstmeier definiert damit Krankheitssymptome, die kontinuierlich oder schubweise auftreten und grundsätzlich krankmachend und nicht heilbar sind (Habermann-Horstmeier et al., 2018). Laut WHO (2012) sollen künftig chronische Krankheiten für 80 % der Todesfälle verantwortlich sein. In Abgrenzung von akuten Krankheiten, besteht die chronifizierte Form dauerhaft. Diese Zahlen gehen auch mit der Tatsache einher, dass aufgrund von altersphysiologischen Veränderungen und einer Summierung von zusätzlichen Risikofaktoren deren Häufigkeit im Alter zunimmt, was infolge zu einem längeren und höheren Betreuungsaufwand führt (Habermann-Horstmeier et al., 2018).

In Anbetracht der großen Betroffenheit des Gesundheitssystems und unserer Gesellschaft haben sich zahlreiche Ansätze und Konzepte rund um das Thema chronische Erkrankungen entwickelt. Insbesondere richtet sich der Betreuungsschwerpunkt auf die Bewältigungsperspektive und das Selbstmanagement. Obwohl beides im Fokus der Übergangspflege steht, erfolgt der Miteinbezug von weiteren Ansätzen, die speziell für die Auseinandersetzung mit chronischen Erkrankungen relevant sind und zu einer Vertiefung einladen können. Ausgehend von den definierten Zielen der WHO (2018) stehen die Verbesserung der Gesundheit und die Förderung von Widerstandsressourcen sowie das selbstbestimmte Handeln im Vordergrund. Übergeordnet kann hierfür das *Health Literacy Konzept* gesehen werden, das sich mit dem Erwerb und der Anwendung von relevanten Informationen im Rahmen der Gesundheitskompetenz beschäftigt. Speziell geht es bei der Krankheitsbewältigung, deren Prävention und der Gesundheitsförderung um die Fähigkeiten, Informationen zu finden, zu verstehen, zu beurteilen und in der Folge anzuwenden (Sørensen et al., 2012). In Bezug auf chronische Erkrankungen werden oft notwendige Informationen über eine Krankheit von den Betroffenen nicht verstanden bzw. ist es aufgrund Spekulationen, Halbwahrheiten und falscher Aussagen, die in der Gesellschaft und den Medien kursieren, schwer, zu *richtigen* Informationen zu kommen. Geringe *Health Literacy Fähigkeiten* gehen daher negativen Gesundheits-Outcomes voraus (Schaeffer & Pelikan, 2017).

Zusammenfassend erfordert die Bewältigung von chronischen Erkrankungen mitunter die Fähigkeit zum Selbstmanagement. Jedoch ist dies nicht so leicht umzusetzen, da der Alltag von betroffenen Menschen meist neben den körperlichen Symptomen von psychischen, sozialen und ökonomischen Konsequenzen begleitet wird. Diese Komplexität stellt eine große Herausforderung für alle Beteiligten dar (Schaeffer & Haslbeck, 2016). Zumal die Selbstbefähigung zur Bewältigung der Erkrankung und des Alltages, in Verbindung mit chronischen Erkrankungen, häufig zur Überforderung der davon betroffenen Menschen führt, erfordert sie meist professionelle Unterstützung. Ein Beispiel aus der empirischen Literatur in Verbindung mit Krankenhausaufenthalten zeigt konkret die Notwendigkeit zur Förderung des Selbstmanagements durch professionelle Unterstützung auf. Eine qualitative Studie ($n=12$) untersuchte die Einflussfaktoren älterer Menschen auf den Einsatz ihrer Selbstmanagementfähigkeiten, während eines Krankenhausaufenthaltes und kam zu dem Schluss, dass allein durch das Krankenhaussetting die Selbstmanagementfähigkeiten zusätzlich negativ beeinflusst wurden (Otter et al., 2019). Die Ergebnisse im Sinne einer Lösungsorientierung ergaben drei Faktoren zur Stärkung der Selbstmanagementfähigkeiten: Wissen über die Verbesserung der Genesung durch die Aktivierung der Selbstbeteiligung, Sorge vor Verschlechterung bei anhaltender Inaktivität und drittens die direkte Einladung (Aufforderung) durch die Pflegepersonen zur Selbsttätigkeit (Otter et al., 2019).

7.3.1 Selbstmanagement im Sinne des Trajektkonzepts

Konkret auf die Arbeit der Übergangspflege bezogen beinhaltet die Lösungsorientierung in der Begleitung von Menschen mit chronischen Erkrankungen beim Übergang auch immer eine interaktionistische Bewältigungsperspektive, was nun dazu einlädt, einen Exkurs in das *Trajektkonzept* zu machen. Die Sicht auf das Selbstmanagement erfolgt hier nicht im Rahmen einer Reduktion auf die Krankenrolle, sondern konzentriert sich auf die beteiligten Akteur*innen, die im Umgang mit der Situation gefordert sind (Schaeffer, 2009). Entwicklungsgeschichtlich geht das Trajektkonzept auf Corbin und Strauss (2004) zurück und basiert auf einer rund 30-jährigen Forschung. Es richtet sich nach der Frage, wie Menschen ihre Situation in diesem Zusammenhang wahrnehmen, interpretieren und bewältigen können. Semantisch kann der Begriff *trajectory* als *Flugbahn* übersetzt werden, da er sinngemäß den Verlauf von chronischen Erkrankungen mit ihren Höhen und Tiefen verfolgt. Das Trajektkonzept ist ein systemorientiertes Pflegemodell und berücksichtigt die Dynamik einer chronischen Erkrankung, unter Einschluss der individuellen krankheitsspezifischen Veränderungen und Schwankungen, die die Verlaufskurve bestimmen, immer unter Einbezug der individuellen Biografie und des sozialen Umfeldes (Corbin & Strauss, 2004). Insbesondere stärkt die Pflegeperson, durch ihre Interventionen und Begleitung, die Patient*innen und deren Umfeld in ihrer Selbstbestimmung, Lebensqualität und Motivation, durch Förderung der Selbsttätigkeit. In diesem Sinne zielen die Interventionen, wie zuvor beschrieben, auf die Förderung der *Health Literacy Fähigkeit* ab, ausgehend von Krankheitsbewältigung, -prävention und Gesunderhaltung. Im Rahmen der Fokussierung auf die Selbstbestimmung und Lebensweltorientierung zeigt dieser Ansatz seine Bedeutsamkeit für die pflegebezogene Edukation auf (Schieron, 2021b). Mit Hilfe des Trajektkonzepts wird nicht nur die Förderung im Rahmen des Krankenhausaufenthaltes abgedeckt, sondern es beinhaltet auch die Phase des Übergangs vom Krankenhaus nach Hause oder in eine andere betreuende Einrichtung. Diesbezüglich wirkt sich die Begleitung des Übergangs durch *Transitional Care* förderlich auf die weitere Bewältigungssituation aller vom Prozess betroffenen Personen aus. In diesem Zusammenhang verweist Naylor und ihr Autorenteam (2014), insbesondere bei chronischen Erkrankungen in Verbindung mit kognitiven Beeinträchtigungen, auf signifikante Outcomes zugunsten von *Transitional Care Interventionen.*

7.3.2
Selbstmanagement – Care Transition Intervention Program

In Zusammenhang mit der Begleitung des Übergangs von Menschen mit chronischen Erkrankungen kann auch auf das *Care Transition Intervention Program* (CTI) verwiesen werden. Im Gegensatz zum *Transitional Care Model* (TCM) wurde es von einem Mediziner, Eric A. Coleman, entwickelt und wird unter Einbezug eines multiprofessionellen Teams auch von Medizinern geleitet (Coleman & Boult, 2003). Die Interventionen beruhen auf vier Säulen und zielen hauptsächlich auf die Förderung des Selbstmanagements der betroffenen Menschen und deren in die Pflege involvierten Angehörigen ab. In erster Linie wird das Medikamentenmanagement gefördert, gefolgt von der Unterstützung bei der Erstellung einer Patient*innenakte, die allen involvierten Professionen zugänglich gemacht wird. Die dritte Säule bezieht sich auf die Notwendigkeit zur Einhaltung von medizinischen Nachsorgen in Primär- und Spezialversorgungseinrichtungen. Infolge liegt der weitere Fokus auf der Erstellung einer Liste, genannt *red flags*, die speziell auf die Risiken und Anzeichen von Verschlechterungssymptomen des jeweiligen Krankheitsbildes ausgerichtet ist und mögliche bzw. unverzüglich notwendige Handlungsoptionen auflistet (Parry et al., 2006). Als Beispiel beinhaltet eine solche Liste bei einem Menschen mit Diabetes mellitus u.a. die Symptome einer Hypo- bzw. Hyperglykämie und die jeweils notwendigen Folgehandlungen.

Letztendlich kann die Hilfe zur Bewältigung und eine Förderung des Selbstmanagements immer nur aus der individuellen Perspektive des Betroffenen heraus gelingen und macht daher den Einsatz von Biografiearbeit für jegliche Interventionssetzung unverzichtbar.

8 Biografiekonzept

Der Weg des menschlichen Lebens führt durch verschiedene Lebensfelder, die in Form diverser Spannungen und Widersprüche gekennzeichnet sind und letztendlich die Biografie ausmachen. Dabei sind die unterschiedlichen Lebenswelten maßgeblich für individuelle Erfahrungsmuster, Prägungen und führen zu Bestätigungen, Verdrängungen und Traumatisierungen und letztendlich zur Erfahrung eines bewältigten Lebens oder umgekehrt auch zu einem Leben, das von Schwierigkeiten und Scheitern gekennzeichnet ist. Diese alltäglichen Kämpfe um Anerkennung und Niederlagen im Rahmen aller verfügbaren Ressourcen bestimmen das Muster der individuellen Lebensführung und somit der Identität (Grunwald & Thiersch, 2016). In unserer schnelllebigen Zeit sind wir oft mit Situationen konfrontiert, die unsere bisherigen Erfahrungen überschreiten und eine Neubewertung sowie Reflexion des bisher Erlebten erfordern. Es gilt auch nicht mehr als selbstverständlich, sein Wissen und die daraus resultierenden Erfahrungen an die nächste Generation weiterzugeben, zumal dies aber für den erzählenden Menschen eine entlastende und identitätsstärkende Komponente mit sich bringen würde (Miethe, 2017). Aus dieser Perspektive kann die Biografie im Rahmen der Modernisierung als Schlüsselkompetenz verstanden werden, einerseits damit Erfahrungswissen nicht verloren geht und andererseits zur Teilnahme und Würdigung eines bewältigten Lebensweges.

Der Begriff *Biografie* geht auf *bios* (griechisch: das Leben) und *graphein* (griechisch: beschreiben) zurück und bedeutet im Wortsinn *Lebensbeschreibung* (Dausien, 2004). Unter Einsatz von Biografiearbeit können bedeutsame psychische Haltungen und Motivationen der Klient*innen erkannt werden, die das Verhalten im Gruppenleben bestimmen und somit relevant sind. Es gibt einen Unterschied zwischen einem Lebenslauf und einer Biografie. Insbesondere dokumentiert der Lebenslauf die Folge faktischer Lebensereignisse, demgegenüber kann die Biografie als Interpretation bzw. Rekonstruktion dieses Lebenslaufes gewertet werden (Lamnek & Krell, 2016). Da das Thema Biografiearbeit viele unterschiedliche und unklare Begrifflichkeiten hervorgebracht hat, erfolgt an dieser Stelle, angelehnt an Miethe (2017), eine Hintergrundorientierung.

8.1 Metatheoretische und theoretische Hintergründe

Die Biografiearbeit hat Einwirkungen auf drei signifikante Entwicklungsströme: auf die Sozial- und Erziehungswissenschaften, die (Psycho-)Therapie und Psychologie sowie auf die Geschichtswissenschaften (**Abb. 8-1**). Aus diesen Traditionslinien ergeben sich wichtige Faktoren, die in der Summe die Biografiearbeit ermöglichen (Miethe, 2017).

Sozial- und Erziehungswissenschaften: Insofern sind Erkenntnissen aus den Sozial- und Geisteswissenschaften zu entnehmen, dass Biografien auf relevante Lernprozesse verweisen, die einerseits wieder angeregt werden können und andererseits die Auswirkungen durch den Einfluss von Gesellschaft und Umfeld auf die Entwicklung und das Verhalten des einzelnen Menschen aufzeigen (Reich, 2008). Biografien sind demnach prägend und die Arbeit damit ermöglicht einen empathischen Umgang und eine person-orientierte Begleitung von Menschen,

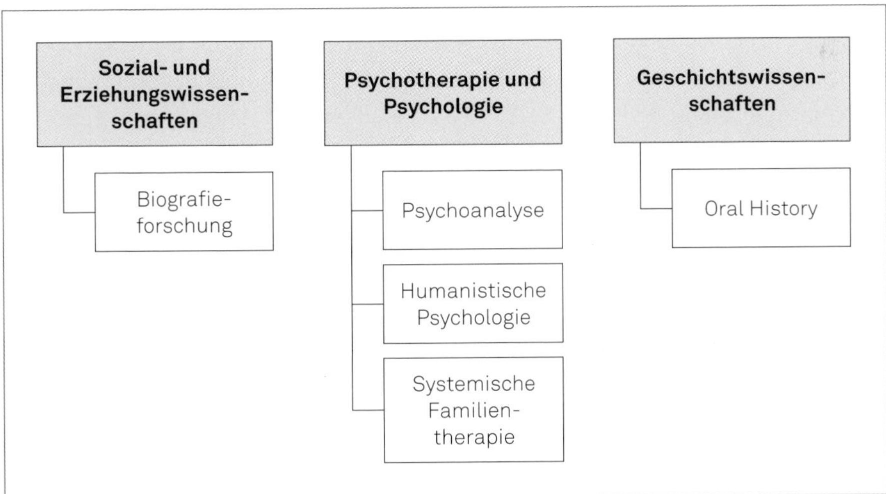

Abbildung 8-1: Traditionslinien der Biografiearbeit (Quelle: Eigendarstellung in Anlehnung an Miethe, 2017, S. 46)

da das Erzählte immer im Zusammenhang mit der individuellen Lebensgeschichte und deren Bedeutung für die aktuelle Situation eingeordnet werden kann.

Psychotherapie und Psychologie: In der Psychotherapie liegt der Fokus auf das Wissen um das drei-Ebenen-Modell, das zwischen der Ebene des Bewusstseins, des Vorbewusstseins und Unbewussten unterscheidet. Konkret kann auf bewusste Inhalte jederzeit zurückgegriffen werden, Vorbewusstes wird durch spezifische Einflüsse, wie Gerüche, Erinnerungen usw. in der Situation bewusst und Unbewusstes liegt im Verborgenen, da keine passende Bewältigung dafür vorliegt. Diese drei innerpsychischen Ebenen sind in der Biografiearbeit insofern bedeutsam, da sie aufzeigen, dass nicht nur Bewusstes zur Sprache kommt, sondern auch aktuell nicht bewusste Anteile präsent sind, besonders in Hinblick auf die Auswirkungen von frühkindlichen Erfahrungen auf den aktuellen Kontext (Miethe, 2017; Reich, 2008). Zur Bewältigung von Alltagssituationen, insbesondere Stress, werden in diesem Zusammenhang auch häufig Abwehrmechanismen eingesetzt, die vor Überforderung oder Konfrontation mit Verdrängten schützen sollen. Obwohl die Hypothese der Abwehrmechanismen, insbesondere in der Weiterentwicklung durch Anna Freud (1984), eher eine heuristische Funktion einnehmen, da sie kaum bzw. nicht wissenschaftlich bewiesen sind, haben sie trotzdem in der praktischen Biografiearbeit Relevanz. Beispiele dafür wären die Verdrängung, Verleugnung, Projektion, Sublimierung usw. In diesem Zusammenhang zeigt sich auch die Wichtigkeit des Phänomens der Übertragung. Dabei erinnern aktuelle Erfahrungen einer Person an Erlebnisse und Personen aus der Vergangenheit und werden mit diesem individuellen Wissen gleichgesetzt, was Auswirkung auf die Reaktion und auf das Verhalten der betroffenen Person im aktuellen Kontext hat. Somit legt die Erkenntnis aus dem drei-Ebenen-Modell nahe, dass alle Erfahrungen in einer dieser drei Bereiche gespeichert sind und sich bewusst bzw. unbewusst im aktuellen Kontext zeigen können (Miethe, 2017; Reich, 2008).

Dem Einfluss der Humanistischen Psychologie liegt die Haltung eines anthroposophischen Menschenbildes zugrunde (Miethe, 2017). Dies beinhaltet einen respektvollen und wertfreien Umgang mit dem Menschen und in diesem Sinne eine Hilfe zur Selbsthilfe bei Problemen. Pestalozzi (1927, zitiert in Buchenau et al., 1930) meint in diesem Zusammenhang die Unterstützung und Stärkung der Person, damit diese dazu befähigt wird ihre eigenen Probleme lösen zu können. Ein weiterer Zweig der Psychotherapie und Psychologie ist die Systemische Familientherapie (Miethe, 2017). Das Wissen darum bedingt, dass eine Person und deren aktuelle Situation automatisch immer in Abhängigkeit mit dem familiären und sozialen Umfeld steht. Wichtige Merkmale von Systemen sind, dass sie sich selbst bilden, aufrechterhalten, wiederherstellen und stabilisieren. Die darin innewohnende Dynamik beeinflusst die einzelnen Angehörigen, bzw. besteht eine wechselseitige Abhängigkeit zueinander. Daher sollte das Erfassen von Verhalten und Lebenswelten immer im Kontext der betroffenen Personen und ihrem System betrachtet werden, weil sich aus diesem Spannungsfeld auch die Möglichkeit zur Veränderung und Lösung durch Ressourcen eröffnen (Lüssi, 2008; Luhmann, 2020).

Geschichtswissenschaften: Oral History verweist auf wertfreies und unparteiisches Zuhören von Lebensgeschichten und gilt als Grundlage einer gelingenden Biografiearbeit. Dieses empathische Zuhören stellt die Wichtigkeit des Erzählten in den Vordergrund und fördert den Respekt vor dem Menschen und seines gelebten Lebens (Miethe, 2017). Dadurch eröffnet sich auch die Möglichkeit, sich an Unangenehmes und Vergessenes im geschützten Rahmen wieder zu erinnern und dies im Sinne einer Entlastung und Förderung der Lebensbewältigung (Böhnisch, 2018). Für die praktische Handlungsorientierung in der Biografiearbeit leitet sich daher der Respekt vor gelebten Leben, die unbedingte Wertfreiheit und Empathie im Umgang mit dem Gehörten ab. Unabhängig davon, welche Abwehrmechanismen und unbewussten Anteile in Erzählungen nachvollziehbar sind, geht es immer darum, die Integrität der Betroffenen durch Biografiearbeit zu schützen. Das bedeutet, nicht aufdeckend zu arbeiten, sondern im Sinne des Empowerment Konzepts die Lebensbewältigung zu fördern. Jedoch kann eine Lebensgeschichte und deren Auswirkungen auf den aktuellen Kontext nie losgelöst vom System gesehen werden. Dies bedingt, dass viele Probleme, die im System entstanden sind, demnach nur in dieser Konstellation in eine Lösung gehen können.

8.2 Theoriekonzepte der Biografiearbeit

In der Literatur finden sich verschiedene theoretische Zugänge, die u.a. von Geppert (2015) in drei theoretische Konzepte unterschieden werden (**Abb. 8-2**). Beginnend mit der *Phänomenologie*, die mit der Lehre von Erscheinungen übersetzt wird, spiegelt sich die Lebensgeschichte im Sinne der Erfassung der subjektiven Wirklichkeit der erzählenden Person durch Deutung und Interpretation wider. Somit kann die Phänomenologie daher als Konzept verstanden werden, dass auf die Wahrnehmung der Ganzheitlichkeit abzielt.

Ein weiterer theoretischer ganzheitlicher Ansatz ist die *Hermeneutik*. Der Begriff beschäftigt sich mit dem Verstehen von Lebensäußerungen und wird mit der Zen-

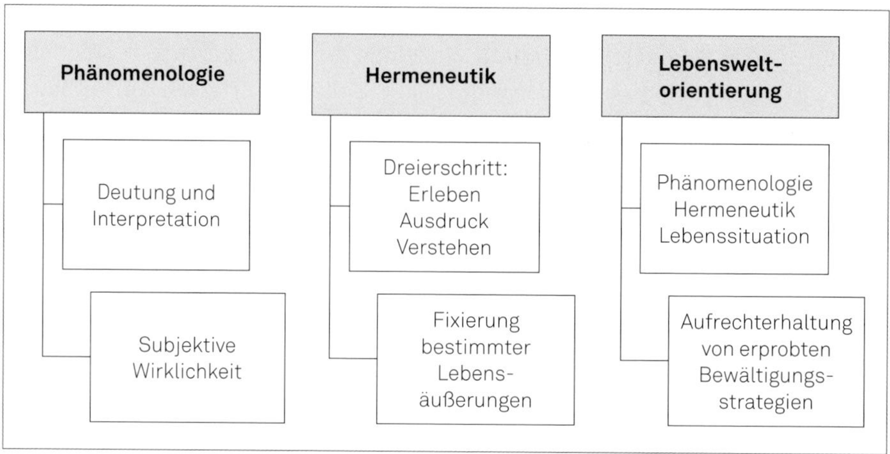

Abbildung 8-2: Theoriekonzepte der Biografiearbeit (Quelle: Eigendarstellung in Anlehnung an Geppert, 2015)

tralfigur der sogenannten Lebensphilosophie – Wilhelm Dilthey (1833–1911) – in Zusammenhang gebracht. Im Allgemeinen beschreibt das Basismodell der Hermeneutik einen Dreierschritt von Erleben, Ausdruck und Verstehen. Menschliche Zustände, die in Lebenssituationen zum Ausdruck gebracht werden, können unter Einsatz von Regeln der Erkenntnis, von außen verstanden und fixiert werden. „Das Verstehen ist ein Wiederfinden des Ich im DU ..." (Dilthey, 1992, S. 191). Im Speziellen benötigt eine Fixierung von bestimmten Lebensäußerungen nicht nur die Berücksichtigung der Sprache, sondern auch deren Bedeutung im Kontext von beobachtbarer Gestik, Mimik und Handlungen der betreffenden Person. In diesem Sinne werden die fixierten Lebensäußerungen fortlaufend durch weitere Beobachtungen und Fragen auf ihre Gültigkeit hin überprüft und demnach bestätigt oder verworfen. Solches kunstmäßige Verstehen von dauernd fixierten Lebensäußerungen wird als Auslegung oder Interpretation (Hermeneutik) bezeichnet (Lamnek & Krell, 2016).

Als drittes Konzept wird die *Lebensweltorientierung* genannt, als primärer Zugang im Rahmen der Phänomenologie und der verstehenden Komponente der Hermeneutik. Insbesondere gelingt damit ein Einblick in die aktuelle Lebenswelt der betroffenen Person. Letztendlich liegt das Ziel der Lebensweltorientierung, so wie im **Kap. 7.1** beschrieben, im Akzeptieren der vorgefundenen Lebensentwürfe und der Hilfe bei der Aufrechterhaltung des erprobten Bewältigungsverhaltens (Grunwald & Thiersch, 2016; Thiersch et al., 2012).

8.3 Praktische Biografiearbeit

Metatheoretische und theoretische Hintergründe ermöglichen Betreuungspersonen, abstrakte Konstrukte zu beleuchten, um in der Folge eine übergeordnete Sicht auf Phänomene und Verhaltensweisen einzunehmen. Mithilfe dieser Perspektive gelingt es, eine professionelle Distanz zu eigenen Überzeugungen und emotionalen Verstrickungen einzunehmen, um andere Menschen nicht vorschnell zu verurteilen. Jedoch bleiben es Konstrukte, wenn sie nicht in den Praxisalltag übersetzt werden. Biografiearbeit ist nicht neu entdeckt worden. Es ist überliefert, dass im alten Griechenland für Hippokrates (469–377 v. Chr.) der empathische Zugang und das Interesse an der Lebensgeschichte und den Lebensumständen als wichtiges Werkzeug für einen Arzt galt. Über die Jahrhunderte hinweg wurde die Biografiearbeit in verschiedenen Settings und unabhängig vom Lebensalter verwendet, die unterschiedliche Intensionen und Ziele verfolgten (Specht-Tomann, 2018). Beispielhaft kommt sie in Autobiografien, therapeutischer Bearbeitung von traumatischen Lebensereignissen zum Einsatz und eignet sich zudem für die Hilfe zur Bewältigung von Übergängen. Im Hinblick auf die – unserer Zeit innewohnenden Schnelllebigkeit – gelangen insbesondere ältere Menschen mit kognitiven Einschränkungen oft bei der Bewältigung der täglichen Anforderungen an ihre Grenze. Fehlt noch dazu die Ressource, um auf bewährte Strategien zurückgreifen zu können, wird die Verortung in der sogenannten Realität zusätzlich erschwert, was mitunter negative Auswirkungen auf die soziale Zugehörigkeit sowie auf den Erhalt der Identität und auf die Lebensbewältigung zur Folge haben kann. Für die Bewertung des Alters wurden unterschiedliche Hintergrundtheorien aufgestellt, auf die bereits bei den verschiedenen Sichtweisen auf das Alter Bezug genommen wurde (Lehr, 2007). Im Gegensatz zum Defizitmodell, wobei Alter eindimensional als Abbau und Rückzug verläuft und letztendlich zum Tod führt, weisen die Lebensverhältnisse älterer Menschen in den letzten Jahrzehnten in Richtung Individualisierung hin (Böhnisch, 2018; Thiersch, 2014). Demzufolge erfordert der Anspruch an einen individuellen Betreuungsansatz, gerade bei älteren Menschen, den Einbezug der Biografie und die Ermöglichung des Rückgriffs auf Bewältigungsmechanismen, die schon früher zur Lösung von schwierigen Situationen herangezogen wurden. Frei nach Böhnisch (2018) ist einem alten und abhängigen Menschen nichts mehr geblieben, außer seiner persönlichen Lebensgeschichte. Er kritisiert in diesem Zusammenhang auch den in der Pflegeliteratur beschriebenen Ansatz der *Lebensaktivitäten*, da dieser auf ein reduziertes und standardisiertes Menschsein hinweist. Er fordert, dass die bisher eher medizinisch-technisch fixierte

Pflege, im Sinne einer Aktivierung der Menschenwürde, Ansätze der Individualisierung verfolgen soll. Zusammengefasst sollte die Individualisierung eine moderne Gestaltungsaufgabe des Alterungsprozesses sein und eigenverantwortlich, individuell sinnvoll sowie biografisch reflektiert verlaufen (Gudjons, 2016).

Gerade deshalb gehört das Wissen um die Biografiearbeit als methodischer Ansatz in den Handwerkskoffer für alle professionell Arbeitenden aus sozialen und gesundheitsbezogenen Berufen, um Menschen mit geringen Ressourcen in ihrer Lebensbewältigung und sozialer Zugehörigkeit zu unterstützen. Böhnisch (2018) sieht die Biografiearbeit als Förderung der Lebenszufriedenheit der betroffenen Menschen, weil dadurch eine Balance von selbstgewähltem Rückzug und selbstbestimmter Aktivität erreicht werden kann. Aus Sicht der Übergangspflege entsteht der Bedarf an Biografiearbeit immer aufgrund eines aktuellen Problems der/des Klientin/en, welches handlungsunfähig macht. Dabei wird ein Problem als eine aktuelle Krankheits- oder Krisensituation definiert, der eine radikale Änderung der Lebensumstände folgt, wie es z. B. durch eine Krankenhausaufnahme und deren Umstände verursacht werden kann. Derartige Situationen können bei den betroffenen Menschen Hilflosigkeit freisetzen und verlangen die Suche nach geeigneten Strategien zur Handlungsfähigkeit aus seiner Lebensgeschichte. Solange der betroffene Mensch in der Lage ist, sich selbst mitzuteilen, werden vorzugsweise die Informationen dafür von ihr/ihm persönlich eingeholt. Denn sogenannte Fremdbiografien – auch wenn sie von einer nahestehenden Person erzählt werden, sind wiederrum von deren Sichtweisen und Interpretationen eingefärbt. Die Kunst für die Betreuungsperson liegt nun v. a. darin, den Klient*innen durch Empathie und Verstärkung, den Transfer der früher funktionierenden Bewältigungsstrategien in den aktuellen Kontext zu ermöglichen.

Zum Beispiel wurde Fr. Maier am 01. September 1939 in Salzburg geboren. Jedoch bekommt dieses Datum erst Bedeutung, wenn es mit den gesellschaftsgeschichtlichen Hintergründen, den Begebenheiten in der Familie usw. in Verbindung gesetzt wird. Konkret begann an diesem Tag der 2. Weltkrieg. Fr. Maiers Vater wurde eingezogen. Als viertes Kind wohnte sie mit ihrer Mutter und den Geschwistern in einer kleinen Stadtwohnung in ärmlichen Verhältnissen. Angenommen Fr. Maier leidet aktuell an einer kognitiven und körperlichen Einschränkung, die sie in den meisten Aktivitäten unselbstständig macht. Sie liegt nach einem Sturz im Krankenhaus im Bett. Das Frühstück wird ihr vom Patient*innenservice auf das Nachtkästchen gestellt und dann ist sie damit allein. Möglicherweise wird nun Fr. Maier wieder mit diversen Situationen aus ihrer Vergangenheit konfrontiert, z. B. mit Gefühlen der Vernachlässigung, Hunger oder Machtlosigkeit. Wie wird sie reagieren, wenn die kognitive Funktion für eine angepasste Bewältigung nicht mehr ausreicht?

8.4 Empowerment-Konzept

Als wichtiges Interventionskonzept der Biografiearbeit kann der Begriff Empowerment genannt werden, weil er eng mit dem Biografieansatz verknüpft ist und deshalb gut zur Unterstützung von Lebensbewältigung eingesetzt werden kann (Böhnisch, 2018). Die wörtliche Übersetzung von Empowerment ist *Selbstbefähigung* oder *Selbstermächtigung* – was so viel wie Stärkung von Eigenmacht und Autonomie bedeutet (Herriger, 2020). Die Personen werden dabei unterstützt, sich in die Situation einzubringen, um ihre aktuellen Probleme wieder selbst lösen zu können. Neben der Stärkung notwendiger sozialer Unterstützung zielt es vordergründig auf das Auffinden von individuellen und kollektiven Ressourcen ab (Lenz, 2002). Wie bei allen Ansätzen und Konzepten ist es notwendig, die Interventionen an die Klient*innen anzupassen. Seckinger (2018) warnt in diesem Zusammenhang vor Überforderung bei Menschen in Krisen- und Konfliktsituationen, insbesondere dann, wenn sie aufgrund der Situation in ihrer Freiheits-, Handlungs- sowie im Entfaltungsspielraum eingeschränkt sind. Böhnisch (2018) schlägt deshalb vor, dass ausgehend von dem Empowermentgedanken, die Suche nach Handlungsfähigkeit zur Lebensbewältigung in schwierigen Situationen in erster Linie als Versuch angesehen werden soll, den Selbstwert zu stabilisieren und sozialen Anschluss zu erhalten. Empowermentstrategien im Alter fokussieren daher hauptsächlich auf die Stabilisierung der bereits zitierten Integritätsproblematik. Empowerment schaut auf eine mittlerweile zwei Jahrzehnte überdauernde Entwicklung zurück und hat deshalb die eine oder andere Schwachstelle schon ausgemerzt. Es ist ein ressourcenorientiertes Konzept, das in der Sozialen Arbeit entstanden ist und die Stärken der Menschen zur Förderung der Bewältigung kritischer Ereignisse in den Mittelpunkt stellt (Herriger, 2020). Empowerment lädt alle psychosozial Tätigen zu einem Paradigmenwechsel ein, d.h. sich vom Defizit-Blickwinkel zu distanzieren und den Fokus stattdessen auf die Stärken und Eigenressourcen ihrer Klient*innen zu lenken. In Situationen, in denen Menschen Erfahrungen von Kontrolle, positiven Selbstwert und sozialer Anerkennung gemacht haben, entwickeln sich Prozesse, welche die Eigenmacht stärken. Kann in Krisen auf diese Aspekte von positiven Erfahrungen zurückgegriffen werden, steigt das Kontrollerleben und der Mut, sich wieder mit der Umwelt zu konfrontieren. Das Ziel ist die Schaffung einer Leitlinie, die betroffenen Personen eine eigenmächtige Gestaltung ihres Selbst und ihrer Umwelt ermöglicht, und sie insbesondere vor dem immer noch verbreiteten Muster der bevormundenden und expertendominierten Hilfe schützt. Wobei das Ausmaß der Mündigkeit auch von den Fähigkeiten der

Klient*innen abhängt, zumal Menschen mit kognitiven Beeinträchtigungen in ihrer Urteils- und Entscheidungsfähigkeit häufig eingeschränkt sein können (Schieron, 2021b). Aktivierende bzw. reaktivierende Pflege gehören zur pflegerischen Grundhaltung und beinhalten somit auch die Biografiearbeit. Insbesondere bedeutet die Konfrontation mit lebensgeschichtlichen Erinnerungen einerseits eine Reise in die Vergangenheit durch die individuelle Beschäftigung mit der Person und ihrer subjektiven Geschichte und andererseits ermöglicht Biografiearbeit aber auch die Gestaltung neuer Zukunftsaussichten. In diesem Sinne fasst Herriger (2020) die biografische Arbeit in zwei Ansätze zusammen: Erstens als Erinnerungsarbeit und biografisches Lernen und zweitens als Kompetenzdialog und lösungsorientierte Arbeit an der Lebenszukunft. Um das Potenzial des Empowerment-Konzepts für die Übergangspflege zu verdeutlichen, werden diese zwei Ansätze näher erläutert.

Der erste Ansatz, das Anleiten von biografischem Erinnern, Erzählen und Lernen, kann in fünf Arbeitsschritte zusammengefasst werden:

- *Kontinuität und Lebenskohärenz:* Dieses erste Teilziel dient zum Erhalt der Identität. Im Kontext der Biografiearbeit wird retrospektiv der rote Faden in der Lebensgeschichte der betroffenen Menschen erarbeitet. Denn Lebenssinn stellt sich nur ein, wenn es gelingt, trotz Umwegen und Sackgassen dem Lebensweg eine kohärente Gestalt zu geben (Herriger, 2020). Jeder Mensch verspürt das Bedürfnis, sich wichtig und angenommen zu fühlen. Das Ermuntern zum Erzählen sowie empathisches Zuhören einer Lebensgeschichte stellt dafür eine gute Möglichkeit dar. Trotzdem kann das in diesem Zusammenhang bereits beschriebene Integritätsproblem im Alter nicht einfach aufgelöst werden. Aber zumindest kann einem aufgrund Krankheit und Behinderung abhängigen alten Menschen durch Vermittlung von Anerkennung und Menschenwürde ermöglicht werden, wieder Ansätze für ein eigenes Leben zu finden. Denn was ist vielen alten und abhängigen Menschen außer ihrer persönlichen Biografie sonst noch geblieben (Böhnisch, 2018)?
- *Das Entdecken von lebensgeschichtlichen verschütteten Stärken:* Der gesellschaftliche Wandel liegt im Spannungsfeld zwischen Individualisierung und Pluralität von Lebensweisen und macht den Rückgriff auf die eigenen Ressourcen zur Selbstverständlichkeit sowie zur Notwendigkeit. Sind jedoch aufgrund von Krankheit oder Krise und/oder Alter diese Ressourcen nicht mehr präsent, kann durch den Einsatz der Biografiearbeit eine Neuentdeckung bewährter Strategien erreicht werden (Herriger, 2020). Beinhaltet z. B. eine biografische Erzählung das Muster, dass die Erinnerung an einen weisen Spruch einer Bezugsperson über so manche Lebenslagen hinweghalf, besteht die Chance, dass dies auch

aktuell nützlich sein kann. Die Kunst besteht darin, diese Ressource als solche zu erkennen und den betroffenen Menschen zu helfen, sie in den aktuellen Kontext zu transferieren.

- *Das Herstellen von Zugehörigkeit:* Durch das biografische Erzählen werden alte Beziehungen und die damit verbundenen Gefühle, Hoffnungen und Erlebnisse erinnert. Die Erinnerungen können ein Gefühl der Zusammengehörigkeit hervorrufen, jedoch kann auch der erinnerte Verlust für den gegenwärtigen schmerzlichen Zustand der Isolation oder Einsamkeit sensibilisieren. Somit kommt der sozialen Zugehörigkeit ein besonderer Wert zu (Herriger, 2020).
- *Die retrospektive Bearbeitung von markanten Lebensereignissen:* Bekommt eine Person, die sich in diversen Lebensschwierigkeiten befindet, die Möglichkeit, ihre Geschichte zu erzählen, kann auch bislang Verdrängtes oder Unreflektiertes zum Vorschein kommen, zumal die Erzählung nicht durch vorschnelles Interpretieren des Gegenübers unterbrochen wird. Mitunter ergibt sich die Chance, dass der Betroffene auch negative biografische Anteile ansprechen kann, um sie durch die Anteilnahme der Pflegeperson erträglicher werden zu lassen. In diesem Sinne können retrospektive Bearbeitungen eine signifikant entlastende Wirkung erzielen, da sie neue Chancen eröffnen und vorher gebundene Kräfte freisetzen können (Herriger, 2020).
- *Der Zugewinn von Zukunft:* Das *Potenzial* einer bisher ungelebten Lebensgeschichte kann entweder gelebt werden oder Ressourcen zur besseren Bewältigung von gegenwärtigen und künftigen Herausforderungen freisetzen. So dient die biografische Arbeit nicht nur zur Auseinandersetzung mit Vergangenem, sondern auch der Neuorientierung (Herriger, 2020). Besonders in Verbindung mit der Trauerarbeit können Wünsche oder Entbehrungen, die aufgrund Rücksichtnahme auf die verstorbene Person bisher nicht ausgelebt werden konnten, plötzlich neue Zukunftsaussichten ermöglichen.

Der zweite Ansatz – Kompetenzdialog und die lösungsorientierte Arbeit an der Lebenszukunft – dient als weiteres Tool im Arbeitskoffer der Empowerment-Praxis. Der Respekt vor der Lebensautonomie impliziert dabei die Annahme, dass die Klient*innen selbst die Expertise über ihr eigenes Leben besitzen. Ein weiteres Grundprinzip ist die lösungsorientierte Beratung, wobei es nicht um die Entwirrung und Ordnung eines bereits gelebten Lebens geht, sondern um die Ermutigung, neue Wege zu finden, um aktuelle Lebenskrisen zu bewältigen. Das Loslassen von alten Verletzungen kann den Mut für das Streben nach neuen Zielen und Chancen freisetzen (Herriger, 2020). Ausgehend von den genannten Grundüberzeugungen gibt es im Kompetenzdialog drei Arbeitsphasen:

- *Zielfokussierung durch die Formulierung von wünschenswerten Lebenszielen:* Viele Menschen haben im Laufe ihres Lebens Schlimmes erlebt und Verletzungen erfahren, welche in Summe die aktuellen Lebensprobleme verursachen bzw. verschärfen. Daraus resultiert häufig die Erwartungshaltung, dass sich dies auch in der Zukunft nicht ändern wird. In der Beratung ist es deshalb besonders wichtig, die Klient*innen aus ihren bisherigen Attribuierungsmustern herauszuholen, um die Zukunftsaussichten attraktiver zu gestalten. Eine gute Möglichkeit ist dabei der Einsatz der sogenannten Wunderfrage, durch die eine kleine Phantasiereise angeleitet werden kann. Die betroffene Person wird eingeladen sich vorzustellen, dass über Nacht ein Wunder passiert und sich das Lebensproblem auflöst. In der weiteren Auseinandersetzung kann man fragen, an welchen Merkmalen diese Erlösung von den nahen Bezugspersonen wahrgenommen werden könnte (Herriger, 2020).
- *Refraiming* oder die Suche nach lebensgeschichtlich zurückliegenden Zeiten und Settings des Lebensgelingens: Die gemeinsame Suche nach Zeiten von Glücksgefühlen und gelingenden Momenten erfolgt durch gezieltes Interesse nach offensichtlichen Erfolgen. Als Beispiel kann man fragen, wie es gelungen ist, in der Nachkriegszeit das Haus zu bauen und daneben noch die Eltern und Kinder zu versorgen. Das Ziel dieser Reise in die Vergangenheit leistet Hilfestellungen, die damaligen Kompetenzgefühle in die aktuelle Problemsituation hereinzuholen (Herriger, 2020).
- *Stellvertretende Lebensdeutung* und die Co-Konstruktion von Lösungswegen: Dieser dritte Schritt dient dazu, die identifizierten Ziele und Wünsche samt den gefundenen Ressourcen mit den Problemen im Hier und Jetzt zu verbinden und so konkrete Lösungswege zu finden. Oft benötigt es nur kleine Anstöße zum Kurswechsel in ein Lebensgelingen. Oberste Präferenz hat dabei die situationsangepasste positive Verstärkung gezeigter Bewältigungsstrategien mit dem Ziel, diese für die Zukunft zu festigen (Herriger, 2020).

Die beschriebenen Ansätze aus dem Empowerment-Konzept zielen demnach nicht nur auf die Entlastung des Vergangenen, sondern auch auf das Lernen von Bewältigungsstrategien für Zukünftiges ab. Manchmal reicht es aber aus, einfach nur präsent zu sein und zuzuhören. Ausgehend von der beschriebenen Philosophie der Übergangspflege, die den Respekt vor gelebten Leben bedingt, gelingt dies durch die Einnahme einer empathischen Haltung. Empathie bedeutet wörtlich sich in ein Gespräch hineinzufühlen und dadurch in den Gleichklang mit der anderen Person zu kommen. Es führt zu einer Art Erfahrungswissen über den anderen und ermöglicht einen Einblick in die wirklichen Gefühle, die hinter dem vordergründigen Verhalten eines anderen Menschen stehen können. Rogers (1991) definiert den Begriff Empathie als den Versuch, die private Welt des Klienten so zu erspüren, als ob sie die eigene wäre, ohne jedoch dieses *als ob* aus den Augen zu verlieren.

8.5 Praxisbeispiel

Zur Veranschaulichung der Praxis erfolgt die Bezugnahme auf ein eindrucksvolles Biografiebeispiel aus der Berufserfahrung der Autorin.

Eine Dame wird infolge einer Eskalation, die durch den Integrationsversuch in ein Seniorenwohnheim ausgelöst wird, auf einer Geriatrischen Abteilung aufgenommen. Laut Aussage der Söhne habe sie gedroht, aus dem Fenster zu springen, sofern ihr die sofortige Rückkehr nach Hause verwehrt bleibt. Die Angehörigen sprechen sich jedoch gegen eine Reintegration ins häusliche Umfeld für ihre 87-jährige Mutter aus. Als Gründe beziehen sie sich auf ihr Verhalten in Form von Suiziddrohung und ungerechtfertigten Beschuldigungen. Ebenso befürchten sie erneute Stürze zu Hause und bestärken dies mit den Worten, dass ihre Mutter ja nicht mehr ganz normal wäre. Aus Sicht des Seniorenwohnheims lässt sich jedoch ein erneuter Integrationsversuch aus den beschriebenen Gründen aktuell nicht verwirklichen. Ausgehend von dieser Problemstellung wird die Profession der Übergangspflege herangezogen. Im Beziehungsaufbau sowie im Rahmen des Erstkontakts und Ausganges erzählt Fr. W. folgende Lebensgeschichte, die ihr Verhalten verstehen lässt und Lösungsansätze bietet:

Frau W. ist in Hamburg geboren, wo sie als jüngstes Familienmitglied die ersten Jahre ihrer Kindheit mit ihren Eltern und mehreren Geschwistern (zwei Schwestern, ein Bruder) verbrachte. Ihr Vater war Journalist beim Hamburger Abendblatt. Aufgrund eines von ihm verfassten Artikels, indem er die Führung Hitlers in Frage stellte und dies auch in Bezug auf dessen österreichische Herkunft, verlor er seine Arbeit. Seine Versuche, bei kleineren Zeitungen Fuß zu fassen, gelangen nur bedingt, da er die Kündigung beim Hamburger Abendblatt nie verarbeiten konnte. Ein paar Jahre später verstarb er, noch vor seinem vierzigsten Geburtstag, er konnte nicht mehr so weiterleben. Fr. W. kam über die Hitlerjugend (Jungmädchen) nach Bayern, wo sie trotz strenger Kontrolle eine gute Jugend verleben durfte. Als ihr Bruder zur Wehrmacht einberufen wurde, lebte sie allein mit ihrer Mutter in Passau, denn ihre beiden älteren Schwestern waren in Hamburg geblieben. Die Nachricht, dass ihr Bruder in der Schlacht gefallen wäre, traf sie sehr hart und verstärkte den Wunsch, wieder nach Hamburg zurückzukehren. Ihre Mutter, die vom erneuten Schicksalsschlag gekennzeichnet war, riet von einer Rückkehr in die Heimatstadt ab. Jedoch reagierte ihre ältere Schwester auf ihren Wunsch und holte sie im Alter von 15 Jahren nach Hamburg zurück. Ihre Mutter, die in Passau verblieb, verstarb tragischerweise kurze Zeit darauf und dies einige Tage vor Kriegsende. Sie ist regelrecht verhungert, weil sie sich nicht um die Lebensmittelkarten gekümmert habe. In diesem Zusammenhang ermöglichte ihr die Schwester somit das Überleben und die Fortsetzung der schulischen Ausbildung. Rückblickend bedauert Fr. W., dass sie weder ihre Dankbarkeit dafür zum Ausdruck gebracht noch die Schwester bei der Bewältigung der eigenen Probleme, verursacht durch die Spielsucht ihres Schwagers, ausreichend unterstützt habe.

Nach der Ausbildung bekam sie einen Bürojob bei der britischen Besatzung, was ihr die Möglichkeit eröffnete, ein Jahr als Au-pair-Mädchen in England zu verbringen. Letztendlich zog es sie wieder nach Hamburg, wo sie schließlich auch heiratete und einen Sohn gebar. Vorerst war ihr, gemeinsam mit dem Gatten, ein gutes Leben beschert, im Nachhinein war dies die schönste Zeit ihres Lebens. Ihr Mann verdiente gut und ermöglichte es ihr, zu Hause beim Kind zu bleiben. Jedoch währte dieser Umstand nur so lange, bis er wegen seines starken Alkoholismus die Arbeit verlor. Die Folgen aufgrund des fehlenden Einkommens und der Suchterkrankung ihres Mannes zwangen sie, ihn zu verlassen, was zur damaligen Zeit unentschuldbar war. Ein Berg voller Schulden nötigte sie jede Arbeit anzunehmen, um sich und ihren Sohn ein Überleben zu sichern. Sie vermietete sogar das Schlafzimmer ihrer Wohnung an zwei Mädchen und schlief mit ihrem Sohn im Wohnzimmer. Eine der Mieterinnen aus Salzburg bekam eines Tages Besuch vom Bruder. Und wie das Schicksal so spielte, machte dieser Mann ihr wenige Tage nach seiner Ankunft einen Heiratsantrag. Aus Mangel an Alternativen und zur finanziellen Absicherung nahm sie diesen spontan an. So zog sie mit ihrem Sohn aus erster Ehe 1962/1963 nach Salzburg. Frau W.'s zweiter Gatte war Beamter beim Magistrat (Oberamtsrat) und unterstützte Sportvereine mit sehr hohen Beträgen. Besuche von einflussreichen Bekannten ihres Mannes bei ihnen zu Hause gehörten zur Tagesordnung. Von ihr erwartete man, sich als gute Gastgeberin zu präsentieren und auch ihr äußeres Erscheinungsbild zu pflegen. Als ihr erster Sohn schon zwölf Jahre alt war, bekam sie ein zweites Kind. Obwohl ihr Gatte als großzügig galt, hielt er sie und die beiden Söhne finanziell sehr knapp. Umso mehr störte sie seine übertriebene Zuwendung zugunsten der Sportvereine. Sie hatte ihn auch in Verdacht, eine Geliebte auszuhalten. Für seine eigene Familie blieb nicht nur finanziell, sondern auch emotional wenig über, besonders zu spüren bekam dies ihr ältester Sohn.

Den Umstand, dass ihr Gatte ein *Nazi* war, wusste sie zu diesem Zeitpunkt noch nicht. Sie wurde dem erst gewahr, als sie ihr Schwiegervater vor den Wahlen darauf hinwies, die *Freiheitlichen* zu wählen. Sie verwehrte sich dagegen mit dem Argument, sicher keine Nazis zu unterstützen, ihr Schwiegervater kommentierte dies jedoch nicht. Eines Tages kam ein Gerichtsbrief, der aufzeigte, dass ihr Gatte schon über Monate mit der Miete im Rückstand war. Dieses Ereignis löste in ihr Ängste aus, die sie an ihre erste Ehe erinnerten. Sie wusste keinen Ausweg und bat ihren Schiegervater um Hilfe. Letztendlich konnte dieser seinen Sohn in die Schranken weisen. Jedoch änderte es nichts daran, dass er seine Familie finanziell knapphielt, was sie veranlasste, wieder ins Arbeitsleben einzusteigen.

Die letzten sieben Jahre vor ihrer Pension arbeitete sie als Empfangsdame beim ORF (Österreichischer Rundfunk). Voraussetzung für die Stelle waren ein gepflegtes Auftreten, eine feine Sprache und Englischkenntnisse, was sie als Hamburgerin ja alles beherrschte. Grundsätzlich verbrachte sie eine gute Zeit in Salzburg, obwohl ihr als Deutsche die Hitlervergangenheit zu Lasten gelegt wurde. Ein besonderes Vergnügen bereiteten ihr kurze Urlaube mit Freundinnen innerhalb von Europa. Dies war ihr nur durch ihre Schwiegermutter möglich, die sich in der Zwischenzeit um alles kümmerte und zu der sie ohnehin mehr Zuneigung spürte als jemals zu ihrer eigenen. Rückblickend habe sich ihre Mutter nie ausreichend um ihre Kinder gekümmert und hätte sie die Schwester nicht nach Hamburg zurückgeholt, wäre ihr wohl auch der Hungertod in Passau beschert gewesen.

Frau W.'s zweiter Gatte erkrankte an Morbus Parkinson und verstarb vor einigen Jahren. Sie pflegte ihn zu Hause, solange es halt möglich war. Ihr Mann war immer so dreckig. Auch in den Amtsjahren saß er öfters mit einem verschmutzten weißen Mantel an seinem Schreibtisch. Ihr Angebot, dass sie den Kittel mitnehme und zu Hause waschen würde, lehnte er ab. Auch sein Vorgesetzter störte sich daran anscheinend nicht. Zu Hause war dann auch immer alles schmutzig um ihn herum. Nur mit größter Mühe konnte sie ihn zeitweise davon überzeugen, sich im Bad zu kultivieren. Im Rahmen seiner Erkrankung verstärkte sich dieser Zustand und sie konnte es nicht mehr aushalten. In ihrer Not fuhr sie öfters mit ihrem Rad durch Salzburg, um einen passenden Heimplatz für ihn zu finden. Schließlich wurde sie in einem von einem geistlichen Orden geführten Altenheim fündig. Die dortige Oberin kannte ihren Mann noch vom Amt und versprach in naher Zukunft einen Platz. Dieses Heim war ein ehemaliges Nazihaus. Im Vertrauen äußert sie folgendes in ihren eigenen Worten: „Nun war ich ihn endlich los und es kam mir vor wie im Paradies. Ich, als pingelige Deutsche, konnte mit dem Schmutz meines Gatten schwer umgehen. Meine Söhne nehmen mir das immer noch übel. Auch sein Tod fiel mir nicht schwer, im Gegenteil, es bedeutete eine finanzielle Entlastung, als Witwe eines Beamten!"

Endlich konnte sie ein finanziell gutes Leben führen. Am Anfang wusste sie gar nicht, was sie mit dem vielen Geld anfangen sollte. Negativ in Erinnerung ist ihr eine schlechte Erfahrung mit ihrem älteren Sohn vor einem Jahr. Nach einem folgenreichen Sturz mit dem Rad, bei dem sie sich den Oberschenkelhals brach, änderte sich akut ihre Unbeschwertheit. Ihr älterer Sohn, der ihre Bankdaten und -zugänge kannte, übernahm ohne ihr Einverständnis die Gebarung ihrer Finanzen, was einen Streit und großes Misstrauen zur Folge hatte. Er glaubte sie bevormunden zu müssen. Nach der Genesung von ihrem Bruch wollte sie, ihrem Herzenswunsch entsprechend, noch einmal in ihr geliebtes Hamburg fahren. Er erlaubte es ihr aber nicht und verwehrte ihr das Geld. Sie konnte dadurch auch ihre langjährige Reinigungskraft nicht mehr bezahlen und verlor sie aus diesen Gründen. Mit Hilfe ihres erprobten Durchsetzungsvermögens holte sie sich ihr Geld wieder zurück. In letzter Zeit bewältigt sie ihre Wege in der Stadt halt zu Fuß, denn den Männern in den Taxis könne man ja auch nicht vertrauen – die meisten sind Ausländer. Der Kontakt mit dem jüngeren Sohn besteht nach wie vor, er erledigt für sie einiges, jedoch ist sie ihm gegenüber auch skeptisch. In letzter Zeit war sie krankheitsbedingt zweimal im Krankenhaus und zuletzt sogar eine Woche im Heim. Sie hat den Verdacht, dass ihre Söhne in dieser Zeit ihre Wohnung vermieten und das Geld in die eigenen Taschen stecken. Auch die Frau, mit der der Jüngere eine Affäre habe, würde ihre Wohnung als Liebesnest benützen. *„Wie der Vater, so der Sohn!“* Sie ist sich sicher, weil sie hin und wieder Kleidungsstücke findet, die nicht ihr gehören. Und überhaupt warten ihre Söhne darauf, dass sie endlich im Heim ist, damit sie über ihre Wohnung und ihre Finanzen verfügen können.

Hermeneutik: Als Nesthäkchen in der Geschwisterreihe lernt sie früh, dass Hitler eine Gefahr darstellt, aber man sich nicht gegen seine Macht aussprechen durfte. Es stellt sich ein schlechtes Gewissen ein, weil sie sich trotzdem an das System anpasst und sich in der Hitlerjugend wohl fühlt. Verluste begleiten ihr Leben, einschneidend ist der Tod des Vaters. Der Verlust ihres Bruders erzeugt großes Heimweh nach ihrem Geburtsort. Sie nimmt dabei sogar in Kauf, ihre Mutter zurückzulassen, jedoch bleibt ein schlechtes Gewissen. In diesem Zusammenhang hat sie gelernt, dass das Leben trotz widriger Umstände immer wieder gut für sie ausgeht. Wichtiger als Liebe sind Status und finanzielle Sicherheit sowie ihre Fähigkeit, sich gut nach außen zu präsentieren. Bei Bedrohung durch finanzielle Gefährdung sucht sie immer wieder Lösungswege und bekommt überwiegend Hilfe von weiblichen Bezugspersonen. Durch ihren zweiten Gatten wird sie wieder mit den *Nazis* konfrontiert, kategorisiert dessen ganze Familie als Nazis, dazu kommt, dass sie selbst Gewissensbisse wegen ihrer Vergangenheit hat. In Salzburg stellt sich nie ein wirkliches Daheimgefühl ein – ihre Heimat bleibt Hamburg. Ihre Ehemänner verlieren durch Sucht und Krankheit die Wertigkeit, was sie dazu veranlasst, Auswege zu finden. Ihren ersten Gatten verlässt sie, den zweiten bringt sie in ein Naziheim. Trotz Verdrängungsmechanismen, Beschönigung der Umstände und rationalen Erklärungen sowie Projektion ihres eigenen Unvermögens auf andere verfolgen sie Schuldgefühle. Aktuell fühlt sie sich von ihren Söhnen allein gelassen und in ihrer Freiheit und finanziellen Unabhängigkeit bedroht. Sie sieht dies als Vertrauensbruch, projiziert infolge ihr schlechtes Gewissen auf ihre Söhne. Darauf begründet besitzt sie keine geeignete Bewältigungsstrategie zum Überleben und leidet unter einem akuten Kontrollverlust.

In Bezug auf die akute Einweisung ins Krankenhaus wird differenzialdiagnostisch auf die Pflegediagnose *Relokationsstresssyndrom* aus der NANDA-I – Taxanomie II verwiesen mit der Definition „Physiologische und/oder psychosoziale Störung, die aus dem Wechsel von einer Umgebung in die andere resultiert" (Herdman et al., 2022, S. 452). Die bestimmenden Merkmale, wie das Verbalisieren nicht umziehen zu wollen und sich allein gelassen zu fühlen, sowie der Ausdruck ihres Wutverhaltens, welcher sogar Selbstmorddrohungen beinhaltet, beschreiben das Verhalten im Rahmen der Krankenhausaufnahme im Fallbeispiel. Das wird wiederum durch eine inadäquate Beratung vor dem Ortwechsel, einer unzureichenden sozialen Unterstützung sowie ineffektiver Copingstrategien und dem Gefühl der Machtlosigkeit beeinflusst (Doenges et al., 2019). Obwohl dies im Fallspiel nicht notwendig war, kann ergänzend auf die Option einer professionellen Überprüfung der Urteilsfähigkeit der betroffenen Person hingewiesen werden, insbesondere bei Zweifel an der Entscheidungsfähigkeit im Vorfeld der Entlassungsplanung, bzw. wenn das soziale Umfeld die Entscheidung ihrer An- oder Zugehörigen nicht mittragen will.

Interventionsansätze im Rahmen der Integration ins häusliche Umfeld: Bezugnehmend auf die vorgestellte Pflegediagnose: *Lebensbewältigung beeinträchtigt mit kritischen Ereignissen* liegt der Fokus auf der Lebensweltorientierung und somit auf der unbedingten Unterstützung zur aktuellen Lebensbewältigung. Im Rahmen der Biografiearbeit können Ressourcen dafür erhoben und gleichzeitig Belastendes aus der Vergangenheit bearbeitet werden. Durch die Aufdeckung von sich wiederholenden Bewältigungsmustern gelingt das Verstehen des aktuellen Verhaltens unter Miteinbezug des sozialen Umfeldes. Zusammengefasst erfolgt ein Erstkontakt zum Beziehungsaufbau und Klärung der Präferenzen aller Beteiligten, vorrangig von Fr. W. Der differenzialdiagnostische Ausgang dient hauptsächlich dazu, die Lebensfähigkeit zu Hause zu überprüfen und dies durch Ressourcenerhebung aus der Biografie und deren Transfer in den aktuellen Kontext. Durch Trainings erfolgt die Hilfe zur Alltagsbewältigung und Realisation ihrer Situation. Konkret gelingt im Rahmen der Beziehungsebene das Einschleusen einer Haushaltshilfe zur Unterstützung bei den häuslichen Belangen. Ebenso kann ein über viele Jahre regelmäßiges Treffen mit drei Nachbarinnen, als wöchentliches Kaffeekränzchen, reaktiviert werden. Zur Aufrechterhaltung der Aktivitäten außerhalb ihrer Wohnung gelingt es, eine selbstständige Taxiunternehmerin ausfindig zu machen, die bei Bedarf telefonisch kontaktiert werden kann. Die Vernetzung mit dem sozialen Umfeld befriedigt das Geltungsbedürfnis von Fr. W. und damit die Aufrechterhaltung der Pflege ihres Äußeren. Letztendlich können auch die Söhne durch viel Entlastung, Beratung und Information davon überzeugt werden, ihrer Mutter eine Chance für das Leben zu Hause zu gewähren. Kontakte mit ihnen finden vorerst nur, nach ausdrücklichem Wunsch von Fr. W., in meinem Beisein statt, um Konflikten vorzubeugen sowie ihre Position zu stärken. Hinzu kommt, dass Fr. W., eine ihres Alters entsprechende gute körperliche und kognitive Leistungsfähigkeit zeigt und daher in der Lage ist, selbstbestimmt über sich und ihren Verbleib zu entscheiden. Dies wirkt sich auch förderlich auf das Training zum Selbstmanagement, zur Aufrechterhaltung ihrer Gesundheit, aus. In diesem Zusammenhang können mit dem involvierten Hausarzt regelmäßige Kontakte vereinbart werden, entweder durch Fr. W. mit Hilfe des Taxis oder in Rahmen von Hausbesuchen durch den Arzt.

Interpretationen von derartigen Lebensgeschichten, im Rahmen des hermeneutischen Ansatzes, können lediglich als Versuch des Verstehens gewertet werden und verfolgen daher aus bekannten Gründen nicht den Anspruch der vollständigen Erfassung von absoluten Tatsachen. Vielmehr geht es um ein Hineinfühlen in die Welt eines Menschen, dessen Handlungen nur vor dem Hintergrund seiner Biografie einen Sinn ergeben. Insbesondere wird aus diesem Fallbeispiel ersichtlich, stellvertretend für andere Übergangssituationen, dass auch die persönliche Biografie niemals losgelöst werden kann von den Systemen, in die ein Mensch integriert ist und mit denen er interagiert. Es erfolgt nun ein Einblick in die Systemtheorie und die daraus resultierenden praktischen Ansätze für die Übergangspflege.

9 Systemtheorie

Eine ganzheitliche Betrachtung von Betreuungssituationen im Sinne der *Transition Theory* bedingt auch die theoretische Auseinandersetzung mit der systemischen Ebene und deren praktischen Relevanz. Die Entwicklung der Systemtheorie begann in den 1940er- und 1950er-Jahren im Bereich der Soziologie, größtenteils in den Vereinigten Staaten und hat mittlerweile Einzug in viele wissenschaftliche Disziplinen gehalten. Ursprünglich lässt sich der Begriff des Systems auf bestimmte Ordnungsmuster zurückführen, die eine Erfassung der Wirklichkeit über Beobachtung und Beschreibung ermöglichen (Hosemann & Geiling, 2013). Systeme existieren und funktionieren nach einem bestimmten Sinn und unterliegen diesbezüglich einer Selbstdefinition. Vor diesem Hintergrund wird die Systemtheorie als Konzept des Erkennens und Verstehens beschrieben, deren Wirklichkeit nur aus der Perspektive der daran beteiligten Akteure abgeleitet werden kann, zumal sich Systeme selbst bilden, aufrechterhalten, wiederherstellen und stabilisieren (Lüssi, 2008; Luhmann, 2020). Beeinflusst durch eine innewohnende Dynamik mit mehreren Komponenten stehen die einzelnen Angehörigen fortwährend in einer gegenseitigen Abhängigkeit zueinander. Weitere Einflussfaktoren beziehen sich auf zeitliche Prozesse, im Sinne von Vergangenheit, Gegenwart und Zukunft sowie räumliche Begebenheiten, in denen sich interpersonelle Interaktionen verorten. Obwohl sich Systeme nach außen hin abgrenzen, stehen sie doch in ständiger Wechselwirkung mit der Umwelt. Daraus abgeleitet beschäftigt sich eine systemtheoretische Herangehensweise mit der Struktur und Organisation von Systemen sowie ihrer Interaktion mit der Umgebung. Ganzheitlich gesehen wird der Mensch nicht nur als Systemangehöriger wahrgenommen, z. B. im Rahmen eines Familiensystems oder Arbeitssystems, sondern auch in seiner Individualität und Rolle, welche er in den verschiedenen Systemen einnimmt.

Dies lässt eine Komplexität erahnen, die zwar in sich begrenzt und geordnet ist, aber nicht ohne Umwelt existieren kann (Hosemann & Geiling, 2013; Lüssi, 2008; Luhmann, 2020).

9.1 Praktische Relevanz der systemischen Sichtweise

Als zentrales Element und im Rahmen der Zielfokussierung einer systemisch-lösungsorientierten Haltung steht die Hilfe zur Selbsthilfe. Dies bedingt, dass Systeme nur so lange unterstützt werden, bis sie von selbst wieder funktionieren und infolge Hilfeleistungen von außen überflüssig werden (Winterleitner, 2013). Somit geht die Theorie konform mit dem obersten Grundsatz der Hilfestellung der Übergangspflege und erklärt in erster Linie schon einmal seine Relevanz. In der näheren Auseinandersetzung, in Hinblick auf die Praxis, gibt es nach Sickendiek et al. (2002) fünf Prinzipien:

- Beginnend mit dem ersten Ansatz, dem *Prinzip der Lösungsorientierung*, richtet sich der Fokus zur Erfassung des Problems, auf eine gemeinsame Lösung. Da das Problem im System entstanden ist, kommen auch die Lösungen aus diesem Feld. Das Ziel ist die Dynamik zu fördern, denn ein Verharren in der Problemverhaftung würde Stagnation bedeuten.
- Das *Prinzip der Utilisation* bzw. der Nützlichkeit beschäftigt sich mit der Suche und Nutzung von Ressourcen, wobei die Wertung, was nützlich ist und was nicht, ausschließlich von den Systemangehörigen kommt, da sie als Expert*innen ihres eigenen Lebens wahrgenommen werden. Hier zeigt sich die Parallele zur Lebensweltorientierung, welche natürlich nicht von der systemischen Sicht getrennt werden kann.
- Als weitere Maxime weist das *Prinzip der Konstruktivität* auf die Beachtung der verschiedenen Wahrnehmungen und konstruierten Wirklichkeiten hin. Da sich Menschen im Zugang zur Wirklichkeit nicht in ihrer Objektivität unterscheiden, gehören Respektieren, Würdigen und Ernstnehmen zur obersten Handlungsperspektive (Ochs, 2020). Unter anderem hat sich Paul Watzlawick (1978) die Frage nach der Wirklichkeit gestellt und somit das Thema von Wahn, Täuschung und Verstehen in die Kommunikationswissenschaften gebracht. Im Sinne des systemischen Ansatzes wird ausdrücklich darauf verwiesen, dass nicht alle Probleme konstruiert und einfach durch die Vermittlung einer anderen Sichtweise lösbar sind.

- Im *Prinzip der Veränderung* wird die Notwendigkeit zur Änderungsmotivation aufgezeigt, da Lösungen an Denkansätze und Verhaltensweisen gekoppelt sind, die zum Teil schon automatisiert eingesetzt werden. Eine Änderung benötigt v. a. auch Zeit und darf nur in kleinen Schritten stattfinden, wobei bereits kleine Erfolge und neue Erfahrungen reflektiert und verstärkt werden sollen mit dem Ziel, die selbstgesteuerte Entwicklung zu fördern. Erklärend dazu wird auf das Thema der Motivation verwiesen, das im **Kapitel 10** beleuchtet wird.
- Schließlich fordert das *Prinzip der Minimalintervention* die professionelle Seite dazu auf, nur Anreize und den Raum für eine mögliche Entwicklung zu geben. Ein System, das von Hilfe abhängig gemacht wird, kann per se keine Probleme mehr lösen.

Obwohl die beschriebenen Prinzipien regelgeleitet sind und grundlegend erforscht wurden, können sie nicht eins zu eins in den Praxisalltag übersetzt werden, zumal sich die Realität veränderbar und interaktiv gestaltet und eine ständige Anpassung an die aktuelle Situation bedingt (Ochs, 2020).

9.2 Herausforderungen der systemischen Sichtweise

Bezugnehmend auf die Rahmentheorie der Übergangspflege erfolgen die professionellen Interventionen immer auch in Hinblick auf das System. Systemische Arbeit setzt daher nicht direkt bei einem einzelnen Problem eines Individuums an, sondern beobachtet in erster Linie das gezeigte Bewältigungsverhalten, und dies in Resonanz mit dem System. Ein Problem gilt daher erst als gelöst, wenn das Wohl aller daran beteiligten Personen miteinbezogen wird. In diesem Sinne erfolgt eine Interpretation von Verhalten und Lebenswelten immer im Kontext der betroffenen Personen samt ihrem System, zumal sich hier auch die Ressourcen zur Veränderung und Lösung eröffnen. Vor diesem Hintergrund erfüllen von außen gesetzte Anreize in Form von psychosozialen und beratenden Interventionen lediglich den Zweck, eine innere Entwicklung zu initiieren, vorausgesetzt es wurde vorher eine tragfähige Beziehung aufgebaut, sowohl zur betroffenen Person selbst als auch zum System (Ochs, 2020). Ergänzend dazu setzen professionelle Unterstützungen zur Problemlösung immer in der gegenwärtigen Situation an, denn die systemische Vergangenheit und Zukunft wurde bereits geschrieben, bzw. gestaltet sich selbst und ist deshalb von außen aktuell nicht veränderbar (Hosemann & Geiling, 2013; Winterleitner, 2013).

Bei den bisher beschriebenen Theorien wurden die Themen Lebensbewältigung, Biografie und die systemische Sicht in ihrer Relevanz für pflegegeleitete Interventionen der Übergangspflege beleuchtet. Obwohl es klar voneinander trennbare Konzepte bzw. Theorien sind, schließen sie sich gegenseitig nicht aus, sondern werden als Komponenten des immerwährenden Diskurses zur Theoriepassung herangezogen. In diesem Sinne sollen auch die folgenden theoretischen Inhalte der Motivation und Selbstbestimmung wie Mosaiksteine gesehen werden, welche nur in Summe eine Annäherung an eine ganzheitliche Sicht ermöglichen können. Zumal jede professionelle Einschätzung lediglich als Momentaufnahme einer möglichen Realität des betreuten Menschen gewertet werden kann.

10 Motivationstheorien

Die Motivation betrifft die Eigensteuerung eines Individuums und ist in diesem Sinne der Person eigen. Im Gegensatz dazu passiert Motivierung durch absichtsvolles Handeln eines anderen und wird als Fremdsteuerung des Individuums bezeichnet (Sprenger, 2014). Mit diesem Gedanken erfolgt der Einstieg in ein sehr wichtiges theoretisches Konstrukt. Gerade die Pflege schreibt häufig in ihren Berichten: „... der Pat. X wurde dazu motiviert aufzustehen!“ Es stellt sich nun die Frage, ob es möglich ist, jemand anderen dazu zu motivieren, denn Menschen unterscheiden sich grundsätzlich in ihren Motiven und Anreizen.

Das Hauptmotiv für die Handlung zielt bei uns Menschen darauf ab, etwas Positives zu erleben und negative Erfahrungen weitgehend zu vermeiden. Insbesondere zeigt sich, dass Motivation und Emotion miteinander verzahnt sind, obwohl beide theoretisch und empirisch gut voneinander abgegrenzt werden können. Beim Begriff der Motivation geht es also immer um das zielgerichtete Handeln und dies in Verbindung mit den Merkmalen wie Entschlossenheit, Tatendrang, Leistungsbereitschaft, Zielgerichtetheit, Strebsamkeit, Ausdauer, Schaffensfreude, Eifer, Fleiß usw. (Brandstätter et al., 2018). Bereits seit einem längeren Zeitraum wird das theoretische Konstrukt der Motivation wissenschaftlich beforscht. Demzufolge verweist es auf mehrere Zugänge und Erklärungsansätze. Beginnend mit Atkinson (1964): „The study of motivation has to do with analysis of the various factors which incite und direct an individual’s actions” (S. 1), beschreiben auch Heckhausen und Heckhausen (2018) diesen Begriff als umfassendes Konstrukt. Vorrangig geht die Motivationsforschung den Fragen nach: Wie und wozu wird eine Aktivität zielgerichtet ausgeführt? Als Aktivitäten werden nicht nur nach außen sichtbare Handlungen gewertet, sondern auch innere Wahrnehmungen, Vorstellungen, Gedanken und Gefühle. Da der Mensch in diesem Sinne ständig aktiv ist, ist auch die Motivation immer präsent. Unter dem Titel: “Modelling motivational dynamics:

demonstrating when, why, and how we self regulate motivation" (Thomas et al., 2018) wird u.a. die Dynamik der menschlichen Motivation im Hinblick auf eine selbstregulierte Funktionsweise erforscht. Um die Auswirkungen von Motivationsschwankungen auf das Gesundheitsverhalten zu erfassen, richtet sich das Bestreben auf die Beobachtung des Zeitpunkts, ab wann das Gleichgewicht der Motivationszustände wieder hergestellt ist und welche Funktionen zur Selbstregulation dabei eingesetzt werden. Nach Deci und Ryan (1993) gelten Menschen dann als motiviert, wenn sie im Rahmen eines zweckmäßigen Verhaltens einen gewünschten Zielzustand verfolgen.

10.1 Motivationskontinuum

Die Dynamik der Motivation bewegt sich in einem Konstrukt zwischen keiner Motivation und ihren verschiedenen extrinsischen Ausprägungen bis hin zur intrinsischen Form. Dabei wird der Zustand einer fehlenden Motivation als Amotivation bezeichnet, bei dem es aus Mangel an Anreizen zu keiner Handlung kommt, synonym von Engel und Lincoln (2017) auch als Negativsymptomatik bezeichnet. Abgesehen davon unterscheiden sich grundsätzlich alle Handlungen, denen ein Motiv zugrunde liegt, insofern voneinander, ob sie kontrolliert (extrinsisch) oder selbstbestimmt (intrinsisch) erfolgen. Anhand des Motivationskontinuums kann man einerseits das aktuelle Verhalten einordnen und andererseits auch den generellen Prozess der menschlichen, psychischen Reifung ablesen. Motivationsphänomene stehen dabei immer in einer Wechselbeziehung zwischen einer Person und deren Umfeld (Deci & Ryan, 2000; Rheinberg, 2004). Beginnend mit der externalen Motivation als kontrollierte Verhaltensweise werden Handlungen nicht selbstbestimmt gesetzt, sondern dienen ausschließlich der Erlangung einer Konsequenz. Dabei unterscheidet man zum einen zwischen externaler Regulation, die sich auf Aussicht auf Belohnung oder zum Schutz vor Strafe orientiert und zum anderen der introjizierten Regulation, deren Motive auf die Vermeidung von Konsequenzen aufgrund sozialer Bewertung abzielen. In der nächsten Stufe, der internalen Motivation, sind fremde Werte, Motive und Ziele bereits internalisiert. Unterschieden wird zwischen der identifizierten Regulation, im Rahmen der Ausrichtung auf übernommene Wertehaltungen von Vorbildern und der integrierten Regulation, wo diese bereits verinnerlicht sind. Hingegen handelt eine Person in der intrinsischen oder selbstbestimmten Motivation aus Freude am Tun und aus eigenem Interesse, was eine Stärkung und Befriedigung des Kompetenzbedürfnisses zur Folge hat. Zudem bedarf intrinsische Motivation keiner weiteren externen oder intrapsychischen Anstöße, sie erfolgt spontan und resultiert aus einem in der Person selbst integrierten Interesse, aus Neugier oder, wie vorher beschrieben, aufgrund von integrierten Wertehaltungen (Blickhan, 2018).

Zusammenfassend bildet das Motivationskontinuum nicht nur den Entwicklungsprozess der motivationalen Reifung ab, sondern es zeigt auf, dass die alltäglichen Handlungen sich aufgrund externaler und internaler Faktoren unterscheiden können. Extrinsische Handlungen unterliegen somit äußeren Faktoren, in Form von Belohnung oder Bestrafung, Kontrolle sowie sozialer Bewertung und stehen in Abhängigkeit mit diesen externen Stimuli. Übertragen auf den Übergangsprozess können beispielhaft die Bemühungen von Hr. Huber einen differenzialdiagnostischen Ausgang zu absolvieren intrinsisch motiviert sein, hingegen die Benützung von Hilfsmitteln, die durch die Pflegeperson als nötig erachtet werden, nur in deren Anwesenheit erfolgen und demzufolge der extrinsischen Motivation unterliegen. Da wir Menschen per se in unserem Entwicklungsprozess lernfähig sind, kann sich aus einer kontrollierten Motivation auch eine selbstbestimmte Form entwickeln, wobei die internale Form als Bindeglied zwischen den beiden Ausprägungen dient. Insbesondere werden Werte und Haltungen aufgrund von Vorbildwirkungen und erworbenen Überzeugungen vorerst identifiziert und später integriert und erlangen somit Wichtigkeit, was die Voraussetzung für die Selbstbestimmung ausmacht (Blickhan, 2018; Brandstätter et al., 2018; Deci & Ryan, 1993). Anhand des Motivationskontinuums können die jeweiligen Ausprägungen zwar abgelesen werden, jedoch fehlen die Hintergründe diese menschlichen Verhaltensweisen auch verstehen zu können. Damit motivationale Zustände auch verstanden werden können, in Bezug auf die Frage des gerade angeführten Praxisbeispiels – warum werden Hilfsmittel von Hr. Huber nur benützt, wenn er sich kontrolliert fühlt –, erfolgt nun zur Erörterung dieser und ähnlicher Fragen ein Exkurs in die Entwicklungsgeschichte der Motivation.

10.2 Entwicklungshypothesen der Motive

Es gibt in der Motivationsforschung drei psychologische Grundbedürfnisse: Leistungsmotivation (Kompetenzstreben), Anschlussmotivation (Bindung) und Machtmotivation (Autonomie). Diese grenzen sich laut Deci und Ryan (2000) von individuellen Bedürfnissen, Motiven und Wünschen ab (**Abb. 10-1**). Per se sind die Grundbedürfnisse unabhängig vom Geschlecht bei allen Menschen präsent. Sie

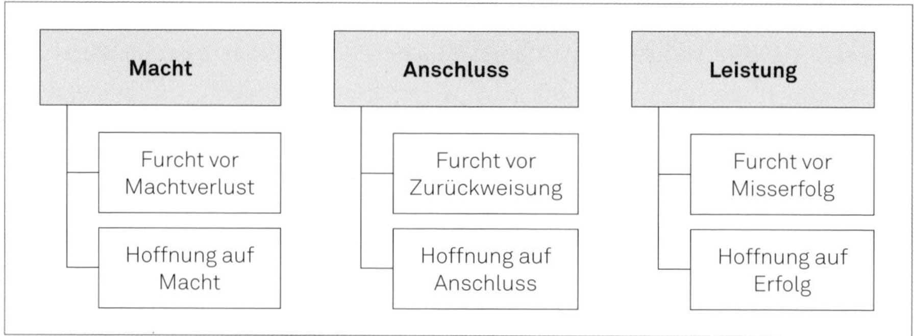

Abbildung 10-1: Die drei Grundmotivationen (Quelle: Eigendarstellung in Anlehnung an Deci & Ryan, 2000)

stellen wesentliche Faktoren psychischer Gesundheit dar und sind wichtige Motoren menschlichen Handelns. Bleiben Grundbedürfnisse länger defizitär, stellen sich früher oder später psychische oder auch physische Krankheiten ein. Das vorher beschriebene Motivationskontinuum geht davon aus, dass Menschen, sofern sie in einer unterstützenden Umwelt leben und sich frei entwickeln können, ihre Handlungen auf die Erfüllung ihrer grundlegenden Bedürfnisse nach Kompetenz, Bindung und Autonomie ausrichten (Blickhan, 2018).

Ein Blick in die Entwicklungspsychologie ermöglicht ein tieferes Verständnis der Reifung und Dominanz der beschriebenen Grundmotivationen. Interessant dabei ist, dass sich Motive vorrangig im familiären Kontext, insbesondere im Rahmen von ungünstigen und konflikthaften Umwelten ausbilden, unter der Bedingung, dass unterschiedliche Individuen auf gleiche Umwelteinflüsse unterschiedlich reagieren (Scheffer, 2001). Menschliches Verhalten hängt im gesamten Lauf des Lebens von der Wahrnehmung der eigenen Wirksamkeit und deren Veränderungen ab. Die Lebenslauftheorie der Kontrolle besagt, dass sich die primäre Kontrolle des nahen Umfeldes bereits beim frühkindlichen Verhalten zeigt. Obwohl die Steuerung des Wirksamkeitsverhaltens vom unterstützenden und lenkenden Einfluss der Eltern getriggert wird, zeigen sich schon in der frühen Kindheit eigene Bestrebungen. Demnach erfolgt der Prozess der Entwicklung im Rahmen der Interaktion zwischen Person und Umwelt sowie durch die Kognition und Emotion über die gesamte Lebensspanne. Insbesondere beeinflussen Emotionen wie Stolz oder Scham, welche durch diese Interaktionsprozesse hervorgerufen werden, vorrangig die resultierenden Handlungsreize (Heckhausen & Heckhausen, 2018). Die primäre Kontrolle ist nachweislich ständigen Änderungen im Prozess des Lebens ausgesetzt. Chronologisch gesehen ist der Mensch im Säuglingsalter mit einer beinahe vollständigen Hilflosigkeit und Abhängigkeit konfrontiert. Diese wandelt sich im mittleren Erwachsenenalter, je nach Biografie und physiologischer Konstitution, zu einer weitgehenden Unabhängigkeit und Selbstbestimmung, die sich gegen Ende des Lebens wieder reduziert und dem Niveau aus Kindheitstagen anpasst. Im Alter kann durch körperlichen und kognitiven Abbau, ein damit verbundener Kontrollverlust zu Frustration, Verzweiflung und vielleicht auch zur Depression führen und eine Abhängigkeit fördern. Aber im Unterschied zur emotionalen und motivationalen Selbstregulation von Kleinkindern kann ein älterer Mensch gelernte Strategien aus den Lebenserfahrungen zur *sekundären Kontrolle* einsetzen. Dies kann selbstgesteuert oder mit Hilfe von Bezugspersonen geschehen unter der Voraussetzung, dass der Selbstwert und die Zuversicht auch bei körperlichem Abbau so lange wie möglich erhalten bleiben (Heckhausen & Heckhausen, 2018).

Machtmotiv: Dieses Motiv ist wohl am stärksten unter den Menschen ausgeprägt. Macht ermöglicht Einfluss auf andere auszuüben und somit das Erleben von Überlegenheit und Kontrolle. Im Gegensatz dazu wirkt sich Kontrollverlust bei stark machtmotivierten Personen als sehr unangenehm für sie aus, weil sie nunmehr Gefühle von Schwäche und Wirkungslosigkeit erleben. Deshalb ermöglicht das Streben nach Macht, ein Entgegenwirken dieser Angst vor Schwäche (Busch, 2018). Entwicklungshypothetisch ging man vorerst von einem Defizit des Fehlens der Dominanz des Vaters aus, welches beim Kind ein Streben nach Dominanz entwickelt (Scheffer, 2001). Neuere theoretische Ansätze postulieren aber, dass die Wurzeln der Machtmotivation im angeborenen Wirksamkeitsmotiv liegen, das sich erst im Laufe der kindlichen Entwicklung zu einem Leistungsmotiv oder zu einem Machtmotiv ausdifferenziert. Beim Leistungsmotiv geht es um die erfolgreiche Bewältigung einer Aufgabe nach einem Gütemaßstab, hingegen steht die Beeinflussung, bzw. das Beeindrucken anderer Personen beim Machtmotiv im Vordergrund (Busch, 2018). Forschungsergebnisse belegen, dass sich die Stärke des Machtmotivs durch biologische und soziale Faktoren herausbildet. Biologisch zeigt sich eine unterschiedliche Konzentration von Sexualhormonen, welche sich auf die Dominanz zu aggressiven und sexuellen Neigungen auswirken. Elternverhalten im Rahmen der sozialen Interaktion beeinflusst demnach die Entwicklung des Machtmotivs. Wird im Rahmen der Eltern-Kind-Beziehung ein ausgeprägtes aggressives und sexuelles Verhalten toleriert, formt sich im Vergleich zu einer Maßregelung bzw. Unterbindung dieses Verhaltens ein stärkeres Machtmotiv (Busch, 2018). Demnach wirkt sich die Duldung von unangepassten Impulsen aus den sexuellen oder aggressiven Trieben des Kindes förderlich auf das Machtmotiv aus (Scheffer, 2001). Zum Beispiel schlägt ein Kind auf die Mutter ein und schreit sie sichtlich aggressiv an, bekommt aber dafür keine angepasste Reaktion zur Verhaltensregulierung vonseiten der Mutter.

Die Machtmotivation weist zwei Ausprägungen auf: eine Furcht- und eine Hoffnungskomponente. Personen, die durch *Furcht vor Machtverlust* motiviert sind, neigen zu Ersatzbefriedigungen, wie vorrangig Lesen von Sport- und Sexmagazinen oder Konsum von Alkohol, was das Gefühl von Stärke vermitteln soll. Sie wollen um jeden Preis den Verlust von Kontrolle oder Prestige vermeiden und verfolgen ungefährliche Handlungen zur Kompensation. Im Gegensatz dazu suchen Personen, deren Motiv in Form von *Hoffnung auf Macht* ausgeprägt ist, die tatsächliche Einflussnahme auf andere Personen. Sie streben nach mächtigen beruflichen und gesellschaftlichen Positionen oder wollen mit Prestigeobjekten beeindrucken (Brandstätter et al., 2018).

Anschluss und Bindung: In allen Kulturen verspüren Menschen ein angeborenes Bedürfnis nach Beziehungen und deren Aufrechterhaltung mit anderen Menschen. Die dahinterstehenden Bedürfnisse sind Akzeptanz und Verbundenheit. Im positiven Sinn können diese mit Gefühlen der Zufriedenheit oder im negativen Sinne mit Zurückweisung verbunden sein (Hofer & Hagemeyer, 2018). Ein hohes Ausmaß an erlebter Wärme und Kohäsion in der frühen Kindheit führt zu einer Zentrierung auf die Bedürfnisse und Belange des Selbst, was sich positiv in Bezug auf die soziale Interaktion auswirkt (Keller, 2011). Erfolgte in diesem Sinne eine Bedürfnisbefriedigung, braucht man sich später nicht mehr um die Herstellung und Aufrechterhaltung von Bindungen bemühen, weil es als selbstverständlicher Teil der Umwelt erlebt wird. Wenig erfahrene Wärme und Kohäsion in der Kindheit soll dagegen eine individualistische Selbstzentrierung bzw. eine Betonung der eigenen Bedürfnisse nach Zuneigung und Akzeptanz, unabhängig von anderen, bewirken (Scheffer, 2001). Bei diesen frühen Lernerfahrungen wird besonders bedeutsam, ob die Mutter auch auf die nonverbalen Äußerungen des Kindes eingegangen ist. Unter anderem wird angenommen, dass die Wurzel des frustrierten Anschlussmotivs (Furcht vor Zurückweisung) mittels Ignorierens des Weinens durch die Bezugsperson in der frühen Kindheit entsteht. Die somit erlernten Bindungsstile werden als eine Art Grundgerüst für spätere Beziehungen gesehen und bleiben auch im Erwachsenenalter weitgehend stabil (Brandstätter et al., 2018; Hofer & Hagemeyer, 2018). *Hoffnung auf Anschluss* ist demnach die aufsuchende Komponente und *Furcht vor Zurückweisung* die vermeidende. Beide Ausprägungen stehen mit vielen Emotionen in Verbindung, da erfolgreicher Anschluss Glücksgefühle etc. auslösen und Misserfolg hingegen zu emotionalen Reaktionen wie Gekränkt-sein, Angst, Trauer und Depression führen kann. Das positive und negative Potenzial von sozialen Beziehungen reguliert sich gegenseitig. Hoffnung auf Anschluss wird insofern als Erfolgserwartung für Beziehungen dargestellt und Furcht vor Zurückweisung als generalisierte Misserfolgserwartung (Brandstätter et al., 2013, 2018).

Leistungsmotiv: In diesem Sinne motiviertes Verhalten bedingt die kontinuierliche Bewertung der eigenen Tüchtigkeit, durch das Anlegen eines Gütestandards (Brunstein & Heckhausen, 2018). Da relevante Leistungsergebnisse anhand vorgegebener Ziele gemessen werden können, gilt die Leistungsmotivation als das am leichtesten zu untersuchende Motiv. Darüber hinaus sind die beiden Ausprägung Erfolg vs. Misserfolg auch außerhalb sozialer Interaktionen messbar. Zu den Eigenschaften von leistungsorientierten Menschen gehören Fleiß, Ausdauer, Konsequenz und Zielstrebigkeit. Insbesondere erschließt sich die Befriedigung ausschließlich aus der selbstgesteuerten Bewältigung von Leistungsanforderungen. Richten sich jedoch die Handlungen überwiegend auf Belohnung oder auf die Wirkung auf andere aus, kann man streng genommen nicht von einer Leistungsorientierung sprechen (Brandstätter et al., 2018).

Das Leistungsmotiv soll unter den Personen erhöht sein, deren Mütter stark an der Entwicklung einer frühen Unabhängigkeit und autonomen Kontrolle bei ihren Kindern interessiert sind und dies durch Belohnung und Strafe zum Ausdruck bringen. Die Ausprägung *Hoffnung auf Erfolg* weist auf eine positive Förderung des Leistungsmotivs durch die Erziehungspersonen hin, vorausgesetzt es erfolgt eine Anpassung an das Entwicklungsniveau des Kindes, um Überforderungen zu vermeiden. Hingegen kann bei Leistungsdruck das vermeidende Leistungsmotiv entstehen – *Furcht vor Misserfolg* (Scheffer, 2001). Bereits im Alter von ca. drei Jahren kann der Ausdruck von Selbstbewertungsemotionen bei Kindern beobachtet werden, welche auf Stolz und Beschämung hinweisen. Dies legt nahe, dass nicht nur das Handlungsergebnis beurteilt wird, sondern auch die eigene Tüchtigkeit. Obwohl die Affektgrundlagen zur Entwicklung des Leistungsmotivs evolutionsbiologisch tief verankert sind, wird es demnach in erster Linie in der sozialen Interaktion ausgebildet (Brunstein & Heckhausen, 2018).

- Erfolgsmotiv: Wenn Erfolg gegenüber Misserfolg überwiegt, dann spricht man von erfolgsmotivierten Menschen, die mit Optimismus und Offenheit in ihren Leistungen aufgehen. Erfolgsmotivierte Menschen wählen hauptsächlich Aufgaben im mittleren Schwierigkeitsgrad und zeigen die Tendenz Ziele zu wählen, die ihren früheren Leistungsstand leicht übersteigen (Brunstein & Heckhausen, 2018; Brandstätter et al., 2018).
- Misserfolgsmotiv: Überwiegt hingegen dieses Motiv, sind die Menschen von Befürchtungen und Zweifeln geplagt, weil sie eher den Misserfolg als den Erfolg sehen. Da sie sich der Leistungsanforderung nicht ganz entziehen können, wäh-

len sie eher leichte oder sehr schwierige Aufgaben aus. Diese Wahl ist personenbezogen, manche suchen sich demnach unrealistisch niedrige und andere hingegen unrealistisch hohe Ziele (Brunstein & Heckhausen, 2018; Brandstätter et al., 2018).

Bereits 1908 veröffentlichten Yerkes und Dodson eine Abhandlung für das leistungsbedingte Zusammenspiel von Effektivität und Erregungsniveau. Sie postulierten, dass bei einem mittleren Anforderungsniveau die besten Leistungen erzielt werden können. Um jedoch die Hintergründe der Leistungsmotivation besser abbilden zu können, benötigt es auch den Einbezug der Attributionstheorie, welche im Rahmen der Theorie der Selbstwirksamkeitserwartung noch näher beschrieben wird. Nach Weiner (1976) gibt es für Leistungsprozesse subjektive Ursachenzuschreibungen, die kognitiv gesteuert sind. Der Begriff des Kontrollstrebens verfolgt den Versuch des Menschen, sich Ereignisse im erlebten Umfeld zu erklären und das eigene Verhalten daran anzupassen. Im Rahmen dieser Ursachenzuschreibung wird das Leistungsverhalten durch Erwartung und Selbstbewertung gesteuert und unterscheidet demnach zwischen der Erfolgs- und Misserfolgsorientierung. Insbesondere schreiben Erfolgsmotivierte ihre Fähigkeiten sich selbst zu und sehen darin eine stabile Komponente. Hingegen wird Misserfolg variablen Faktoren zugeordnet, wie mangelnde Anstrengung oder Pech (Brandstätter et al., 2018). Im Vergleich zur Erfolgskomponente attribuieren Misserfolgsmotivierte ungünstiger, da diese der eigenen Unfähigkeit zugeschrieben werden und Erfolge nur aufgrund äußerer Umstände erreicht werden – man hat halt einfach Glück gehabt. Somit erfolgt keine positive Selbstbewertung, die Erfolgserwartungsbilanz sinkt und die Misserfolgserwartung steigt. Über längere Zeit kann sich ein erlernter Zustand der Hilflosigkeit einstellen, zudem Misserfolge als unkontrollierbar gewertet werden und letztendlich zu Resignation und depressiver Verstimmung führen können (Brandstätter et al., 2018).

10.3 Relevanz für die Praxis

In Hinblick auf den Theorie-Praxis-Bezug erlaubt das Wissen der Attributionstheorie die Ableitung eines Reattributionstrainings, und dies aufgrund der Tatsache, dass die Ursachenzuschreibung durch zwischenmenschliche Beziehungen beeinflusst werden kann. Da verschiedenen Aussagen bereits Annahmen zugrunde liegen können, wirkt sich die Art der Rückmeldung in einer Betreuungssituation auf die kognitiven Prozesse der betreffenden Person aus. Zum einem empfiehlt es sich die internale Attribution bei Erfolgserlebnissen positiv zu beeinflussen (Brandstätter et al., 2018). Vorzugsweise können folgende Aussagen verwendet werden: „... den Erfolg verdanken sie ihren Fähigkeiten". Zum anderen können ungünstige Erklärungen bei Misserfolgserlebnissen durch Verstärkung der variablen Attribution relativiert werden, beispielhaft durch die verbale Rückmeldung: „... das war halt einfach Pech". Insbesondere bei Personen mit einer Misserfolgsorientierung soll daher auf Aussagen wie „... da haben Sie aber Glück gehabt" oder „... das nächste Mal strengen sie sich einfach mehr an" verzichtet werden. Das Reattributionstraining zeigt auf, dass Betreuungspersonen durch die Art ihrer Aussagen Einfluss auf die Motivationen der betroffenen Menschen nehmen können. Kritisch betrachtet zeigt sich darin eine fremdbestimmende Komponente. Angelehnt an die Literatur von Sprenger (2014) soll ganz klar hervorgehen, dass die Übergangspflege sich zwar mit der Motivation der betreuten Klient*innen beschäftigt, aber nicht im Sinne von Motivierung. Es geht vielmehr darum, dass mit Hilfe der Biografiearbeit die Motivation des Menschen selbst gesteuert steigt und somit auch die selbstständige Lebensfähigkeit. Sprenger (2014) setzt das Motivieren Anderer mit einer Abwertung gleich, welche häufig von den Akteur*innen nicht erkannt und deshalb der Fremdbestimmung gleichgesetzt werden kann. Damit ist gemeint, dass die Übernahme von Entscheidungen durch andere Interaktionspartner, wozu und wie etwas gemacht werden soll, die eigenständige Leistung verhindert und somit die Chance nimmt, etwas selbst zu wollen. Synonym dazu können in der Pflege auch die Termini *versorgende Pflege* vs. *aktivierende Pflege* eingesetzt werden. Bei der versorgenden Pflege werden die Grundbedürfnisse von Patient*innen von der Pflege übernommen, d.h. man traut dem Betroffenen nicht zu, es selbst zu schaffen (Böhm, 2004, 2009). Im Gegensatz dazu gilt auf Grundlage der Ausführungen von Lehr (2007) die aktivierende Pflege nicht als Technik, sondern als Ziel. Pflege soll nur die Aktivität des betreuten Menschen fördern und diese nicht durch gut gemeinte Hilfsmaßnahmen überflüssig werden lassen (Böhm, 2004).

Das nachfolgende Beispiel aus der Praxis dient zur weiteren Auseinandersetzung mit der Thematik und beleuchtet den Betreuungsansatz im Rahmen des Erstkontakts und des darauffolgenden Ausganges nach Hause.

Beispiel aus der Praxis

Der 84-jährige Hr. P. wurde in eine geriatrische Abteilung aufgenommen. Bei der wöchentlich durchgeführten Teambesprechung aller Professionen geht aus den Schilderungen der Stationsärztin und des Therapeuten eine hohe Pflegeabhängigkeit hervor, die eine Aufnahme in ein Pflegeheim oder zumindest eine 24-Stunden Betreuung für zu Hause bedingt. Laut dem Sozialdienst steht die Familie aus diesen Gründen einer Rückkehr nach Hause äußerst skeptisch gegenüber und grenzt sich klar von einer Übernahme jeglicher Pflegetätigkeiten ab. Erschwerend auf die Situation wirken sich die Bauweise und Aufteilung der Wohnräume in seinem Haus aus, da sein Schlafzimmer im ersten Stock liegt und nur über eine steile Wendeltreppe erreichbar ist. Laut Station und Angehörige wäre Hr. P. nicht mehr in der Lage, die Stiegen selbstständig zu bewältigen und daher sein Wunsch, wieder nach Hause zurückzukehren, wenig realistisch. Die ebenfalls anwesende Pflegeperson aus der Übergangspflege schlägt daher die Überprüfung der tatsächlichen Lebensfähigkeit mittels eines differenzialdiagnostischen Ausgangs vor. Beim Erstkontakt liegt Hr. P. im Bett und beantwortet die Frage – wie es weitergehen soll –, dass er schon lieber nach Hause gehen möchte, die Entscheidung jedoch dem medizinisch ausgebildeten Personal und seinen Angehörigen überlassen wird. Er zeigt aktuell eine reduzierte kognitive Leistung und Orientierungsfähigkeit, bei gleichzeitig geringer Motivation. Im Gespräch wirkt er bemüht und höflich, aber auch unbeteiligt im Hinblick auf seinem weiteren Verbleib. Als ich ihm jedoch anbiete, seine Fähigkeiten wieder mit ihm zu trainieren, ändert sich sein Verhalten und er signalisiert Interesse und Zustimmung. Beim anschließenden Mobilisationstraining im Rahmen einer steigenden Motivationslage zeigt er eine weitgehende Sicherheit auf ebener Strecke mit Hilfe eines Rollmobils. Daher bekommt er den Auftrag, dies bis zum differenzialdiagnostischen Ausgang am nächsten Tag auch ohne mein Beisein zu üben.

Bei meinem nächsten Besuch kommt mir Hr. P. schon mit dem Rollmobil am Gang entgegen. Er berichtet bereits einige Runden gegangen zu sein und bekommt dafür Lob und Anerkennung für seine Leistung. Er hat einen Stock am Rollmobil befestigt und möchte diesen mit nach Hause nehmen, da er ja die Gehhilfe dort nicht brauchen könne. Nach anfänglicher leichter Unsicherheit in der zeitlichen Orientierung, weist er während der Fahrt nach Hause eine steigende kognitive Leistung auf. Mit Hilfe des Gehstocks präsentiert er mir sein Haus und dies nicht nur außen, sondern auch innen. Er möchte mit mir unbedingt in den Dachboden im zweiten Stock gehen, um in sein Arbeitszimmer zu gelangen, dass er selbst isoliert hat. Trotz seiner noch eingeschränkten Mobilität, in Bezug auf das Stiegen steigen und der aktuell begrenzten körperlichen Ressourcen, wird er in seinem Vorhaben nicht eingeschränkt, nur gelenkt, obwohl diese Aktivität und seine mittlerweile hohe Motivation die Gefahr der Überkompensation in sich birgt. Der erste differenzialdiagnostische Ausgang dauert in etwa zwei Stunden. Zurück auf der

Station wird von der Pflege wahrgenommen, dass Hr. P. selbstsicherer wirkt und eine enorm gesteigerte Mobilität aufweist. Er wird von mir mit den Worten: „Zum Erfolg verurteilt" verabschiedet. Hr. P. reagiert unmittelbar darauf, richtet sich bei diesen Worten sofort auf und zeigt Leistung (Mobilisationstraining durch Gehen am Gang). Ein weiterer Ausgang zum Training wird vereinbart.

- Seiner Biografie ist zu entnehmen, dass sein Vater, der Oberkellner im Bristol in Wien war, eine Vorbildwirkung einnimmt. Durch ihn bekam er im Alter von 15 Jahren die Gelegenheit, dort als Lehrling im Service einzusteigen. Rückblickend habe er die väterlichen Erwartungen an seine Leistungen weit übertroffen. Sein guter Ruf ermöglichte es ihm, auch in anderen renommierten Hotels zu arbeiten. Als Höhepunkt der Anerkennung seiner Leistungen resümiert er, dass sogar einmal eine Bar extra für ihn eingerichtet und nach ihm benannt wurde, die jetzt unter Denkmalschutz steht. Auch seine Mutter war immer sehr stolz auf ihn. Der Umstand das einzige Kind zu sein und eine berufstätige Mutter zu haben, erforderte frühe Selbstständigkeit, zumal der Vater, aufgrund seiner beruflichen Tätigkeit, wenig zu Hause war.
- Hintergrund der Interventionsansätze: Erste subjektive Theorien beim Erstkontakt sind eine reduzierte Motivation und Selbstbestimmung, aber auch die Ressource zur Leistungsfähigkeit. Der differenzialdiagnostische Ausgang bestätigt diese Vermutung und Hr. P. kann dem Grundmotiv der Leistungskomponente, mit der Ausprägung Hoffnung auf Erfolg zugeordnet werden. Zudem bestätigen, aus Sicht der Entwicklungspsychologie, seine Erzählungen aus der Biografie die förderlichen Bedingungen zur Ausbildung einer Leistungsorientierung. Einerseits durch die frühe Förderung zur Selbstständigkeit, der Vorbildwirkung seines Vaters, im Sinne des Modelllernens und andererseits aufgrund der überwiegend positiven Erfahrungen seiner Leistungsfähigkeit und der Verstärkung von außen. Die teilnehmende Beobachtung im Rahmen des Ausganges bestätigt sein handlungsorientiertes Verhalten, als Reaktion auf die leistungsbezogenen Impulse. Mit Hilfe der vorgestellten Theorieansätze, insbesondere dem Reattributionstraining und dem Verstärkerlernen soll es nun gelingen, den Wunsch von Hr. P. zu entsprechen, wieder nach Hause zurückzukehren. Dies natürlich auch unter Miteinbezug seines Umfeldes sowie entsprechend seinem Wunsch zur weitgehenden Selbstständigkeit, was infolge auch die Aufrechterhaltung der Leistungskomponente bedingt. Die Kunst liegt hauptsächlich in der Abwägung der Interventionen, um eine Überforderung sowie eine Unterforderung zu vermeiden und seine Wünsche mit den Vorstellungen der Angehörigen in Einklang zu bringen.

Ausgehend von diesem Beispiel zeigt sich auch klar der Zusammenhang der Motivation und Selbstbestimmung in Bezug auf die empirische Annahme, dass beide Theorien auf gemeinsamen Hintergründen basieren. In diesem Sinne kann selbstbestimmtes Handeln nur in Form einer intrinsischen Motivation gelingen und diese wiederrum kann sich, über den Weg der Internalisierung, aus einer ehemals extrinsischen Motivation herausbilden.

11 Selbstbestimmung

Die Selbstbestimmungstheorie beschreibt, wie menschliche Motive und Bedürfnisse in konkretes Handeln umgesetzt werden und dadurch zur Entwicklung des Selbst und zur sozialen Rollenfindung beitragen (Blickhan, 2018). Ausgehend von der humanistischen Position Maslows (1943), der Bedürfnisse als Triebkräfte der Motivation ansieht, entwickelten Deci und Ryan (1993, 2000) in einem Zeitraum von mehr als 30 Jahren ihre Selbstbestimmungstheorie. Maslow (1943) schreibt den Bedürfnissen eine hierarchische Abhängigkeit zu und geht davon aus, dass diese auf einer niedrigen Stufe so lange bestehen bleiben, bis sie befriedigt sind. Erst infolge ist das Wachstum in die nächste Stufe zu einem übergeordneten Bedürfnis möglich. Es zeigt sich eine Hierarchie von biologischen – über sozialen – hin zu personalen Bedürfnissen. Die sogenannten Defizitmotive (Stufe I–IV) folgen dem homöostatischen Prinzip: Je größer das Defizit und je weiter unten das Motiv angesiedelt ist, umso stärker treibt es zum Handeln (z.B. Hunger/Durst). Die dadurch entstehende Bedürfniserfüllung hat eine Spannungsreduktion zufolge und gibt dem Organismus einen Gleichgewichtszustand zurück.

Gemäß den Postulaten der Motivationstheorien kann menschliches Handeln intrinsisch und extrinsisch motiviert sein und dient dazu, die psychischen Grundbedürfnisse zu stillen. Deci und Ryan (1993, S. 226) stellten folgende Hypothese auf: „Das Individuum fühlt sich frei in der Auswahl und Durchführung seines Tuns. Das Handeln stimmt mit der eigenen Auffassung von sich selbst überein“. In diesem Sinne verhalten sich nur intrinsisch motivierte Personen selbstbestimmt. In der näheren Auseinandersetzung setzt sich die Selbstbestimmungstheorie aus mehreren Untertheorien zusammen. Zwei davon werden exemplarisch angeführt, da sie zum Verstehen und den Umgang mit intrinsischer und extrinsischer Motivation beitragen können. Um den Reifungsprozess zu verdeutlichen, wird dabei noch einmal auf das bereits angeführte Motivationskontinuum eingegangen.

11.1 Theorie der kognitiven Bewertung

Im Gegensatz zu den Annahmen des Verstärkerlernens aus dem Behaviorismus erleben intrinsisch motivierte Personen aufgrund ihrer Wahlfreiheit und Selbstbestimmung subjektiv mehr Autonomie im Kontext ihrer Handlungen. Dies impliziert, dass jegliche Verstärkung von außen die Motivation zum selbstbestimmten Handeln reduzieren kann. Dabei können nicht nur negative Komponenten, wie Zeitdruck, Bewertung oder Bestrafung die intrinsische Motivation untergraben, auch positive Verstärkungen wirken reduzierend (Blickhan, 2018; Brandstätter et al., 2018). Zusammengefasst kann eine positive Verstärkung einer intrinsisch motivierten Handlung eine zukünftige Reduktion des damit in Verbindung stehenden selbstgesteuerten Verhaltens zur Folge haben (Deci & Ryan, 1993, 2000). Als Beispiel könnte folgendes Szenario herangezogen werden: Ein Kind baut im Urlaub am Strand eine Sandburg aus reiner Lust und Spaß an der Tätigkeit, es handelt demnach intrinsisch. Der Vater, der dadurch eine Stunde Ungestörtheit erleben durfte, belohnt das Kind mit zehn Euro. Durch die Verstärkung des Vaters kann in Zukunft beim Kind der vormals selbstbestimmte Anreiz durch die Aussicht auf Geld externalisiert werden. Dieses Beispiel soll nicht die Relevanz des Verstärkerlernens aus dem Behaviorismus schmälern, sondern lediglich darauf hinweisen, dass intrinsische Motivation keiner weiteren Verstärkung von außen bedarf.

11.2 Theorie der organismischen Integration

Aber auch die extrinsische Motivation spielt aufgrund der Annahme, dass intrinsische und extrinsische Motivation nicht gegensätzlich aufzufassen ist, eine Rolle in der Selbstbestimmungstheorie (Deci & Ryan, 1993, 2000). Bezugnehmend auf das Motivationskontinuum werden neben der intrinsischen Motivation vier Formen der extrinsisch motivierten Verhaltensregulationen angenommen. Wie bereits beschrieben wird, beginnend mit der externalen Regulation, das Verhalten durch äußere positive oder negative Verstärkung geregelt und ist somit fremdbestimmt. Ebenso geht es bei der zweiten Form, der introjizierten Regulation darum, Schuld und Angst zu vermeiden. Die dritte Ausprägung, die identifizierte Regulation, hat im Gegensatz dazu bereits selbstbestimmte Anteile, da sie in Übereinstimmung mit den eigenen Werten erfolgt. Ein weiterer Schritt in das selbstbestimmte Handeln zeigt sich in der vierten Form, der integrierten Regulation, wobei der Anreiz zur

Handlung dem Selbstkonzept entspringt (Brandstätter et al., 2018). Durch Prozesse der Internalisation und Integration können demnach kontrollierte Handlungen in selbstbestimmtes Tun übergeführt werden. Zum Beispiel könnte ein Sohn von seinem Vater, der ein leidenschaftlicher Fußballer ist, die Liebe zu diesem Hobby übernehmen. Obwohl es Anfangsschwierigkeiten gibt und der Sohn Angst vorm Ball, vor Schmerzen und Stürzen hat, will er dem Vater gefallen und hält durch. Mit der Zeit entwickelt sich beim Sohn Interesse und Spaß und er spielt Fußball um seiner selbst willen und nicht mehr, um den Vater zu gefallen (Deci & Ryan, 1993, 2000).

11.3 Ableitung von Interventionen

Aus der Ursprungstheorie von Deci und Ryan (1993) können drei Interventionen zur Forcierung der Selbstbestimmung abgeleitet werden, welche sich alle auf die drei psychischen Grundbedürfnisse beziehen, die zuvor im **Kapitel 10** als Macht, Leistung und Anschluss beschrieben wurden. Oder frei nach Goethe (1980): „Des Menschen größtes Verdienst bleibt wohl, wenn er die Umstände so viel als möglich bestimmt und sich so wenig als möglich von ihnen bestimmen läßt [sic]".

- *Förderung des Autonomieerlebens:* Wird die Autonomie gleichbedeutend zur Macht gesehen, können kontrollierende Maßnahmen, die man als Druck erlebt, die intrinsische Motivation untergraben. Dagegen verstärken Maßnahmen zur Unterstützung der Eigeninitiative und Wahlfreiheit die intrinsische Motivation oder halten sie aufrecht. In der Interaktion wirken sich das Angebot von Wahlmöglichkeiten und die Äußerung von anerkennenden Gefühlen, wie ein konstruktives Feedback, in der Regel positiv auf die Förderung des Autonomieerlebens aus (Deci & Ryan, 1993).
- *Förderung des Kompetenzerlebens:* Die Leistungskomponente baut auf wesentliche Elemente auf, wie *optimales Anforderungsniveau* und *positives Feedback*. Dementsprechend geht ein optimales Anforderungsniveau mit einer Passung zwischen Anforderungen einer gezielten Tätigkeit und dem aktuell gegebenen Fähigkeitsniveau einher. Eine Aufgabe darf nicht als zu schwer und nicht als zu leicht empfunden werden. Auch das positive Feedback zur Stärkung der wahrgenommenen Kompetenz soll nicht kontrollierend empfunden werden und sich auf Sachverhalte, die aus der selbstbestimmten Handlung resultieren, beziehen (Deci & Ryan, 1993).
- *Förderung von sozialer Einbindung*: Ebenso wie die Anschlussmotivation können auch die beiden vorher genannten psychischen Grundbedürfnisse durch das

soziale Umfeld verstärkt werden. Vor allem entwickelt sich extrinsische Motivation am stärksten in sozialer Eingebundenheit und – wie beschrieben – kann unter bestimmten Voraussetzungen eine Entwicklung von extrinsisch zu intrinsisch erfolgen. Ausgehend davon, dass sich jeder einzelne Mensch mit anderen in einem Sozialmilieu verbunden und anerkannt fühlen möchte, setzt die Erfüllung von psychologischen Grundbedürfnissen, eine Anteilnahme von wichtigen Bezugspersonen voraus (Deci & Ryan, 1993).

Beispiel aus der Praxis

Als Beispiel aus der Praxis der Übergangspflege könnten die drei Interventionsansätze im Rahmen eines differenzialdiagnostischen Ausganges folgend einfließen: Die Patientin, in diesem Fall Fr. Müller, möchte wieder nach Hause zurückkehren und stimmt deshalb der Unterstützung beim Übergang vom Krankenhaus nach Hause zu. Sie wird infolge in die Entscheidungen des weiteren Vorgehens miteinbezogen. Vor dem Ausgang bekommt Fr. Müller ihren Schlüssel in die Hand, welcher vorher für sie unzugänglich in einem versperrten Spint verwahrt wurde. Auf der Fahrt nach Hause wird sie aufgefordert, die Pflegeperson zu ihrer Wohnadresse zu lotsen. Dort bewältigt sie weitgehend eigenständig Stiegen und Hindernisse, die Pflegeperson hält sich dabei überwiegend im Hintergrund, ist aber jederzeit bereit, bei Bedarf helfend einzugreifen. Ergänzend sei bemerkt, dass Fr. Müller zuvor auf der Station nur auf ebener Strecke mit Hilfe eines Rollmobils und in Begleitung gehfähig war. In der Wohnung bestimmt sie, wie selbstverständlich und gemäß ihrer Gewohnheit, was besichtigt wird, bietet der Pflegeperson ein Getränk an und erzählt dabei das, was sie von sich preisgeben will.

Der Theorie-Praxis-Bezug bezieht sich im Rahmen der Durchführung des Ausganges vorerst auf die Konfrontation mit der Leistungskomponente, indem Fr. Müller ihre Mobilität, die Alltagsfähigkeiten etc. unter Beweis stellen kann, immer auf das selbstgewählte Ziel ausgerichtet, der Entlassung ins häusliche Umfeld. Die Aufgabe der Übergangspflege ist es, sie dabei vor Über- und Unterforderung zu schützen – im Sinne des optimalen Anforderungsniveaus. Begleitet von positivem Feedback, das auf ihre Bemühungen gerichtet ist und auf einem gelungenen Beziehungsaufbau gründet, soll sie in diesem Sinne sowohl gefördert als auch geschützt werden. Somit erfährt Fr. Müller Ermutigung und Wertschätzung ihrer Fähigkeiten, sowie gegebenenfalls Unterstützung in Tätigkeiten, welche sie aktuell überfordern würden.

Um den Hintergrund der angeführten Interventionen weiter zu verdeutlichen, möchte die Autorin abschließend noch einmal explizit die Verbindung zwischen der Selbstbestimmungstheorie und den verschiedenen Formen der Motivation herausstellen. Das selbstbestimmte Steuern von Handlungen steht in Abhängigkeit zur Erfüllung der psychologischen Grundbedürfnisse (Leistung, Anschluss und Macht). Die Befriedigung dieser Bedürfnisse im Rahmen förderlichen Verhaltens der Umgebung lässt die Entstehung intrinsischer Motivation zu. Dadurch eröffnet sich die Möglichkeit, zuvor in einem geschützten Rahmen erprobtes Verhalten, zukünftig auch selbstbestimmt und unabhängig vom Umfeld einzusetzen (Blickhan, 2018). Die Erhaltung und Förderung der Selbstbestimmung und -befähigung führt zu den nächsten Theorie-Konstrukten aus dem Selbstkonzept über. Insbesondere beeinflusst die Fähigkeit, selbst handeln zu können, den Glauben an die eigene Wirksamkeit, das Kontrollerleben und die Einschätzung des eigenen Wertes.

12 Selbstwirksamkeitserwartung

Die Theorie der Selbstwirksamkeitserwartung (perceived self-efficacy) geht auf die sozial-kognitive Lerntheorie von Albert Bandura aus den 1970-er Jahren zurück und besagt, dass der Glaube an sich selbst und die eigene Gestaltungskraft eine grundsätzliche Bedingung in der Entwicklung von der Kindheit bis ins hohe Alter darstellt (Gudjons, 2016). Demzufolge lautet die Definition: „Selbstwirksamkeitserwartung ist die subjektive Gewissheit, neue oder schwierige Anforderungssituationen aufgrund eigener Kompetenz bewältigen zu können" (Schwarzer & Jerusalem, 2002, S. 521). Das Selbst und das Wissen darüber wird als Selbstkonzept bezeichnet. Insofern kann die Theorie als eine Ordnung von selbstbezogenen, gespeicherten Informationen im Gedächtnis definiert werden, die Kernsätze über die Erwartungen von Kompetenzen und Konsequenzen von Handlungen enthalten (Bandura, 1977). Selbstwirksamkeitserwartung (SWE) wird demnach nicht nur der Motivation, sondern auch der Kognition untergeordnet, da ein bestimmtes Verhalten erst von einer Person gezeigt wird, wenn es vorher positiv bezüglich Überzeugung und Kompetenzerwartung beurteilt wurde. Darum bedingt eine Veränderung der Überzeugung an die eigene Wirksamkeit auch unbedingt eine Anpassung des Verhaltens (Bandura, 1997; Gudjons, 2016; Ruholl, 2007).

Es gibt eine große Anzahl an Untersuchungen zur SWE, die alle zeigen, dass Personen mit hoher Ausprägung einen starken Glauben an die eigene Kompetenz haben. Sie meistern schwierige Aufgaben besser und ausdauernder im Vergleich zu Personen mit geringer Erwartungshaltung an die eigene Wirksamkeit. Insbesondere gründet eine dauerhaft effiziente Selbstregulation auf einer generalisierten positiven Erwartungshaltung, was mitunter das Risiko für Angststörungen und Depressionen senkt. Vor diesem Hintergrund ist eine hohe Selbstwirksamkeitserwartung mit einer depressiven Verstimmung inkompatibel und soll im Rahmen ihres Konzeptes die Bewältigungsfähigkeit von problemorientierten Auseinandersetzungen mit stressreichen Situationen fördern (Schwarzer & Jerusalem, 2002). Jedoch merkt Blickhan (2018) an, dass eine hohe SWE auch automatisch hohe Ansprüche von der Person abverlangt und in der Folge die Gefahr einer Überforderung in sich birgt, daher bedingt eine gelingende Lebensbewältigung ein geregeltes Maß an Selbstwirksamkeitserwartung, das weder über- noch unterfordert. Vertiefend dazu werden zur Erklärung der Relevanz dieses Themas für das Klientel der Übergangspflege zwei weitere Begrifflichkeiten herangezogen:

Optimistische Erwartungen: Liegen alle notwendigen personalen Ressourcen zur Bewältigung von Herausforderungen vor, geht eine hohe Selbstwirksamkeitserwartung mit einer optimistischen persönlichen Überzeugung einher. „Perceived self-efficacy is concerned not with the number of skills you have, but with what you believe you can do with what you have under a variety of circumstance" (Bandura, 1997, S. 37). Im Sinne der Lebensbewältigung können positive Erwartungshaltungen einen problemlösungsorientierten Umgang mit Krisen und Krankheiten ermöglichen. Laut Schwarzer und Jerusalem (2002) kann z. B. ein erkrankter Mensch das Ausmaß seiner körperlichen Erregung (Ängste, Zweifel, Risiken ...) in Grenzen halten, indem er eine optimistische Erwartungshaltung im Hinblick auf seine Genesung hat. Dies eröffnet für eine erkrankte Person die Möglichkeit eines gezielten, aktiven und kooperativen Umgangs im Kontext ihrer Erkrankung und Genesung, und dies im Sinne von Selbstmanagement. Parallelen dazu findet man im gesundheitspsychologischen Salutogenese-Konzept, insofern geht eine generalisierte positive Einstellung mit einem positiven Gesundheitszustand konform. Jedoch bestehen nicht nur Zusammenhänge zwischen der Selbstwirksamkeit und einer positiven Erwartungshaltung bei Gesundheitsproblemen, vielmehr zeigen sich Hinweise des Vorliegens einer reduzierten Selbstwirksamkeit in Verbindung mit psychischen Störungen. Eine geringe Ausprägung kann z. B. ein Vermeidungsverhalten auslösen, das infolge zu einer Distanzierung von angstmachenden Situationen oder Verhaltensalternativen führt. Parallel dazu ist auch die Bewältigungsfähigkeit aufgrund einer Reduktion des Durchhaltevermögens beeinträchtigt. In Summe entwickelt sich aus diesen beiden Komponenten eine Dynamik, die zum weiteren Nachlassen der Selbstwirksamkeit führt und die Entstehung von manifesten Angst- oder Suchterkrankungen fördern kann. Wenn sich Personen als inkompetent betrachten, richten sie ihre Aufmerksamkeit vermehrt auf sich. Sie entziehen sich der Situation und überschätzen die Schwierigkeiten, was zu einem erhöhten Erregungsniveau und schlechteren Leistungen führt.

Somit ist die Verminderung der Selbstwirksamkeit ein entscheidender Faktor für den Umgang mit der eigenen Gesundheit, insbesondere bei Patient*innen mit Angst, Suchtproblematiken oder bei der Schmerzbewältigung (Bandura, 1977, 1997; Ruholl, 2007).

Locus of control: Dieser Fachbegriff entstammt der Attributionstheorie, die sich mit Ursachenzuschreibungen und deren Unterscheidung in internale und externale Kontrollüberzeugungen auseinandersetzt. Im Rahmen der internalen Kontrollüberzeugung zeigt sich bei der Theorie der SWE eine gezielte Einflussnahme auf die Umwelt. Die hohe Erwartungshaltung bezieht sich dabei auf den Glauben, etwas bewirken zu können und auch in schwierigen Situationen handlungsfähig zu bleiben. Bei der externalen Kontrollüberzeugung wird hingegen die Ursache von Ereignissen, dem Zufall oder Glück, bzw. dem Wirken von anderen Personen oder äußeren Umständen zugeschrieben. Die Verantwortung für das Ergebnis liegt demnach nicht bei der Person selbst und entzieht sich somit der eigenen Kontrolle, was mit einer niedrigen SWE einhergeht (Blickhan, 2018). Daraus wird ersichtlich, dass das Konstrukt der Selbstwirksamkeit mit der Attribution verwandt ist (Weiner, 1976). Jede Person schreibt bzw. attribuiert den Ereignissen um sich herum Ursachen zu und handelt dabei immer in ähnlichen Mustern. Es gibt vier Attributionsfaktoren, die in Fähigkeit, Anstrengung, äußere Umstände und Zufall unterteilt werden. Diese unterliegen wiederum drei Attributionsdimensionen: Lokalisation, Stabilität und Kontrollierbarkeit. Dabei wird die Lokalisation der Kontrolle in internale oder externale Ursachen unterteilt. Die Stabilität unterscheidet sich in variabel und stabil, und die Kontrollierbarkeit zeigt das Ausmaß der willentlichen Kontrolle über das Ereignis, indem Zustände als global oder spezifisch bezeichnet werden (Egger, 2015). Es konnte empirisch belegt werden, dass Menschen mit einer geringen Selbstwirksamkeitserwartung Erfolge eher dem Zufall und Misserfolge dem eigenen Unvermögen zuschreiben (Schwarzer & Jerusalem, 2002).

Zur Veranschaulichung ein praxisnahes Beispiel aus der Übergangspflege (**Tab. 12-1**).

Ableitend von der beschriebenen Theorie wirkt es sich im Krankheitsfall besonders positiv auf die Selbstwirksamkeitsüberzeugung einer Person aus, wenn *gutes* Befinden mit der effizienten Bewältigung von gesundheitlichen Problemen in Verbindung gebracht, also internalisiert wird. Hingegen soll *schlechtes* Befinden (z. B. Schwere der Erkrankung) externalisiert und als gegenwärtige Beeinträchtigung mit Hoffnung auf Verbesserung gesehen werden (Schwarzer & Jerusalem, 2002).

Tabelle 12-1: Beispiele von Attributionen (Kessler, 2010, S. 63) (Anpassungen durch die Autorin)

	Internal stabil	Internal variabel	External stabil	External variabel
Global	Verbalisiert, überhaupt nicht aufstehen zu können, aufgrund allgemeiner Unfähigkeit.	Äußert, dass körperliche Symptome zurzeit das Aufstehen verhindern (Schwindel, Schwäche ...)	Verbalisiert, dass die Behandlungen durch das Krankenhauspersonal daran schuld sind, nicht mehr aufstehen zu können.	Verbalisiert, dass heute ein schlechter Tag zum Aufstehen wäre.
Spezifisch	Verbalisiert, zum aktuellen Zeitpunkt nicht aufstehen zu können.	Zeigt momentanes Desinteresse zum Aufstehen.	Verbalisiert, dass eine bestimmte Pflegeperson nicht in der Lage wäre, beim Aufstehen behilflich zu sein.	Macht die Höhe des Bettes dafür verantwortlich, nicht aufstehen zu können.

12.1 Unterscheidungen und Dimensionen der SWE

Darüber hinaus gibt es auch Unterschiede zwischen einer generalisierten und einer handlungsspezifischen Selbstwirksamkeitserwartung. Eine generalisierte Form zeigt sich bei Personen, die der Überzeugung sind, alle Herausforderungen im Leben grundsätzlich bewältigen zu können. Im Gegensatz dazu beziehen sich handlungsspezifische Selbstwirksamkeitserwartungen auf konkrete Handlungen in einem bestimmten Kontext. Als Beispiel kann ein Patient die Erwartung haben, die drei Stockwerke zu Hause eigenständig bei einem Ausgang zu bewältigen, obwohl er im Krankenhaus bis jetzt nur ein Stockwerk geschafft hat. Somit eignet sich die handlungsspezifische Verhaltensvorhersage zur Ableitung von konkreten Interventionen (Ruholl, 2007).

Ergänzend dazu gibt es noch drei zentrale Dimensionen der Selbstwirksamkeitserwartung im Hinblick auf Schwierigkeit, Allgemeinheit und Stärke. Die Anforderungsschwierigkeit variiert zwischen sehr leicht und sehr komplex, ebenso wird unterschieden zwischen spezifischen und allgemeinen Situationen. Die Stärke der Überzeugung richtet sich nach der Gewissheit einer Person, bestimmte Anforderungen bewältigen zu können und steht in Abhängigkeit mit der Ausdauer und Anstrengung für eine Zielerreichung. Eine starke Überzeugung der eigenen Kompetenzen nimmt bei positiven Erlebnissen weiter zu und bleibt längere Zeit aufrecht. Hingegen reichen bei einer geringen Überzeugung wenige Misserfolgserlebnisse aus, um diese weiter zu reduzieren (Bandura, 1997). Selbstwirksamkeitserwartungen beeinflussen deshalb die Auswahl von Handlungen, die Höhe der investierten Anstrengung, die Ausdauer angesichts von Hindernissen und indirekt den Grad des Handlungserfolgs (Schwarzer & Jerusalem, 2002).

Quellen der Selbstwirksamkeitserwartung: In Situationen in denen Menschen miteinander agieren und kommunizieren, um zusammen ihre soziale Zukunft zu gestalten, entwickelt sich der Glaube an sich selbst. Die SWE ist demnach eine Folge der eigenen Lerngeschichte und wie bei der Kontrollüberzeugung bereits beschrieben, stärken eigene Erfolgserlebnisse in schwierigen Situationen den Glauben an die eigenen Fähigkeiten und die zukünftige Bewältigung vergleichbarer Erlebnisse. Im Gegensatz dazu begünstigen Misserfolgserlebnisse in Konfrontation mit ähnlichen Situationen eher ein Vermeidungsverhalten (Blickhan, 2018).

Selbstwirksamkeit als Ressource: Um schwierige Dinge bewältigen zu können, erfolgt ein permanentes Abwägen der Anforderungen mit den eigenen Kompetenzen, damit Entscheidungen für bestimmte Handlungen bzw. Bewältigungsreaktionen getroffen werden können (Schwarzer, 2000). Es ist empirisch belegt, dass die Selbstwirksamkeitserwartung eine Ressource im Bewältigungsverhalten darstellt, insbesondere bei Menschen mit optimistischer Grundhaltung. Speziell im Umgang mit Stress, chronischen Schmerzen, der Entwöhnung von Abhängigkeiten und dem Aufbau von Gesundheitsverhalten kommt dies zum Tragen (Schwarzer, 2000).

12.2 Interventionen zur Stärkung der SWE

Die Übergangspflege hat durch Beobachtung und Befragung der Klient*innen die Möglichkeit, eine Einschätzung der aktuellen Erwartung an die eigenen Fähigkeiten vorzunehmen. Konkret gelingt das mit dem Instrument zur Erfassung der Allgemeinen Selbstwirksamkeit. Wie bereits bei den Assessments des methodischen

Teils beschrieben, kommt die Kurzskala jeweils zu Betreuungsbeginn und -ende zum Einsatz (**Kap. 4.1**). Verweist im Einzelfall das Ergebnis auf einen Unterstützungsbedarf, orientieren sich die Interventionen vor dem Hintergrund der beschriebenen theoretischen Annahmen an folgende Kriterien:

- *Erfolgserlebnisse:* Auch im späteren Lernprozess können Erfolgserlebnisse zur Erhöhung der SWE, in Verbindung mit dem entsprechenden Attributionsstil – internal/stabil eingesetzt werden, um die Eigenverantwortung für den zukünftigen Erfolg in ähnlichen Situationen zu verstärken (Blickhan, 2018). Eine mögliche Aussage dazu könnte sein: „Ich habe mein Bestes gegeben und habe es geschafft, ich bin stolz auf mich"! Auch bei einem Misserfolgserlebnis kann eine SWE stabil bleiben, wenn die Ursache external/variabel gesehen wird: „Das war eine schwierige Situation, das nächste Mal bin ich dafür besser gewappnet". Erfolgt dagegen die Attribuierung internal/stabil, führt dies zur Beeinträchtigung der SWE und unter Umständen zu einem möglichen Denkansatz: „zu dumm dafür zu sein" (Blickhan, 2018).
- *Stellvertretende Erfahrung:* Beobachtungen von erfolgreichen Bewältigungen einer anderen Person können infolge auch die eigene Wirksamkeit erhöhen. Insbesondere gelingt dies bei beobachteten Verhalten von geachteten Personen mit Vorbildfunktion. Im Gegensatz dazu können sich beobachtete Misserfolgserlebnisse für die eigene SWE als hinderlich erweisen (Blickhan, 2018).
- *Verbale Ermutigung:* Auch Mutzusprechungen von Personen, zu denen eine positive und stabile Beziehung besteht, kann das Selbstvertrauen unterstützen, aber nur im Sinne einer spezifischen Förderung. Hierbei ist das richtige Maß der Anforderung wesentlich, denn Überforderungen können das Gegenteil bewirken (Blickhan, 2018).
- *Emotionale Erregung und körperliche Signale:* Die subjektive Seite der SWE nährt sich von positiven Emotionen und innerer Ruhe. Hingegen sind negative Gefühle in Stresssituationen mit einem negativen Affekt gekoppelt, was in der Folge zu einer Reduktion der Selbstwirksamkeitserwartung führen kann. Dieselbe Problematik zeigt sich bei physiologischen Belastungen, die mit starken körperlichen Reaktionen verbunden sind, wie Herzklopfen oder Angstzuständen. Wenngleich sich das Erleben positiver Emotionen wiederrum ausgleichend auf diese negativen Effekte auswirken kann (Blickhan, 2018).
- *Imaginäre Erfahrungen:* Neben Bandura (1997) haben sich auch Maddux und Kleimann (2022) mit dieser Methode zur Erhöhung der SWE beschäftigt. Die Kunst dabei bezieht sich auf das Erlernen von Verhaltensweisen, durch die reine Vorstellungskraft, um damit realistische Situationen in Zukunft erfolgreicher bewältigen zu können.

- *Bedeutung von Nahzielen:* Erreichbare Erfolgserlebnisse können durch das Setzen von erstrebenswerten und persönlich bewältigbaren Zielen gefördert werden. Derartige Bestrebungen sind in ihrer motivationalen Wirkung nicht unabhängig von ihrer zeitlichen Entfernung. Nahziele können deshalb einen direkten Anreiz auf Erfolgserlebnisse vermitteln. Gerade im Prozess der Entwicklung von Selbstwirksamkeit stellen kurzfristig gesetzte Ziele eine wirksame Strategie dar, um Erfolge schrittweise zu erreichen (Schwarzer & Jerusalem, 2002). Insbesondere profitieren Menschen mit geringem Selbstwert und/oder Misserfolgsorientierung von dieser Methode. Als erste Herangehensweise werden Ziele zunächst in Absprache fremdgesetzt, wobei darauf zu achten ist, dass sie einen Anreiz sowie ein Gefühl der Herausforderung darstellen und grundsätzlich bewältigbar für die/den Betroffene/n sind. Die daraus resultierenden Kompetenzzuwächse führen zu positiven Affekten wie Zufriedenheit, Genugtuung und Stolz. Zumal das Gefühl, sich selbst beweisen zu können, die Entwicklung von intrinsischen Motivationsverhalten fördert und sich infolge positiv auf die SWE auswirkt (Schwarzer & Jerusalem, 2002).
- *Förderung der individuellen Bewältigungsstrategien:* Es kommt bei der Beeinflussung der SWE immer darauf an, wie die/der Einzelne seine Gesamtsituation bzw. die Rahmenbedingungen subjektiv einschätzt. Deshalb sollten Interventionen zur Begünstigung von Bewältigungsstrategien individuell abgestimmt werden, im Einklang mit den Gewohnheiten und gemäß der Persönlichkeitsstruktur.
- *Lernen am Erfolg:* Ein Projekt *Evidence based Practice* der Übergangspflege in Zusammenarbeit mit der Geriatrie beschäftigte sich mit der Theorie *Lernen am Erfolg* von Edward Lee Thorndike (1874–1949) und speziell, wie diese sich positiv auf die Handlungsorientierung der betroffenen Menschen auswirken kann. Patient*innen einer geriatrischen Abteilung wurden im Rahmen von Trainings und positiver Verstärkung dazu angehalten, den Nachmittagskaffee in einem gemeinsamen Aufenthaltsbereich einzunehmen, um die Isolation in den Zimmern zu reduzieren und die Mobilität etc. zu fördern. Die Praxiserfahrung zeigte einen guten Erfolg der Maßnahmen, jedoch sind empirische Ergebnisse dafür ausständig. Die Theorie enthält drei Hauptgesetze, an welchen sich die Handlungsoptionen im Rahmen des Projektes orientierten: G1: Gesetz der Übung: Wenn Reiz-Reaktionsmuster in kurzen Abständen häufig geübt werden, dann nehmen diese Verbindungen die Form neuronaler Bahnen an, welche die Grundlage des Lernens bedingen. G2: Gesetz der Wirkung: Wenn kurz vor einem befriedigenden Zustand, Reaktionen gezeigt werden, dann treten diese mit größter Wahrscheinlichkeit häufiger auf. Kommt es hingegen unmittelbar

vor einem unbefriedigenden Zustand zu derartigen Reaktionen, werden diese in Zukunft wahrscheinlich nicht wiederholt. G3: Gesetz der Bereitschaft: Wenn bei einem Lebewesen eine Lernbereitschaft in Form von Bedürfnissen (z.B. Hunger, Anschluss) vorliegt, dann zeigt sich ein Lernerfolg.

Grundsätzlich zielen Interventionen dieser Art einerseits auf die Unterstützung zum Lernen von Fertigkeiten ab und andererseits auf den Umgang mit sich selbst (Gerrig & Zimbardo, 2008; Mazur, 2006).

13 Selbstwertkonzept

Das Selbstwertgefühl, als ein Teil des Selbstkonzeptes, beinhaltet die positiven und negativen Bewertungen von sich selbst und die Überzeugungen, wie andere darüber denken (Gerrig & Zimbardo, 2008). „Der Selbstwert ist die Summe aus der Selbstbeobachtung, dem sozialen Vergleich mit anderen und dem Feedback des Umfeldes. Der Selbstwert entsteht aus den subjektiven und emotionalen Bewertungen des Selbst und hängt auch mit der Zielerreichung zusammen“ (Blickhan, 2015, S. 219). Übergeordnet können drei Komponenten des Selbstwertes benannt werden, wobei sich diesbezüglich unterschiedliche Beschreibungen in der Literatur finden. Nach Kernis (2006) besteht der Selbstwert aus kognitiven, affektiven und motivationalen Komponenten und stellt eine vergleichsweise stabile persönliche Eigenschaft dar.

Selbstwert und Identität: William James (1890, zitiert nach Abels, 2017, S. 138) postulierte dagegen, dass alle Elemente der Identität zum eigenen Selbst gehören. Entwicklungspsychologisch gesehen kann daher die Selbstwertschätzung in Orientierung an die Entwicklungsstufen nach Erikson (1998) in drei Phasen entstehen (Blickhan, 2018; Mruk, 2013). Die zentrale Entwicklungsaufgabe im Säuglings- und Kleinkindalter ist der Aufbau von Vertrauen. Wenn kontinuierlich auf die Bedürfnisse des Kindes eingegangen wird, kann sich aufgrund der erfahrenen Wertschätzung eine vertrauensvolle Beziehung entwickeln und die Überzeugung, wertvoll zu sein. In weiterer Folge wird das Kind im Vorschul- und Schulalter, im erweiterten Umfeld, mit dem Umgang von Erfolg und Misserfolg konfrontiert. Die Einordnung des eigenen Wertes erfolgt somit im sozialen Vergleich. Wiederrum wirkt sich eine positiv erfahrene Wertschätzung wesentlich auf den weiteren Aufbau des Selbstwertes aus. Infolge stellt sich in der Pubertät u.a. die Aufgabe zur Ausbildung der Identität. In Abgrenzung zur Herkunftsfamilie wird dabei ein persönlicher und befriedigender Selbstentwurf entwickelt. Durch Assimilation werden Erfahrungen integriert, um daraus ein kohärentes Selbst- und Weltbild auszubilden und sich an bestehende Gegebenheiten anzupassen. In dieser Entwicklungsphase geht es darum, Selbstverantwortung für das Leben zu übernehmen sowie Selbstwirksamkeit und Akzeptanz für andere Weltbilder zu entwickeln. Nunmehr fließen Wertschätzung und Selbstwert zusammen in die Selbstwertschätzung (Blickhan, 2018; Mruk, 2013).

13.1 Hintergründe zur Ableitung von Interventionen

Das Selbstwertgefühl ist eine generalisierte Bewertung des Selbst und hat damit massive Auswirkungen auf Gedanken, Stimmungen und Verhalten, infolgedessen geht ein geringer Selbstwert mit weniger Selbstsicherheit einher (Gerrig & Zimbardo, 2008). Untersuchungen zeigen, dass Personen mit geringer Ausprägung weniger Aussagen über sich treffen können im Vergleich mit Personen mit höherem Selbstwert. Eine geringere Bewertung bedingt demnach einen Mangel an Wissen über die eigene Person und führt zur Fehleinschätzung der eigenen Fähigkeiten. Grundsätzlich liegt es aber in der Natur des Menschen, ihr Selbstwertgefühl zu bewahren, dafür kommen auch Formen der Selbstaufwertung zum Tragen. Zweifelt z. B. eine Person an ihrer Leistung, könnte sie die Handlung abbrechen und sich stattdessen eine Ausrede, die keinen Mangel an Fähigkeiten aufweist, zur Erklärung des Misserfolges zurechtlegen. Gemäß Gerrig und Zimbardo (2008) handelt es sich hierbei um eine Selbstbenachteiligung bzw. -beeinträchtigung. Als Beispiel wird ein Student angeführt, der statt Lernen eine Party feiert, da er davon ausgeht, die Prüfung auch mit Lernen nicht positiv bewältigen zu können. Somit kann er seinen Misserfolg in Nachhinein auf den Mangel an Anstrengung schieben, anstatt sich und den anderen ein Defizit der eigenen Fähigkeiten einzugestehen. Diese Selbstbeeinträchtigung weist auf einen wichtigen Aspekt der Selbstachtung im Zusammenhang mit der Selbstdarstellung hin und kommt deshalb häufiger vor, wenn die Ergebnisse einer breiteren Masse zugänglich sind. In diesem Sinne präsentiert sich ein Mensch mit hohem Selbstwert eher als ehrgeizige, aggressive und risikofreudige Person. Im Gegensatz dazu wird sich ein Mensch mit geringer Ausprägung eher behutsam und vorsichtig verhalten (Gerrig & Zimbardo, 2008).

13.2 Ansätze zur Selbstwertstärkung in der Praxis

In den 1980-er Jahren entstanden viele Programme zur Stärkung des Selbstwertes, die sich allerdings nicht alle als praktikabel erwiesen. Eine wirksame Beeinflussung sollte sich deshalb vordergründig auf einzelne Komponenten des Konstruktes fokussieren. Beachtung findet auch die Tatsache, dass die Wirkung einer Selbstwertstärkung so lange ausbleibt, bis eine Leistung gelingt, auf die man sich beziehen kann. Das Selbstwertgefühl steigt demgemäß aufgrund einer gelungenen Leistung und den damit empfundenen Erfolg (Gerrig & Zimbardo, 2008). Als weiteren Ansatz kann hier auch das Reattributionstraining beschrieben werden, welches bereits im Rahmen der Leistungsmotivation vorgestellt wurde.

Nach dieser Auswahl von Grundlagen, die das Handeln der Übergangspflege beeinflussen und deren Relevanz verdeutlichen, folgt ein Übergang zu speziellen Verhaltensweisen, die im beschriebenen Arbeitsfeld gehäuft beobachtet werden und als Herausforderung für Betreuungspersonen gesehen werden können. Fundiertes Hintergrundwissen, um sich herausfordernden Verhalten verstehend annähern zu können, ermöglicht eine professionelle Distanz zu den betreuten Personen. Zumal ein Verhalten der Ablehnung und Krankheitsuneinsichtigkeit, bei den Betreuungspersonen Emotionen auslösen können, die sich z. B. in Ärger auf eine/n Klientin/en widerspiegeln können. Eine solche Wertung ist jedoch schwer mit dem Respekt vor dem Menschen vereinbar und blockiert in erster Linie die professionelle Handlungsorientierung. Der Lösungsweg ist ein Perspektivenwechsel in die Metaebene zu wissenschaftlichen Theorien und Forschungsergebnisse, die Phänomene beschreiben und mögliche Handlungsoptionen zur Unterstützung der Lebensbewältigung aufzeigen.

14 Theorie der Reaktanz

Ein Zusammenhang mit einem Verhalten des Widerstandes aufgrund einer Einschränkung der subjektiven Freiheit wird definiert als „. ... ein Erregungs- und Motivationszustand mit dem Ziel, die eingeengte oder blockierte Freiheit wiederherzustellen“ (Herkner, 2008, S. 102). Die menschliche Motivation ist auf den Erhalt der eigenen Freiheit ausgerichtet. Ab welchem Ausmaß sich eine Person in ihren Verhaltens- und Erlebnisalternativen durch Freiheitseinschränkung nach Freiheitserwartung blockiert und bedroht fühlt, steht im Zusammenhang mit individuellem Erleben und Vorerfahrungen. Demzufolge hängt in Situationen, in denen die eigene Freiheit bedroht ist, der Umfang der Reaktanz von der Höhe der Bedrohung und der Wichtigkeit der dadurch eingeschränkten Dimension ab. Zudem können die Bewältigungsstrategien als Reaktion auf wahrgenommene Freiheitseinschränkungen rein kognitiv und somit nicht unbedingt sichtbar verlaufen oder durch nach außen hin gezeigtes aggressives Verhalten gekennzeichnet sein (Sittenthaler et al., 2015a).

Theorieausschnitt: Brehm (1966), der diese Theorie prägte, setzt den Begriff der subjektiven Freiheit in den Mittelpunkt. Es gibt keine Standards, ab wann Reaktanz grundsätzlich auftreten kann, da jeder Mensch seinen Freiheitsgrad, innerhalb dessen er Wohlbefinden empfindet, selbst festlegt. Die Reaktanz hängt grundsätzlich neben der Situations- und Interaktionsspezifität auch von der eigenen Persönlichkeit, Biografie und dem kulturellen Hintergrund ab. Demzufolge fühlt sich eine Person mit hoher Selbstbestimmung schneller in ihrer subjektiven Freiheitserwartung eingeschränkt. Gleichermaßen gibt es Unterschiede in der kulturellen Ausprägung, zumal die Stärke des Auslösers bestimmt, wie ausgeprägt sich das reaktante Verhalten zeigt (Steindl et al., 2015). Reaktanz tritt nur auf, wenn eine Person an ihre Freiheit glaubt und darin eine Bedrohung fühlt. Dabei gibt es unterschiedliche Ausprägungen, abhängig von der Attraktivität der Ziele und der eigenen Einschätzung und ob durch das Verhalten die eigene Freiheit wiedererlangt werden kann (Miron & Brehm, 2006).

14.1 Prozesse der Reaktanz

Neben körperlich nachweisbaren Parametern, wie erhöhter Puls und Anstieg der Hirnaktivität, gibt es drei Prozesse, die dem beobachtbaren Verhalten der Reaktanz vorgeschaltet sind (**Abb. 14-1**).

- Bei den affektiven bzw. emotionalen Prozessen spricht man vordergründig von der negativen Emotion, wie Ärger und empfundene Schuldzuweisung vonseiten des Gegenübers. Hier wird deutlich, dass der Auslöser immer in der Interaktion stattfindet (Steindl et al., 2015).
- Der kognitive Prozess ist ebenfalls von zwei Komponenten gekennzeichnet; entweder ist er stärker impulsiv oder stärker kognitiv und reflexiv beeinflusst. Bei der kognitiv-reflexiven Variante kann sich reaktantes Verhalten nicht nur unmittelbar nach dem Auslöser, sondern auch Tage später nach wiederholtem Kontakt zeigen (Steindl et al., 2015).

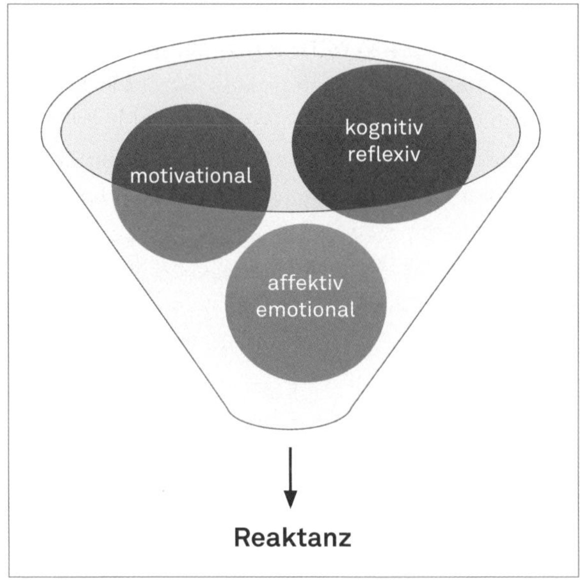

Abbildung 14-1: Die Prozesse der Reaktanz (Quelle: Eigendarstellung in Anlehnung an Steindl et al., 2015)

- Der motivationale Prozess steuert den Willen für die Bemühungen, die eigene Freiheit wiederherzustellen bzw. aufrechtzuerhalten. Je schwerer dies wiegt, desto mehr Motivation wird aufgewendet. Tritt die Erkenntnis ein, dass die eigene Kraft für die Aufrechterhaltung nicht mehr ausreicht oder das Ziel unattraktiv wird, sinkt die Motivation durch den fehlenden Anreiz (Steindl et al., 2015).

Diese drei beschriebenen Prozesse bedingen sich gegenseitig und zeigen auf, dass die zwischenmenschliche Interaktion, insbesondere die Kommunikation, die Entstehung von Reaktanz beeinflusst. Wenn z. B. eine Person durch sein Gegenüber mit der Argumentation „Du musst ...!“ konfrontiert wird, kann sich dadurch eine Situation mit erlebter eingeschränkter Freiheit einstellen. Im Zusammenhang mit negativen Gefühlen stellt sich ein unbefriedigender motivationaler Zustand ein, der wiederum in kognitive Bemühungen mündet, die Freiheit wiederherzustellen (Herkner, 2008; Steindl et al., 2015).

Individuelle Freiheit: Menschliche Vorlieben können internal oder external integriert sein. Dabei sind internale Vorlieben selbstbestimmt und entstammen einer klaren Vorstellung und Präferenz, deren Einforderung lohnend erscheinen. Hingegen beinhalten externale Vorlieben unpersönliche Faktoren, die in Situationen durch sozialen Einfluss eher zufällig entstehen. Unabhängig von der Entwicklung können aber auch beide Ausprägungen bei erlebter Einschränkung zum Verhalten der Reaktanz führen (Steindl et al., 2015). Beispielhaft lehnt ein Patient generell schulmedizinische Behandlungsmethoden ab und nimmt auch bei Vorliegen von hohen Blutdruckwerten aus innerer (internaler) Überzeugung die medikamentöse Behandlungsempfehlung seines Hausarztes nicht an. Oder: Die Gattin des Patienten hatte schlechte Erfahrungen mit einem Medikament und überzeugt ihren Mann, dieses auf keinen Fall einzunehmen. Im fiktiven Beispiel verteidigt der Patient seine bzw. die Einstellung seiner Gattin und verweigert so die Einnahme der ärztlich verordneten Medikation. Da diese Entscheidungen internaler oder externaler Überzeugungen entstammen, erfolgt keine Reflexion über mögliche gesundheitliche Folgen. Im Beispiel macht sich der Mann keine Gedanken darüber, wie sich ein erhöhter Blutdruck auf seine Gesundheit auswirken kann. Hauptsache, er handelt nach seinen Überzeugungen.

Reaktanzfolgen: Es gibt äußere und innere Folgen der Reaktanz auf der Verhaltensebene, wobei die äußeren Folgen sich auf die Wiederherstellung der Freiheit durch beharrliches Ausführen des bedrohten bzw. eines ähnlichen Verhaltens beziehen. Ist das nicht möglich, kommt es zu inneren Reaktanzfolgen, die zu einer Aufwertung der eliminierten Alternative durch negative Emotionen wie Aggression und Wut führen. Beide Auswirkungen können gemeinsam auftreten und auch als Trotzreaktion beschrieben werden. Die Stärke des gezeigten Verhaltens der Reaktanz hängt von vier Faktoren ab. Als erstes kann hier die Einschätzung der Wichtigkeit der bedrohten Freiheit genannt werden, gefolgt von der Erwartung die Freiheit wiederherzustellen. Ebenso bezieht sich das Verhalten einerseits auf die Stärke der wahrgenommenen Bedrohung und andererseits auf das Ausmaß der Freiheitseinschränkung (Herkner, 2008).

Reaktanz-Phänomene: Je nach Ursache können drei Ausprägungen unterschieden werden: die *selbsterfahrende Reaktanz*, wie eben im Beispiel beschrieben, die *stellvertretende Reaktanz* und *Modellreaktanz*. Zur stellvertretenden Reaktanz gibt es eine wissenschaftliche Untersuchung, welche belegt, dass diese ebenso wie die selbsterfahrene Form spontan auftreten kann, aber geringere physiologische Reaktionen und emotionale Komponenten auslöst. Weitere Einzelheiten dazu sind der Studie von Sittenthaler et al. (2016) zu entnehmen. Von einer Modellreaktanz spricht man hingegen, wenn das eigene kulturell erworbene Wertesystem, aufgrund der geforderten Übernahme fremder Werte eines anderen Systems, bedroht wird (Bördlein, 2003; Steindl et al., 2015). Parallelen zeigen sich hier insbesondere zu Personen mit Migrationshintergrund.

14.2 Interventionen zur Beeinflussung der Reaktanz

Eine Salzburger Forschergruppe hat ein Messinstrument, das *Salzburger State Reactance Scale* konstruiert, das vorrangig kognitive und affektive Prozesse misst und damit aussagt, inwieweit Personen eine Situation als freiheitsbedrohend einstufen (Sittenthaler et al., 2015b). Aktuell wird kein derartiges Assessment in der Praxis der Übergangspflege verwendet. Jedoch können Symptome eines reaktanten Verhaltens mit theoretischem Vorwissen und Erfahrungswerten gut beobachtet und als solches eingeschätzt werden. Als grundlegende Haltung gilt der Verzicht auf Verben wie *muss* und *soll* in der zwischenmenschlichen Interaktion. Um die Entscheidungsfreiheit zu erhöhen, können attraktive Wahlalternativen angeboten werden. Ergänzend dazu eignen sich bei der selbsterfahrenen Reaktanz der Einsatz von Ablenkungsmanöver, insbesondere durch Wecken positiver Emotionen im Rahmen der Motivations- und Biografiearbeit (Herkner, 2008; Steindl et al., 2015). Speziell bei der stellvertretenden Reaktanz zeigten Sittenthaler et al. (2016) auf, dass eine Ablenkung durch kognitiv-herausfordernde Aufgaben den Widerstand kurzfristig aufheben kann. Letztendlich bedarf jegliche Entscheidung geeigneter

Interventionen den Rückgriff auf die Methode des pädagogischen Takts, wie bereits beschrieben, insbesondere im Kontext und Abwägung anderer präsenter Theorien. Zu bedenken ist, dass nicht jede Situation, bei der reaktantes Verhalten gezeigt wird, auch eine pflegerische Intervention benötigt, da die Theorie der Reaktanz im Gegensatz zur Theorie der erlernten Hilflosigkeit steht. Bevor dieses Phänomen näher beschrieben wird, soll auf die Gefahr hingewiesen werden, dass eine Beeinflussung von reaktantem Verhalten zu einer erlernten Hilflosigkeit führen kann, bei der aufgrund von Furcht und Passivität die Reaktion auf die Situation ausbleibt. In diesem Sinne kann die Reaktanz auch als positive Verhaltensalternative gesehen werden, zumal dadurch die Annäherungsmotivation aufrechterhalten bleibt und die empfundenen Gefühle außerdem mit Stärke und Größe assoziiert werden können (Steindl et al., 2015). Im Rahmen des Bewältigungskonzepts und der Selbstbestimmung bedarf es deshalb jedes Mal individuell gesetzter Interventionen, die den gesamten Kontext miteinbeziehen und die Aufrechterhaltung der Handlungsfähigkeit der betreuten Personen fördern.

15 Erlernte Hilflosigkeit

Es stellt sich die Frage, warum manche Menschen, insbesondere in Verbindung mit Krankheit und Abhängigkeit, verbalisieren und auch ihr Unvermögen vorzeigen, z. B. nicht allein aufstehen zu können, obwohl sie physisch in der Lage dazu wären. Ein solches Verhalten kann auf die *Theorie der erlernten Hilflosigkeit* hinweisen. Ursprünglich stammt sie aus Studien zur Angstkonditionierung und dem Vermeidungslernen im Rahmen von Experimenten mit Tieren (Altenor et al., 1979). Seligman (1979) fand dabei heraus, dass fehlende Einflussnahme auf die Situation, sprich Kontrollverlust, zu einer Haltung der Hilflosigkeit führt und in diesem Kontext auf neue Situationen übertragen werden kann, auch dann, wenn diese grundsätzlich kontrollierbar wären. Da es Parallelen zwischen der erlernten Hilflosigkeit und depressivem Verhalten gibt, entwarf er mit diesen Erkenntnissen ein psychologisches Erklärungsmodell für depressives Verhalten (Hautzinger & Pössel, 2017). Definiert wird die Theorie wie folgt: „Ein Individuum oder ein Tier sind hilflos gegenüber einer Konsequenz, wenn diese unabhängig von allen ihren willentlichen Reaktionen eintrifft" (Seligman, 1979, S. 15).

Ursprünglicher Theorieansatz: Ein Verhalten, das auf eine erlernte Hilflosigkeit hinweist, wird als eine Folge von Frustration und Reaktanz eingestuft und ähnelt, wie schon erwähnt, dem Zustand einer Depression. Zumal eine durch die anhaltende Unkontrollierbarkeit aufkommende Angst schließlich zu Resignation, Rückzug, Lähmung und Hemmung führen kann, was sich wiederum auf sechs Ebenen auswirkt. Dabei unterscheidet man die motivationale-, affektive-, kognitive- und Verhaltensebene sowie den Einfluss auf physische Vorgänge, auf die Ernährung und Appetenz (Hautzinger & Pössel, 2017).

Trotzdem darf die erlernte Hilflosigkeit nicht mit einer Depression gleichgesetzt werden. Als Abgrenzung dazu wurde die Theorie von Abramson et al. (1978) mit der Attributionstheorie von Weiner (1976) verbunden, welche bereits erwähnt wurde. Depressionen erzeugen durch die negativen Ereignisse das Gefühl der Schuld. Vor dem Hintergrund der Attribution zeigt sich, dass die erlernte Hilflosigkeit diese kognitive Verarbeitung der Schuldzuschreibung nicht beinhaltet, sondern negative Erfahrungen auf den Ebenen internal, stabil und global verarbeitet. Dies führt zur Annahme, dass eine Person, die Misserfolge und Unkontrollierbarkeit bei wichtigen Themen erfährt, die daraus resultierenden negativen Erfahrungen internal, stabil und global integriert (internal: es hat mit einem selbst zu tun; global: wird auf die gesamte Situation bezogen; stabil: es wird sich daran nichts ändern). Werden außerdem Erfolge external, spezifisch und variabel attribuiert (external: es wurde von außen verursacht; spezifisch: in dieser speziellen Situation; variabel: es kann sich jederzeit wieder ändern), dann generalisiert die Hilflosigkeitserwartung und der Attributionsstil (internal, stabil und global) verfestigt sich weiter (Hautzinger & Pössel, 2017).

Überarbeiteter Theorieansatz: Die Neurophysiologie hat neue Erkenntnisse für diese Theorie hervorgebracht. Es wurde zwar das Verhalten bei erlernter Hilflosigkeit nicht widerlegt, aber das Vorliegen von Unkontrollierbarkeit infrage gestellt. Ursprünglich ging man davon aus, dass die Verhaltensanbahnung durch das Aufspüren von Unkontrollierbarkeit und in weiterer Folge durch das Erwarten der unkontrollierbaren Situation entsteht, was zur Verhinderung von Fluchtreaktionen führt. Mittlerweile hat sich gezeigt, dass durch aversive Schocks, aufgrund von Passivität und Angst, Serotonin freisetzende Neuronen aktiviert werden, welche die Bewegungsabläufe, also das Fluchtverhalten, hemmen und noch dazu die Furcht und Angst potenzieren. Es geht nicht, wie ursprünglich angenommen, um das Aufspüren von Unkontrollierbarkeit, sondern um die Anwesenheit von Kontrolle. Wird jedoch das dafür zuständige System durch die negativen Emotionen nicht aktiviert, bleibt eben diese Kontrolle aus und die Passivität sowie das Angstgefühl bleiben so lange aufrecht, wie der aversive Reiz andauert (Maier & Seligman, 2016).

15.1 Praktische Relevanz der erlernten Hilflosigkeit

Die Konsequenz aus diesen Erkenntnissen der neuronalen Schaltung zeigt auf, dass die Hilflosigkeit nicht wie ursprünglich angenommen erlernt wird, sondern eine Standardreaktion auf langanhaltende Stressoren ist. Dieses Wissen wirkt sich auf die Interventionen aus, welche zur Gegensteuerung von Hilflosigkeit eingesetzt werden können. Insofern soll durch kognitive Trainings die Kontrollierbarkeit von zukünftigen Ereignissen erlernt werden, und dies in Form einer Entwicklung von positivem und hoffnungsvollem Denken. Somit kann der Hemmung durch negative Gefühle entgegengewirkt und letztendlich die Aufrechterhaltung der Kontrolle gefördert werden. Anknüpfend an die oben erwähnte Attributionstheorie wäre es das Ziel, zukünftig negative Ereignisse nicht grundsätzlich als global und unkontrollierbar zu sehen, sondern als spezifisch, variabel und somit als veränderbar bzw. kontrollierbar. Auch Seligman (2009) betont die Fähigkeit des Menschen für den Aufbau von Optimismus und Zuversicht als Schutz vor Depressionen und Stärkung der Resilienz. Insbesondere zeigt sich die Notwendigkeit für die Forcierung der Selbstwirksamkeitsüberzeugung und dies einerseits retrospektiv, in Bezug auf Vergangenes und andererseits prospektiv bzw. prophylaktisch, im Rahmen zukünftiger Erwartungen. Als weitere Technik kann von der Theorie der Hilflosigkeit auch die intermittierende Verstärkung als Interventionsansatz abgeleitet werden. Im Vergleich zu einer kontinuierlichen Verstärkung gilt sie als löschungsresistenter, weil nicht jedes gewünschte Verhalten verstärkt wird, sondern sich die Häufigkeit an einem bestimmten Muster orientiert. Zum Beispiel wird bei einer Quotenverstärkung das erwartete Verhalten in regelmäßigen Abständen verstärkt. Im Gegensatz dazu folgt eine Intervallverstärkung einem konstanten Zeitintervall, das unabhängig vom Auftreten zum Einsatz kommt.

Ergänzend dazu folgt nachstehend wieder ein Praxisbeispiel, bei dem vorrangig typische Verhaltensweisen der Reaktanz sowie der erlernten Hilflosigkeit abgeleitet werden können.

Praxisbeispiel

Im Rahmen einer Eskalation im häuslichen Umfeld aufgrund übermäßigem Alkoholkonsum wurde bei Fr. M. eine Aufnahme in die psychiatrische Abteilung für Suchterkrankung eingeleitet. Die Patientin ist zu diesem Zeitpunkt der Abteilung bereits aus mehreren Aufenthalten bekannt. Zur Hintergrunderklärung für ein besseres Verständnis wird die Biografie kurz dargestellt.

Biografie: Fr. M. ist 46 Jahre alt und in der Umgebung von Salzburg geboren. Die ersten drei Jahre wuchs sie bei der Oma auf, danach nahm sie dann doch ihre strenge Mutter zu sich. Ihr Vater verwehrte ihr jegliche körperliche Zuneigung, obwohl sie mitbekam, dass ihre drei Jahre jüngere Schwester oft mit ihm kuschelte. Im Alter von zwölf Jahren erfuhr sie zufällig, dass er nicht ihr richtiger Vater war. Ihre Mutter hatte ihr dies einfach vorenthalten und sie damit jahrelang belogen. Fr. M. wollte so gerne Grafikerin werden, ihre Eltern gingen dabei nicht auf sie ein, sie bestanden darauf, dass sie vorerst die Handelsakademie besuchen musste. Aus

Mangel an Interesse bemühte sie sich gar nicht den Aufnahmetest zu schaffen, trotzdem wurde sie angenommen, sie war anscheinend sehr intelligent, was aber ihre Familie nicht zu würdigen wusste. Obwohl sie tatsächlich einen überdurchschnittlich hohen IQ hatte, schaffte sie am Ende des ersten Jahres in fünf Fächern nicht die gestellten notwendigen Anforderungen. Es war ihr egal. So ging es auch in den weiteren Jahren ihrer Pubertät und auch im jungen Erwachsenenalter weiter. Wenn sie etwas nicht wollte, dann versuchte sie bewusst zu scheitern. Es stellte sich dabei heraus, dass ihr die Eltern trotzdem immer wieder weiterhalfen. Die Mutter beschimpfte sie und schlug sie auch oft ins Gesicht, bei zehn Schlägen hörte sie auf zu zählen. Sie versuchte immer tapfer dabei zu sein, solange halt, bis sie nicht mehr konnte. Eine Nachbarin, die einen derartigen Vorfall mitbekam, legte sich sogar einmal aus Mitleid mit ihrer Mutter an. Letztendlich brachte ihr Scheitern keinen ordentlichen Abschluss und so ging sie ins Gastgewerbe. Eine Zeit arbeitete sie auch in einem Büro. Aber es so richtig zu was bringen, für das reichte es dann doch nicht. Die Schuld an allen haben sowieso ihre Eltern, sie verwehrten ihr ja ihre Vorlieben, also tat sie halt irgendwas.

Im Alter von 20 Jahren zog sie von zu Hause aus und bekam bald darauf ihre erste Tochter. Der biologische Vater war laut ihrer Aussage „komisch" drauf, er stand nicht zu ihr und so funktionierte es nicht lange. Es kam sogar manchmal zu gewalttätigen Übergriffen. Auch der zweite Mann, mit dem sie später noch zwei Kinder bekam, tendiert zur Gewalt. Die Ehe mit ihm ist weiterhin aufrecht, jedoch leben sie, aufgrund einer folgenschweren Gewaltsituation, seit einem Jahr getrennt. Aktuell ist sie allein, jedoch kann sie sich an die Nachbarinnen wenden, wenn sie mal nicht weiterweiß. Ihr Mann kommt sie auch häufig besuchen, übernimmt dabei die eine oder andere Rechnung, schließlich kann er dies schon aufgrund seines schlechten Gewissens ihr gegenüber machen. Es gibt trotzdem immer wieder Situationen, wo halt gar nichts mehr funktioniert und sie daran nichts ändern kann. Ihre älteste Tochter (1998 geboren) wurde ihr mit 14 Jahren genommen, sie kam zu allem Überdruss zu ihrer Mutter, die sie weiter aufzog. Sie musste dies einfach über sich ergehen lassen, konnte nichts dagegen machen. Aktuell hat sie keine Information über den Aufenthaltsort ihrer Tochter. Der mittlere Sohn wurde mit vier und die Jüngste sogar schon vor mittlerweile acht Jahren, unmittelbar nach ihrer Geburt, zur Oma gebracht. Das Schlimme für Fr. M. ist, dass ihre Mutter dieselben Erziehungsmaßnahmen bei ihren Enkelkindern anwendet: „Furchtbar streng sein und schlagen!" Die älteste Tochter ist schon ausgezogen, angeblich aber mit den einen oder anderen Lebensschwierigkeiten. Zu den zwei Anderen hat sie noch Kontakt. Ihr Sohn besucht sie manchmal und ihre Jüngste sei ganz eingeschüchtert – kein Wunder. Der Alkohol und somit die Sucht spielte immer ein Thema in ihrem Leben. Demzufolge blickt sie mittlerweile auf vier Entzugsperioden zurück, jedoch ohne bleibenden Erfolg. In den letzten Jahren verschlimmerte sich ihr Zustand zusehends. Obwohl ihre Mutter hin und wieder zum Putzen kommt, musste ihre Wohnung schon einmal geräumt werden. Ihre Mutter ist und bleibt für sie eine böse Frau, die sowieso dazu verdammt ist, ihr in Notsituationen zu helfen. Schließlich sei sie die Schuldige an ihrem Dilemma. Auch die freiwilligen Helfer*innen aus der Gemeinde haben schon geputzt, entmüllt und repariert. Entgegen den Drohungen, sie nicht mehr zu unterstützen, wenn sie einer längerfristigen Behandlung ihrer Sucht nicht zustimmt, kommen sie ja doch immer wieder. Davon abgesehen, lässt sie sich von niemanden zu etwas zwingen. Wenn Mahnungen etc. kommen, sei es ihr egal, sie habe ja sowieso kein Geld, also mache sie die Rechnungen gleich gar nicht auf. Seit sie aufgrund massiver Kreuzschmerzen nicht mehr arbeiten kann, bezieht sie vom Sozialamt eine Wohnungsunterstützung und von ihrem Mann Unterhalt. Insgesamt stand sie schon dreimal kurz vor der Privatinsolvenz, jedoch wurden die offenen Beträge jedes Mal von ihrer Mutter beglichen, was infolge zur vorübergehenden Abwendung des Verfahrens führte. Jetzt müssen sich halt andere um sie kümmern, sie kann ja nichts dafür, dass es ihr so geht, den Ursprung aller Schuld sieht sie bei ihrer Mutter.

Hermeneutik: Frühe Erfahrungen der Ablehnung und eine ausgeprägte Geschwisterrivalität fördern die Entwicklung eines gestörten Urvertrauens, ausgehend von einem frustrierten Bindungsmotiv. Anstatt ihre Kreativität und Fähigkeiten zu fördern, wird sie von den Eltern fremdbestimmt. Autorität und Gewalt begleiten dabei ihre Erziehung und fördern das Verharren in der Lageorientierung in belastenden Situationen. Schließlich lernt sie, dass sie durch Verweigerung (Reaktanz) die Fremdbestimmung der Eltern kurzfristig unterbrechen kann und wenn dies nichts nützt, sich die Flucht in die Hilflosigkeit als Folge ergibt. Ihr Leistungsmotiv ist gekennzeichnet durch Misserfolgsorientierung und die Ursachenzuschreibung erfolgt external und global. Sie muss tatenlos mitansehen, wie ihre gehasste Mutter nun auch das Sorgerecht für ihre eigenen Kinder bekommt. Die einzige Flucht aus dieser Realität gelingt ihr mit Hilfe von Alkohol, damit schafft sie es leichter, sich ihrer Selbstverantwortung zu entziehen. Aktuell wechselt ihr Verhalten zwischen Reaktanz und Hilflosigkeit und einer ausgeprägten Lageorientierung, was auf einen geringen Zugang zu ihren Präferenzen hinweist und die Reduktion der Selbstbestimmung und Selbstwirksamkeitserwartung bedingt. Daher reagiert sie bei Nichtbeachtung ihres Willens spontan mit Abwehr – egal ob es ihr schadet, bzw. sie zieht sich zurück und lässt alles über sich ergehen.

Interventionsansätze: Ausgehend vom Ziel zur Unterstützung bei der Rückkehr nach Hause richtet sich die Orientierung auf die Einhaltung der eigenen Grenzen und selbstbestimmten Bemühungen zur Gesunderhaltung. Der unsicher-vermeidende Bindungsstil mit dem gestörten Urvertrauen verlangt einen langsamen und intensiven Beziehungsaufbau, der mit einem Vertrauensvorschuss – ihr und ihrem Verhalten gegenüber – kombiniert wird. Da das soziale Umfeld stark an der Situation von Fr. M. beteiligt ist, erfolgt die Mitbetreuung des sozialen und helfenden Systems sowie Mediationstätigkeiten. Zur Forcierung eines hoffnungsvollen Denkens eignet sich die Technik aus dem Empowerment Konzept: *Zielfokussierung durch die Formulierung von wünschenswerten Lebenszielen* mit dem Versuch, eine Fantasiereise anzuleiten. Erst nach Aufbau einer Änderungsmotivation von Fr. M. kann mit zielgerichteter Information und Beratung begonnen werden, immer unter der Berücksichtigung, ihr ausreichend Wahlfreiheit für Entscheidungsoptionen zu gewähren. Der Hauptfokus liegt bei der Forcierung der Selbstwirksamkeitsüberzeugung, insbesondere, um der Dynamik der erlernten Hilflosigkeit entgegenzuwirken. Dabei ist eine Vernetzung mit professioneller Hilfe bzgl. ihrer Suchterkrankung unverzichtbar. Alle Handlungen und Absichten von Fr. M. ihre Grenzen einzuhalten und die Gesunderhaltung zu verbessern werden kontinuierlich verstärkt (Quotenverstärkung). Dies unter Berücksichtigung eines Reattributionstrainings, dass auf ihre Präferenzen und auf Selbstbestimmung ausgerichtet ist.

Als mögliche Differenzialdiagnose aus NANDA-I kann die *Selbstvernachlässigung* genannt werden. „Ein Zusammentreffen kulturell beeinflusster Verhaltensweisen, bei dem es nicht gelingt, im Bereich einer oder mehrerer Selbstversorgungsaktivitäten einen sozial akzeptierten Standard von Gesundheit und Wohlbefinden aufrechtzuerhalten“ (Gibbons, Lauder & Ludwick, 2006, zitiert nach Herdman et al., 2022, S. 364). Insbesondere verweist die Problembeschreibung auf ein Unvermögen von Fr. M., die Kontrolle aufrechtzuerhalten sowie einen bestehenden Substanzmissbrauch mit körperlichen Folgeschädigungen, was die unzureichende Hygiene im Umfeld und eine Nichteinhaltung von Gesundheitsaktivitäten bedingt. Davon ausgehend richten sich die Ziele auf die Forcierung der Bewältigung der Aktivitäten des täglichen Lebens angepasst an ihr Niveau sowie der Sensibilisierung auf Situationen, bei denen sie Hilfe benötigt (Doenges et al., 2019). Voraussetzung dafür ist, dass ein unterstützendes soziales Netzwerk zur Verfügung steht, auf das sie zurückgreifen kann.

Die erlernte Hilflosigkeit grenzt sich vom sekundären Krankheitsgewinn ab (**Kap. 15.2**).

15.2 Krankheitsgewinn – hypothetisches Konstrukt

Pathophysiologisch wird der Krankheitsgewinn den Konversationsstörungen zugeordnet und gehört somit zu einer neurotischen Störung der somatoformen Art (Fricke-Neef & Spitzer, 2013). Laut Definition versucht der Begriff Krankheitsgewinn die verschiedenen Ebenen der intrapsychischen, interpersonellen und (psycho-) sozialen Vorteile zu erfassen, die für ein Individuum mehr oder weniger bewusst aus einem Symptom, einer Störung oder Erkrankung resultieren können (Mertens, 2014). Das Konzept des Krankheitsgewinns weist neuropsychologisch auf ein Konfliktmodell hin. Misslingt ein Lösungsversuch einer aktuellen Lebenssituation, dann wird der bestehende Konflikt unbewusst wieder aktualisiert und stellt somit die Grundlage für ein neurotisches Symptom dar. Somit schließt der Krankheitsgewinn nicht nur psychische, sondern auch körperliche Symptome und Erkrankungen ein, die auf eine neurotische Erlebnisverarbeitung hinweisen. Sie beschreiben eine Triebreduktion, bei der die psychischen Energien gegen den eigenen Körper gerichtet werden. Zum Beispiel verhindert hysterische Blindheit, die Realität wahrzunehmen (Mayer, 2003). Bereits Sigmund Freud (1856–1939) verwendete diesen Begriff und differenzierte zwischen primären und sekundären Krankheitsgewinn. Der primäre Krankheitsgewinn ist mit der Entstehung der Symptomatik selbst eng verbunden. So kann durch Zuwendung und Anteilnahme die Möglichkeit erwartet werden, besser mit der Abwehr von Schuldgefühlen und belastenden Verpflichtungen umzugehen, wie z. B. durch Entlastung von alltäglichen Aufgaben sowie Gewährung von ökonomischen und sozialen Vorteilen. Im Gegensatz dazu fördert der sekundäre Krankheitsgewinn eher deren Persistenz, wobei der Klient für sich Vorteile aus der Krankheit zieht (Mayer, 2003).

Primärer Krankheitsgewinn: Präzise ausgedrückt handelt es sich beim primären Krankheitsgewinn um einen unbewussten und subjektiv gesehenen Gewinn, der vom Betroffenen aus dem Symptom bzw. der Störung gezogen wird. Es zeigt sich also ein direkter Vorteil in Verbindung mit der Erkrankung. Als fiktives Beispiel kann man sich eine dreifache Mutter vorstellen, die sich im Rahmen der täglichen Belastungen, verursacht durch die Kinder und Arbeit, überfordert fühlt. Sie bekommt einen grippalen Infekt, die Schwiegermutter entlastet sie und nimmt ihr die Kinder ab. Die Frau verlängert ihre Bettruhe um einige Tage, um sich von den mütterlichen Verpflichtungen noch ein wenig distanzieren zu können, ohne Schuldgefühle zu entwickeln und speichert diese Erfahrung für ähnliche Situationen in der Zukunft. Beim primären Krankheitsgewinn kann in diesem Sinne das Symptom den Betroffenen einen subjektiv erlebten Vorteil gegenüber seinem sozialen

Umfeld verschaffen (Mertens, 2014). Nach Freud, dem Begründer der Psychoanalyse, ist der primäre Krankheitsgewinn eine intrapsychische Spannungs- und Angstreduktion durch das Symptom (Fricke-Neef & Spitzer, 2013, S. 402).

Sekundärer Krankheitsgewinn: Im Gegensatz dazu wird der sekundäre Krankheitsgewinn als nachträglicher und zusätzlicher Gewinn bei einer bereits bestehenden Erkrankung oder Störung gesehen. Der Arbeitskreis OPD (2006, S. 187) definierte diesen Begriff wie folgt: „Es handelt sich um einen unbewussten oder bewussten Gewinn sozialer Vorteile des Patienten aus seiner Krankheit oder deren Folgen". Der sekundäre Krankheitsgewinn umfasst also die objektiven und nicht die subjektiven Vorteile des Betroffenen. Deshalb stehen nicht intrapsychische, sondern interpersonelle und psychosoziale Kompromissbildungen im Vordergrund (Mertens, 2014). In der Praxis können Symptome des sekundären Krankheitsgewinns häufig in Verbindung mit Einsamkeitsproblematiken beobachtet werden. Zum Beispiel können bestehende körperliche Einschränkungen wie ein rezidivierender Schwindel als Vorwand einer Mutter dienen, dass der Sohn dazu genötigt wird, seine Mutter täglich anzurufen, anstatt bisher einmal wöchentlich. Nach Freud ist der sekundäre Krankheitsgewinn eine Reaktion der Umwelt auf das Symptom, womit sich für die betroffenen Menschen neue Möglichkeiten in ihrem psychosozialen Umfeld eröffnen (Fricke-Neef & Spitzer, 2013, S. 402). Auch in der Coping-Forschung kann man auf den Begriff des sekundären Krankheitsgewinns stoßen. Jedoch grenzt er sich vom Coping-Konzept ab, insofern es sich um einen realisierten Abwehrprozess handelt, der hauptsächlich der intrapsychischen Regulation dient. Damit ist die Gefühls- bzw. Affektverarbeitung gemeint. Das Coping-Konzept orientiert sich im Gegensatz dazu eher an einer realitätsnahen und problemlösenden Anpassungsleistung an eine Situation (Mertens, 2014).

Interventionsgrundlage anhand der Symptome: Zusammenfassend sollen nun die pathophysiologischen und psychoanalytischen Erklärungsansätze des Krankheitsgewinns durch praxisbezogene Beispiele ausführlicher erläutert werden. Wie beschrieben entsteht ein bewusster oder unbewusster Gewinn im Sinne eines psychosozialen Vorteils durch die Erkrankung und ihre Folgen, z. B. mehr Zuwendung durch die Familie. Auch materielle Vorteile wie eine Abfindung, Berentung oder der Anspruch auf Pflegegeld können eine Rolle spielen. Als Folge zeigt sich ein verstärktes Vermeidungsverhalten bei Anforderungen, obwohl dies bei einer echten Erkrankung zu einem chronischen Verlauf einer Krankenrolle führen kann, vorausgesetzt es resultieren weiterhin Vorteile für die davon betroffene Person. Insbesondere können Krankschreibungen, verlängerte Krankenhausaufenthalte, häufige Kuren und Schonzeiten das Vermeidungsverhalten weiter fördern und von Alltagsverpflichtungen entlasten. Falls die Personen zum Aufgeben ihres Verhaltens gezwungen werden, ohne dass sie eine geeignete Alternative haben, zeigt sich infolge häufig eine Symptomverschiebung (Fricke-Neef & Spitzer, 2013). Dies führt zur Annahme, dass ohne vergleichbare Strategie die betroffenen Menschen gar nicht bis kaum in der Lage sind, ihren Krankheitsgewinn aufzugeben. Darum richtet sich die Ableitung von Interventionen vorrangig auf Ziele, die das Erleben von Erfolgen als Resultat eines Verhaltens außerhalb der Krankenrolle verstärken. Weiter gedacht wäre das Aufgeben der Krankenrolle zugunsten einer *gesünderen* Bewältigung, ohne Folgen einer Symptomverschiebung, der Lösungserfolg. Zu den wichtigsten Interventionen zählen deshalb die Zuwendung außerhalb der Krankenrolle und die Ressourcenorientierung durch Empowerment, um potenzielle Alternativen zur Bewältigung aufzuspüren.

Herausfordernde Verhaltensweisen können sich auch im Rahmen der Lebensweltorientierung zeigen, daher erfolgt eine Einführung in eine umfassende Thematik, die viel Aufklärung, Toleranz und Verständnis vonseiten professionell unterstützender Personen erfordert: in das Thema der *häuslichen Desorganisationen* (**Kap. 16**). Als Einstieg ein kurzes Szenarium aus dem Alltag der Übergangspflege. Nicht selten stehen auf Zuweisungen an die Übergangspflege in der Rubrik Diagnose die Wörter: Verwahrlosung, Messie oder ähnliche Bezeichnungen. Häufig ist es der Fall, dass keiner der hier *Beurteilenden* jemals die Wohnumstände bzw. -gegebenheiten der betroffenen Personen zu Gesicht bekommen hat. Erfahrungsgemäß stellt sich beim differenzialdiagnostischen Ausgang in das Wohnmilieu heraus, dass bei ca. 50 % der Klient*innen die Wohnumstände keinerlei Anzeichen einer häuslichen Desorganisation aufweisen, sondern andere Probleme vorliegen. Im Sinne all der vorgestellten Theorien und ausgehend vom philosophischen Hintergrund bedarf es einer Klarstellung und umfassenden Auseinandersetzung mit dieser speziellen Lebenswelt.

16 Häusliche Desorganisation

Oder anders formuliert: Desorganisationsproblematik und das subjektive Gefühl von Leben und Erleben. In der Literatur werden Menschen mit Desorganisationsproblemen mit der Neigung beschrieben, dass sie ihren eigenen Bereich *als nicht wie es sein sollte* wahrnehmen. Zumindest besteht eine Diskrepanz zwischen dem *ordentlichen Zustand* und ihrer Wirklichkeit, in der sie leben. Die meisten von ihnen haben dadurch einen Leidensdruck und fühlen eine Ohnmacht gegenüber dem bestehenden Chaos (Steins, 2003). Gut gemeinte Ratschläge von außen, sie sollten doch einfach zusammenräumen, helfen da wenig, denn wäre es so einfach, gäbe es ja kein Problem. Solche praktischen Vorschläge verkennen die subjektive Realität der davon betroffenen Menschen und sind vergleichbar mit dem früheren Glauben, dass Alkoholiker einfach mit dem Trinken aufhören und Magersüchtige wieder essen sollten. Wird aber ungeachtet davon und ohne die Mitwirkung eines Menschen mit Desorganisationsproblematik die Wohnung entrümpelt und dies, ohne die Hintergründe und Ursachen des Chaos zu kennen, wird der Lebensbereich in absehbarer Zeit wieder so oder ähnlich aussehen. Erschwerend kommt hinzu, dass in solchen Fällen die *Helfenden* meist ihren Unmut verbalisieren, zumal sie sich persönlich angegriffen und in ihrer Arbeit nicht wertgeschätzt fühlen (Rehberger, 2020; Steins, 2003).

Begrifflichkeiten der häuslichen Desorganisation

Mit dem Thema der häuslichen Desorganisation sind einige Begrifflichkeiten verbunden, die eher negativ konnotiert und infolgedessen mit Wertungen besetzt sind. In der Auseinandersetzung scheint es daher unvermeidlich, sich selbst bezüglich der Assoziationen, die hinter den Begriffen Messie, Verwahrlosung, Vermüllung und Selbstvernachlässigung stehen, zu hinterfragen. Kritisch zu sehen sind in diesem Zusammenhang auch Beiträge aus den Medien, z. B. in diversen deutschen Privatsendern, die die Lebenswelt betroffener Menschen öffentlich machen, insbesondere in Bezug auf den Respekt vor gelebtem Leben und der Erhaltung der Autonomie. Im Bestreben, eine neutrale Sicht auf das Thema zu fördern, erfolgt nun die Auseinandersetzung und Klärung der einzelnen Begriffe und Hintergründe. Jedoch gestaltet sich dies aufgrund der Vielzahl an Wörtern und möglichen Hintergrundtheorien schwierig. Nach Gogl (2014) bedingt die Herangehensweise an diese Thematik grundsätzlich eine Differenzierung zwischen einer Desorganisationsstörung und einer Selbstvernachlässigung im Alter, insofern sich dabei die pflegerischen und therapeutischen Ansätze unterscheiden. Letzteres entsteht infolge von Gebrechlichkeit sowie körperlicher und seelischer Krankheiten und ist daher nicht auf die noch folgenden beeinflussenden Faktoren und biografischen Vorschäden sowie Persönlichkeitsvariablen zurückzuführen. In diesem Zusammenhang verweist die *Selbstvernachlässigung* auf ein Defizit der Selbstpflege bei erwachsenen Menschen, bezogen auf die Aktivitäten des täglichen Lebens (ADL) und Instrumentelle Aktivitäten des täglichen Lebens (IADLs), sowie beim Gesundheits-Selbstmanagement. Darüber hinaus beinhaltet es auch die medizinische Versorgung und Inanspruchnahme von Gütern und Dienstleistungen, die auf Einschränkungen der Leistungsfähigkeit bei älteren Menschen oder auf ungünstige soziale Lebensumstände zurückzuführen sind. Zumal diese mit körperlichen sowie psychischen Erkrankungen in Verbindung stehen können (Gogl, 2014). Zum einen kann dieser Zustand auch temporär auftreten aufgrund einer kritischen Lebenssituation und somit als normale menschliche Reaktion gesehen werden, wenn sich die Lebensumstände mit Überwindung der Krise wieder normalisieren. Zum anderen kann es sich um eine Selbstvernachlässigung im höheren Alter handeln. Gogl (2014) definiert in diesem Zusammenhang drei Merkmale als Ursachen: Mehrfacherkrankungen, Wahrnehmungsverschiebung und sozialer Rückzug.

Als zentrales Thema der häuslichen Desorganisation steht der Begriff *Ordnung* – allerdings ohne eine gültige Definition dieses Wortes, da es die Wahrnehmung einer Person in einer bestimmten Situation betrifft. Beiträge aus den Medien berichten z. B. von Streit zwischen Nachbarn um einen unordentlichen Garten. Ausnahmslos klagt die *ordentliche* Partei die *unordentliche* an. Daraus ist zu schließen, dass Ordnung grundsätzlich positiv bewertet wird und vermeintlich das Recht gibt, über andere, die nicht so ordentlich sind, zu werten (Steins, 2003).

Zwei Hamburger Ärzte und Psychoanalytiker (Klosterkötter & Peters, 1985) verwendeten den Begriff *Diogenes-Syndrom*, um bei älteren Menschen eine zu beobachtende Vernachlässigung des Erscheinungsbildes und des Eigentums zu beschreiben. Die fortschreitende soziale Isolation wird dabei als Hauptursache gesehen. Der griechische Philosoph Diogenes von Sinope (ca. 410–320 v. Chr.) lebte in einer Tonne. Da er nichts besitzen wollte, hauste er dort nach Ansicht anderer Menschen in einem verwahrlosten Zustand. Analog zu diesem Begriff gibt es auch eine Studie, durchgeführt in einem Krankenhaus mit Untersuchungen von Personen im Alter von 66–92 Jahren. Alle bei der Aufnahme äußerlich verwahrlost wirkenden Patient*innen zeigten misstrauische bis aggressive Verhaltenstendenzen und neigten zur Isolation. Intelligenztests ergaben im Vergleich mit Gleichaltrigen Werte im oberen Viertel. Ebenso zeigte die Hälfte der Teilnehmenden keinerlei psychiatrische Symptome. Die häusliche Situation fiel durch Verschmutzung und Vernachlässigung auf, obwohl größtenteils keine finanziellen Nöte bestanden. In Summe lebten die meisten Personen allein und horteten zum Teil scheinbar unnützen bzw. schmutzigen Unrat, was sich in der Folge einschränkend auf deren Lebensraum auswirkte (Dettmering & Pastenaci, 2015). Geht man von den Überlieferungen zur Person des griechischen Philosophen Diogenes aus, wird ihm diese Zuschreibung aber nicht gerecht, da sich der als hochgebildet beschriebene Mann öffentlich zu seiner Lebensweise bekannte und Menschen, die dem genannten Syndrom zugeordnet werden, hingegen isoliert und zurückgezogen leben, ohne dass dies vorab geplant wurde.

Messie-Phänomen: Dieser Begriff wird vom engl. *mess* abgeleitet, was so viel wie Unrat, Unordnung oder Durcheinander bedeutet. Er wurde von der Amerikanerin Sandra Felton 1985 geprägt und in den 1990er Jahren eingedeutscht (Felton, 2003). Da sie selbst eine Betroffene ist, gründete sie vor diesem Hintergrund eine Selbsthilfegruppe, um Menschen mit häuslichen Organisationsproblemen im Rahmen von Beratungen und im gemeinsamen Austausch zu unterstützen. Im amerikanischen Diagnosemanual wird der dafür verwendete Begriff *Hoarding Disorder* im *Diagnostic and Statistical Manual of Mental Disorders* (DSM-5) bereits seit 2013 geführt. Die Weltgesundheitsorganisation (WHO) hat hingegen die Diagnose *Pathologisches Horten* erst später, in der 11. Revision der Internationalen Klassifikation der Krankheiten ICD-11, anerkannt (Külz & Voderholzer, 2018; WHO, 2019). Im Rahmen seiner mittlerweile vierzigjährigen Erfahrungen in der psychoanalytisch therapeutischen Arbeit beschreibt Rehberger (2019) sogenannte Messies als nach außen hin unauffällig bis normal auftretend. Jedoch führen ihre Schwierigkeiten mit zeitlichen und räumlichen Strukturen zu sichtbaren Problemen im privaten Bereich und in der Gestaltung von sozialen Kontakten und Freizeit. Insofern beziehen sich die sichtbaren Symptome einerseits auf das Fehlen und Ausbleiben notwendiger Handlungen geplanter Vorhaben, die sich z. B. auf das Aufräumen sowie Einhalten von Terminen und Fristen beziehen und andererseits zeigt sich eine Sucht, bzw. ein Zwang zum Grenzenlosen: Kaufen, Essen, Telefonieren ... Besonders im Haushalt äußern sich die Probleme durch die Unfähigkeit, strukturiert zu handeln und Ordnung zu schaffen. Allerdings sind das Horten und Sammeln keine notwendigen Kriterien dieser Haushalte. Nur ein Drittel aller Betroffenen betreibt dies exzessiv. Auch eine entstehende oder bereits vorhandene *Vermüllung* gehört nicht zwingend zum Erscheinungsbild eines Messie-Phänomens, obwohl dieses Verhalten zu einer Wohnungsvermüllung führen kann. Insgesamt finden mehrere Autor*innen den Begriff Messie als unpassend, weil er an einem Spitznamen erinnert und so das Risiko birgt, dahinterstehendes Leid nicht ernst zu nehmen (Barocka, 2009; Rehberger, 2019). Gleichermaßen stößt auch der Fachterminus des *zwanghaften Hortens*, der ebenso aus dem Englischen von *compulsive hoarding* übernommen wurde, auf Kritik (Lotz et al., 2014; Steins, 2003). Hingegen ist die *Organisations-Defizit-Störung (ODS)* eine eher neutral gehaltene Alternative zum Messie-Begriff und bedeutet Auflösung, Zerrüttung sowie fehlende, mangelnde Planung. Hauptsächlich wurde die ODS durch Barocka (2009) geprägt und bezeichnet die Unfähigkeit des Betroffenen, sich dauerhaft nach der gesellschaftlichen Norm im Alltag zu organisieren. Einerseits werden hierfür hirnorganisch bedingte Störungen vermutet, welche die partielle Unfähigkeit, Ordnung im Lebensraum zu erhalten, erklären können. Andererseits gibt es Ansichten, dass sehr wohl eine Ordnung in diesen Haushalten vermutet wird, welche aber schwer erkennbar ist (Pritz, 2009).

Weitere Begriffe sind die *Verwahrlosung* und das *Vermüllungssyndrom,* die einen ähnlichen Sinn beschreiben, wobei die Verwahrlosung eher den Zustand der Person und einzelner Gegenstände darstellt und die Vermüllung als Syndrom definiert wird. Bei verwahrlosten Personen fällt das äußerlich vernachlässigte Erscheinungsbild spontan auf; deshalb kann dieser Zustand als Steigerung der vorher genannten Begrifflichkeiten gesehen werden. Die Verwahrlosung beschreibt die Wahrnehmung von Menschen, denen das Fehlen einer minimalen Anpassung an gesellschaftliche Sozial-, Leistungs- sowie allgemeinen Verhaltensanforderungen gemeinsam ist. Äußerlich wird der Zustand der Verwahrlosung oft durch Abweichung von der Norm erkennbar, wie Missbrauch von Substanzen, zerfahrenes bis psychotisches Denken, Sprechen und Handeln oder Vernachlässigung der persönlichen Erscheinung und des Wohnraums. Verwahrlosten Menschen fehlen nach Lath (2007), vorrangig auf die Zeit- und Zielorientierung bezogen, geeignete Strukturen zur Alltagsbewältigung ebenso wie die Kompetenzen im Bereich der Versorgung der eigenen Person sowie ihrer unmittelbaren Umgebung. Hingegen betrifft das Vermüllungssyndrom, von Dettmering und Pastenaci (2015) definiert, die Vernachlässigung des eigenen Körpers, des Wohnbereichs und beinhaltet sozialen Rückzug und Ablehnung von Hilfsangeboten. Pritz (2009) setzt den Begriff in Abgrenzung zum Messie-Phänomen oder alternativ zur Organisations-Defizit-Störung. Im Gegensatz zu keiner oder nur minimaler Vernachlässigung der Körperhygiene, handelt es sich beim Vermüllungssyndrom um Menschen, die sich in einer verwahrlosten Lebenssituation befinden. Es ist ein weit fortgeschrittenes Stadium der häuslichen Desorganisation. Dettmering und Pastenaci (2015) beschreiben dieses Syndrom als die Endstrecke verschiedener Arten von häuslicher Desorganisation und biografischen Entgleisungen. Es kann ältere und jüngere Menschen betreffen, aber allen ist die soziale Isolation gemein. Zur Differenzierung des Begriffs wurden folgende Kriterien herangezogen:

- Geordnete Unordnung: Wertlose Gegenstände sind in einem stereotypen System über den ganzen Wohnbereich verteilt und lassen oft nur schmale Gänge zwischen den Bergen von Ansammlungen zur Fortbewegung frei.
- Keine erkennbare Ordnung: Es finden sich Einrichtungsgegenstände, Geschirr, Kleidung, Sanitäranlagen etc. unter den Bergen von Ansammlungen, die schon deswegen länger nicht mehr benutzt werden können. Die Wohnräume sind also aufgrund sanitärer Missstände nach den gesellschaftlichen Maßstäben nicht mehr bewohnbar. Nicht selten finden sich in den Bergen auch Exkremente, die fallweise von den Betroffenen in Behältnissen gesammelt werden und den Schluss nahelegen, dass die Sensibilität zu ekelerregenden Dingen fehlt.
- Die *trockene Vermüllung* weist eine Anhäufung von Gegenständen, Zeitungen und vieles mehr auf. Im Gegensatz dazu sind Speisereste und Exkremente der Hauptgrund bei der *feuchten Vermüllung*, für Ungezieferbefall und Schimmelbildung.

Erfahrungsgemäß ist der Zugang zu den Personen hinter diesen Müllbergen schwer möglich. Gelangt man doch in die Wohnung, wird der chaotische Zustand heruntergespielt und die Absicht nach außen suggeriert, bald alles selbst aufräumen und ordnen zu wollen. In Bezug auf Unterstützungsangebote reagieren sie aber ablehnend und zeigen sich introvertiert. So kommen Wohnungsräumungen oft nur nach einer Eskalation und dem Einschalten von Behörden zustande. Die vom Vermüllungssyndrom betroffenen Menschen reagieren häufig mit Aufregung sowie Panik und beklagen längerfristig ihre großen Verluste, denn tatsächlich können wertvolle Dinge mitentsorgt worden sein (Dettmering & Pastenaci, 2015). Im Gegensatz dazu grenzt sich der Begriff des *Destruierten Wohnens* ab, da sich hier keine Anhäufung von Gegenständen, sondern eine zerstörte Einrichtung in einem beschädigten Umfeld zeigt. Die Hintergründe weisen oft auf akute psychotische oder paranoide Zustände hin. Hier gilt es unverzüglich die bestehende Hintergrunderkrankung zu behandeln (von Wedel, 2011).

Aus pflegediagnostischer Sicht greifen die Pflegediagnosen „ineffektive Verhaltensweisen bei der Haushaltsführung“ sowie die „Selbstvernachlässigung“ das Phänomen der häuslichen Desorganisation auf (Herdman et al., 2022).

16.1 Soziales Profil und Ursachenforschung

Im Arbeitsfeld der Übergangspflege sind Probleme im Rahmen einer häuslichen Desorganisation keine Seltenheit. Umso wichtiger ist es, das Verständnis für davon in Mitleidenschaft gezogene Menschen durch empirisch erhobene Fakten zu erhöhen und somit auch die Hintergründe besser zu beleuchten. In der wissenschaftlichen Literatur sind einige Hypothesen und Theorien zur Kausalitätsbeschreibung der häuslichen Desorganisation auffindbar. Allen gemein ist die Aussage, dass Desorganisationsprobleme vornehmlich im Jugendalter auftreten und eine Verlustthematik beinhalten, jedoch erst im mittleren Alter auffallen und zum Problem werden. Eher selten äußern sich die Erstsymptome nach dem 30sten Lebensalter (Rehberger, 2020; Steins, 2003). Ausgenommen davon ist die beschriebene Selbstvernachlässigung im Alter, wo es aufgrund altersbedingter Veränderungen in den benannten Bereichen zur Überforderung kommt. Hinsichtlich des Geschlechts sind kontroverse Meinungen nachzulesen, demzufolge dokumentiert Rehberger (2020) keine Unterschiede zwischen den Geschlechtern, hingegen erhoben Dettmering und Pastenaci (2015) beim Vermüllungssyndrom zwei Drittel zugunsten des weiblichen Geschlechts. Auf Letzteres verweisen auch die Erfahrungswerte der Übergangspflege. Bezüglich der *Persönlichkeitsmerkmale* zeigen sich jedoch deutliche Unterschiede in der Persönlichkeit, insbesondere zwischen dem Desorganisations-Defizit-Syndrom (Messie) und dem Vermüllungssyndrom. Menschen, denen ein Messie-Syndrom zugeschrieben wird, sind von ihrem Zugang her eher offener. Roth (2012) charakterisiert diese Personengruppe als schnell beeindruckt, kreativ und ideenreich sowie mit stark ausgeprägtem Perfektionismus. Sie sind oft berufstätig und vorwiegend in sozialen oder künstlerisch/kreativen Berufen zu finden. Hingegen sind Personen, die dem Vermüllungssyndrom zugeordnet werden, meist nicht mehr im Beruf, leben eher zurückgezogen und geben nicht viel von sich preis. Finanziell sind sie deshalb, in Falle des österreichischen Systems, Sozialhilfeempfänger oder erhalten eine Form der Pension (Dettmering & Pastenaci, 2015).

Frühkindliche Erfahrungen

Als beeinflussend werden auch *frühkindliche Erfahrungen* angeführt. Im Zusammenhang von entwicklungsbedingten Belastungen wird das Phänomen beschrieben, dass Erziehungspersonen dem Kind zu wenig Autonomie einräumen. Dadurch werden schon früh Handlungsimpulse unterdrückt. Die davon Betroffenen können später schwer eigene Ziele verfolgen und zeigen eher eine passiv-aggressive Tendenz, indem sie andere Menschen durch die Unordnung strafen wollen bzw. auf Abstand gehen (Barocka, 2009). Auch erlebter Zwang in der Kindheit kann aufgrund unbewusster Verweigerung eine Hemmung der Durchführung von geplanten Arbeiten verursachen (Flemisch, 2009).

Zu diesem Thema zählen auch die *Bindungsstörungen*, wie sie von John Bowlby (1958) in der Bindungstheorie mit ihren Stilen begründet sind. Er wandte sich damit gegen das traditionelle psychoanalytische Modell von Freud, das sich mit dem kindlichen Phantasieleben beschäftigt und reale Traumata und Trennungen als Frustration nicht anerkennt. Nach der Bindungstheorie haben Säuglinge das angeborene Bedürfnis, in bindungsrelevanten Situationen Nähe, Schutz und Zuwendung einer vertrauten Person zu suchen. Personen mit sicherem Bindungsverhalten haben die Fähigkeit, später wechselhaft-lohnende Beziehungen einzugehen. Bei unsicher-ambivalent gebundenen Menschen entwickelt sich ein negatives Selbstbild im Gegensatz zu einem positiven Bild Anderer. Trotz stark ausgeprägter Introvertiertheit zeigt sich ein hohes Zuwendungsbedürfnis mit der Suche nach Nähe. Es wird als Folge einer unzureichenden Erfüllung der Bedürfnisse des Kindes durch die Bezugspersonen gesehen, und dies aufgrund von einem nicht an das Kind angepassten und somit beliebigen Wechsel zwischen Zuwendung und Ablehnung (Bowlby, 1958; Steins, 2003). Bei Trennung zeigt sich heftiger Schmerz, gepaart mit großer Angst, wodurch das Bedürfnis lautstark eingefordert wird (Rehberger, 2020). Dagegen haben unsicher-vermeidend gebundene Personen eine wechselhafte Einstellung bzgl. ihres Selbst- und Fremdbildes. Auf die in der Kindheit erlebten Zurückweisungen stellt sich eine eher negative Akzeptanz anderer Menschen ein und die Bewältigungsstrategie ist der Rückzug im Rahmen eines geringen Zuwendungsbedürfnisses. Werden Kinder nicht regelmäßig getröstet, dann verschließen sie sich und Gefühle der Angst, Schmerz und Ärger werden unterdrückt und nur unbewusst wahrgenommen (Bowlby, 1958; Rehberger, 2020; Steins, 2003). Vor diesem Hintergrund lassen sich Personen mit Desorganisationsproblemen eher dem unsicher-vermeidenden Bindungsstil zuordnen, verursacht durch ein höheres Maß an Angst und Vermeidung tiefergehenden Interaktionen. Im Gegensatz dazu wird die Beziehung zu den gesammelten Gegenständen aufgewertet. Diese Annahmen können auf eine Kompensation für das als zu gering empfundene Zuwendungsbedürfnis hinweisen (Steins, 2003). Oder die Furcht vor Trennung wird als unerträglich empfunden, da das krankhaft wirkende Horten auf traumatische Verlusterlebnisse zurückgeführt werden kann. Aufgrund der eigenen Prognose, andere im Kontakt zu enttäuschen, erscheint es vermeintlich leichter, Briefe und E-Mails zu bekommen als diese selbst zu verfassen (Rehberger, 2020). Gemäß den angeführten Erklärungsansätzen zum Bindungsverhalten bewerten sich Menschen mit Desorganisationsproblemen selbst widersprüchlich. Einerseits berichten sie über die Überforderung mit der Alltagsbewältigung und die daraus resultierenden negativen Gefühle. Andererseits sehen sie ihr kreatives und ideenreiches Potenzial und finden sich besonders. Steins (2003) meint, dass sie einen sekundären Krankheitsgewinn aus ihrer Situation ziehen, indem sie aufgrund der Tatsache anders zu sein als andere, ein positives Attribut ableiten. In Summe werden hier Hintergründe aus dem *Selbstkonzept* angesprochen. Der Selbstwert, als Teil davon, wird bekanntlich nicht nur von der Person selbst begründet, sondern steht auch im Kontext mit der Suggestion des Umfeldes. Diesbezüglich steigt diese Personengruppe aus bekannten Gründen eher schlechter aus. Im zwischenmenschlichen Vergleich zeigt sich die Selbsteinschätzung, nicht zu genügen, weil sich Wertungen wie faul, disziplinlos und ungenügend einstellen (Rehberger, 2020).

Darüber hinaus gibt es auch Hinweise aus wissenschaftlichen Studien, dass Menschen mit Desorganisationsproblemen überdurchschnittlich oft an posttraumatischen Belastungsstörungen leiden (Barocka, 2009). Zumindest geht es meistens um eine Verlustthematik. Davon ausgehend haben Schwierigkeiten in der Bearbeitung von Verlusten und darauffolgende Anpassungsstörungen ihren Ursprung in der frühen Kindheit. Verlust- und Existenzängste sowie mangelndes Selbstvertrauen beeinträchtigen die Fähigkeit mit Trauer umzugehen, bzw. Traumata förderlich zu bewältigen (Aigner et al., 2010). Ebenso publizierten Dettmering und Pastenaci (2015) die Hypothese, dass ein Versagen bei der Trauerarbeit auf frühkindliche Erfahrungen zurückzuführen ist. Als Bewältigungsverhalten kann längerfristig Affektabwehr sowie die Blockade von Angst und Schmerz resultieren, was in der Folge die Entwicklung einer häuslichen Desorganisation begünstigen kann. Auch kritische Lebensereignisse können in Verbindung mit dem Desorganisationsproblem als Auslöser beschrieben werden: Ausziehen aus dem Elternhaus, Verkettung kritischer Lebensereignisse, Geburt eines Kindes, Partnerprobleme, ein anstrengender Beruf und Ähnliches. Rehberger (2020) beschreibt, dass die Ursprungsfamilien seiner Klient*innen mehr oder weniger zerrüttet sind. Häufig werden die Eltern schon als vernachlässigt in der Kindheit beschrieben, haben z. B. Alkoholprobleme und sind Alleinerzieher*innen. Durch fehlende Reflexion und Bearbeitungen der entwicklungsbedingten Auswirkungen auf die Persönlichkeit können sich diese im System erworbenen Verhaltensweisen wiederrum negativ auf die Entwicklung der eigenen Kinder auswirken. Insbesondere durch ein Defizit in der Vermittlung von Akzeptanz und Wärme für das Kind.

Lageorientierung

Eine weitere Erklärung der Hintergründe ist den Postulaten von Kuhl (2001) und seiner Forschergruppe zu entnehmen. Im Allgemeinen wird das System des Selbst als ein Mechanismus beschrieben mit der Aufgabe, eine Vielzahl an Informationen bereitzustellen, die zur Befriedigung möglichst vieler Bedürfnisse und Anliegen benötigt werden. Im Speziellen bezieht es sich auf die Prozesse der Selbstberuhigung und Selbstmotivierung, die entwicklungspsychologisch gesehen unterschiedlich bei den Menschen ausgeprägt sind. Diesbezüglich kann auf das Konstrukt der Handlungsorientierung und Lageorientierung zurückgegriffen werden. Der *Zustand einer Handlungsorientierung* ermöglicht die Umsetzung von situationsangepassten Absichten, ohne durch störende Denkinhalte blockiert zu sein. Im Gegensatz dazu beschreibt der *Zustand einer Lageorientierung* ein Gedankenkreisen um vergangene, gegenwärtige und zukünftige Zustände, wobei die Fokussierung auf die notwendigen Handlungen nur bedingt möglich ist oder sogar ausbleibt. Insofern kann dieser sogenannte Grübelkreislauf mit einer gedämpften Stimmung oder negativen Affekt in Verbindung gebracht werden und dies in Situationen, die vom Individuum als schwierig oder sogar bedrohlich beurteilt werden. Um einem Zustand der Lageorientierung entgegenzuwirken, bedarf es die Fähigkeit zur Kontrolle dieser negativen Auswirkungen in Form der Selbstmotivation, bedingt durch eine selbstgesteuerte Affektregulation bzw. Selbstberuhigung. Daher zeigen Menschen mit der Disposition zur Lageorientierung im Vergleich zu Personen, bei denen die Prozesse zur Handlungsorientierung auch in schwierigen Situationen gegeben sind, diesbezüglich Defizite auf. Wissenschaftliche Befunde belegen diesen Umstand mit einer Blockierung notwendiger Systeme im Gehirn, in welchen relevante Informationen für eine gelingende Handlungsorientierung gespeichert sind (Kuhl, 2001). Entwicklungspsychologisch liegt der Fähigkeit zur Selbstberuhigung und Selbstmotivierung, das Erlernen der Emotionsregulation in früher Kindheit zugrunde. Werden Selbstäußerungen von Kleinkindern durch ihre Bezugspersonen wahrgenommen und erfolgt eine Befriedigung im Rahmen einer angepassten und prompten Beruhigung oder Verstärkung von außen, wird der Grundstein gelegt, dass die zunächst von außen gesteuerte Motivierung mit der Zeit nach Innen verlegt werden kann, was als Voraussetzung zur Selbstberuhigung bzw. -motivation gilt. Im Falle einer verzögerten oder ausbleibenden Reaktion der Erziehungsperson kann sich später beim Individuum eine Beeinträchtigung der Emotionskontrolle einstellen. Gleichermaßen fördert eine autoritäre und übertrieben leistungsorientierte Erziehung, die durch ein Fehlen von Empathie geprägt ist, folgenden Umstand: Diese Kinder neigen dazu, in Gedanken zu verharren, die um die unerfüllt gebliebenen Bedürfnisse oder möglichen Intensionen kreisen, es der Bezugsperson recht zu machen. In Hinblick auf die Untersuchungen von Kuhl (2001) wird der Entwicklung zur häuslichen Desorganisation eine ausgeprägte Lageorientierung zugrunde gelegt als Folge von Vernachlässigungen in der Kindheit bzw. aufgrund Erziehungspraktiken, die durch Druck und Fremdbestimmung eine Abhängigkeit fördern können. Es zeigen sich auch Hinweise darauf, dass die beschriebenen frühkindlichen und lebensgeschichtlichen Erfahrungen sowie Bewältigungsmechanismen auch eine Ausgrenzung aus der Gesellschaft bedingen können. Dies kann wiederum einen regelwidrigen psychischen Zustand oder auch eine medizinische Indikation zur Folge haben.

Außerdem werden in Verbindung mit der häuslichen Desorganisation Krankheitsbilder beobachtet, die auch ursächlich die beschriebenen Zustände hervorrufen können. Dazu zählen paranoide Schizophrenie, Suchtkrankheiten und Depressionen (Pritz, 2009). Bei Depressionen zeigen sich vordergründig überwältigende Empfindungen. Rehberger (2020) beschreibt Gefühle der übermannenden Leere, Müdigkeit, Antriebslosigkeit, Hilflosigkeit usw., die sich sehr schmerzlich bemerkbar machen. Demgegenüber muss die Demenz unter einem anderen Blickwinkel gesehen werden. Fast jede Person sammelt im Leben etwas (Briefmarken, Steine etc.). Für eine Sammlung benötigt man eine gewisse Systematik und Ordnung. Die Demenz schwächt bekanntlich die Fähigkeit überlegt und strukturiert handeln zu können. Dieses Sammeln oder Horten kann sich dann zu einer häuslichen Desorganisation ausweiten. In einer Studie von Bieri-Brüning (2007) stellte sich bei der Durchsicht von Hausbesuchsprotokollen im Rahmen amtsärztlicher Einsätze heraus, dass die meisten Einsätze bei Personen mit kognitiven Einschränkungen stattfanden. Dr. Gabriele Bieri-Brüning untersuchte dieses Phänomen im Rahmen ihrer Funktion als Chefärztin des geriatrischen Dienstes der Stadt Zürich. Ausgelöst durch Meldungen der Nachbarn, Angehörigen oder aufgrund eines notwendigen Rettungseinsatzes zeigte sich, dass ein beträchtlicher Anteil der Personen mit diagnostizierter Demenz in verwahrloster Wohnumgebung lebte und demzufolge einer Selbstvernachlässigung ausgesetzt waren.

Zum Abschluss dieser umfassenden Auflistung der Ursachenforschung wird noch auf die Relevanz einer *Zwangsstörung* eingegangen. Steins (2003) bietet hier ein kognitiv-behaviorales Erklärungsmodell an, schränkt jedoch vorab schon ein, dass nach ihren Untersuchungen nur bei 13 % der Desorganisationsprobleme, ursächlich eine Zwangsstörung erhoben werden konnte. Vorrangig handelt es sich um Defizite in der Informationsverarbeitung mit Entscheidungskonflikten, da zwanghafte Personen zum Perfektionismus neigen, dieser aber die Kehrseite der Angst ist. Aus Angst Fehler zu machen, werden Entscheidungen einfach aufgeschoben (z. B. einen kaputten Fernseher wegwerfen – oder nicht). Bezugnehmend auf die beschriebenen Bindungsstörungen kommt erschwerend dazu, dass eine emotionale Bindung zu Gegenständen und Dinge aufgebaut wird. Diese Personifizierung erschwert das Wegwerfen zusätzlich. Zwanghafte Persönlichkeiten weisen auch komplexere und detailliertere Konzepte in der Handlungsorientierung auf, was dementsprechend mehr Zeit beansprucht. In diesem Zusammenhang werden Bücher nach Farbe, Kategorie, Alphabet, Sympathie etc. sortiert. Lotz et al. (2014) widerspricht dieser Auffassung durch die Annahme, dass zwanghaftes Horten und Zwangserkrankungen nicht unbedingt dasselbe bedeutet. Bei Zwangserkrankungen können die damit in Verbindung stehenden Gedanken wiederholt und auch willkürlich auftreten. Beim sogenannten Horten gehören diese Gedanken zum normalen Denkablauf und sind demnach immer präsent. Stress entsteht erst, wenn es zu einer Trennung von emotional behafteten Gegenständen kommt. Darum wird dieses Sammeln eher einem Suchtcharakter zugeordnet. Grundsätzlich stehen zwanghafte Charakterzüge in Verbindung mit den Gefühlen *müssen* und *sollen*. Alle Alltagsaktivitäten sind davon betroffen und so steht die Furcht vor dem Misserfolg immer im Vordergrund. Auch Erfolge werden nicht als solche wahrgenommen, sondern mit dem Gefühl integriert, dass man es gerade so geschafft hat (Rehberger, 2020).

16.2 Verhaltensmerkmale bei häuslicher Desorganisation

Desorganisierte Menschen beschäftigen sich hauptsächlich mit Ordnung und Unordnung. Manche von ihnen erleben dabei Zwänge, andere nicht. Einige haben Probleme mit der Aufmerksamkeit, andere nicht. Zusammenfassend kann die Aussage getroffen werden, dass desorganisierte Personen anhand ihres inneren Chaos beschrieben werden können. Dieses entsteht u. a. durch den mangelnden Selbstwert, der geringen Frustrationstoleranz, der Feindseligkeit anderen Menschen gegenüber und auch aufgrund der beschriebenen Vermeidungstendenzen, die häufig in Verbindung mit einer ausgeprägten Lageorientierung stehen. Oder es entsteht aufgrund einer Selbstvernachlässigung, die auf Krankheit und Gebrechlichkeit im hohen Alter zurückzuführen ist. Die Pflegediagnose „Selbstvernachlässigung“ beschreibt diese mit den drei Merkmalen, der unzureichende Hygiene im Umfeld, unzureichender Körperpflege und der Nichteinhaltung von Gesundheitsaktivtäten (Herdman et al., 2022). Wie sich letztendlich dieses Chaos im Inneren und Äußeren widerspiegelt, ist demnach sehr unterschiedlich (Gogl, 2014; Kuhl, 2001; Rehberger, 2020; Steins, 2003). Eine ungenügende Bewältigung der Verlustthematik führt zur Annahme, dass deshalb der Bindung an Dinge, Objekte und Gegenstände eine hohe Bedeutung zukommt. Da diese leblosen Gegenstände aber in Wirklichkeit keine sozialen Beziehungen ersetzen können, muss deren Menge und Bedeutung stetig gesteigert werden (Steins, 2003). Menschen mit einer Organisations-Defizit-Störung (Messies) ordnet man eher dem aktiven Sammeln und Bewahren zu. Verwahrloste Personen sind hingegen meist beim passiven Ansammeln und destruierten Wohnen verortet.

- **Aktives Sammeln und Bewahren:** Unabhängig davon, ob das Sammeln strukturiert oder wahllos stattfindet, wird es in diesem Fall bewusst durchgeführt. Trotzdem ändert es nichts an der beschriebenen Bindung zu den Gegenständen. Eine Trennung verstärkt demzufolge die vermutete Verlustthematik der betroffenen Personen, wodurch gut gemeinte Hilfe von außen aus diesen Gründen oft als Bedrohung wahrgenommen wird (von Wedel, 2011). Insbesondere kann süchtiges Kaufen und Sammeln auch als Reaktion auf den unerträglichen Zustand der Leere gewertet werden, wobei die tatsächliche Notwendigkeit dieser Gegenstände keine Rolle spielt (Rehberger, 2020).
- **Passives Sammeln:** Im Gegensatz dazu steht das unbewusste Sammeln, das den einzelnen Gegenständen keine bestimmte Bedeutung für die Personen zuordnet. Beim angehäuften Müll ist kein Ordnungsansatz zu erkennen und so finden sich darunter auch mitunter Exkremente und Essensreste. Das passive Sammeln zeigt sich häufig in Verbindung mit schweren psychischen oder körperlichen Erkrankungen, welche die Alltagsbewältigung und Strukturierung der Betroffenen behindern (von Wedel, 2011).
- **Aufschub Verhalten:** Allgemein bekannt ist das Aufschieben von geplanten Tätigkeiten im Alltag und das so lange, bis Druck und Stress empfunden wird. In derartigen Situationen können Fehler passieren, wobei der positive Anreiz ausbleibt, etwas rechtzeitig erledigt zu haben. Als Folge zeigt sich eine Anhäufung von aufgeschobenen und ungelösten Problemen, z. B. sich türmende Wäscheberge. Bei der alltäglichen Prokrastination reiht man nach Priorität und Wichtigkeit: Unwichtige und unangenehmere Dinge werden beim Aufschieben meist bevorzugt. Bezogen auf Desorganisationsprobleme spielen für das Aufschub Verhalten zusätzlich die eigenen Vorstellungen und Gedanken eine erschwerende Rolle (Steins, 2003).

- **Geringe Frustrationstoleranz:** Diese wird in der Literatur als die wichtigste und weitest verbreitete Ursache für das Aufschieben beschrieben. Menschen mit Desorganisationsproblemen sind nicht faul, sie erleben nur starke Angst und empfinden negative Gefühle vor Anstrengungen. Der Grund dafür ist die Entwicklung einer dysfunktionalen Einstellung für unangenehme Arbeiten. Die Überlegung in Bezug auf den Wäscheberg könnte damit enden, dass diese Arbeit keinen Lustgewinn erzielt und deshalb auf einen späteren Zeitpunkt verschoben wird, der mehr Anreiz bietet. Nur leider mündet dieses Denkmuster häufig in eine unlogische Schlussfolgerung, da letzteres nicht eintritt. Es werden in diesen Zusammenhang auch Aussagen wie: „Es ist mir zu anstrengend“ oder „Es ist nicht zu ertragen“ getätigt, die sich auf das Unvermögen beziehen, bestimmte Arbeiten erledigen zu können. Derartige Zustände, die als unerträglich empfunden werden, verursachen Reaktionen in Form von Abwehr, Angst und Panik, was wiederum einen permanenten Kontrollverlust bewirkt (Steins, 2003).
- **Schuld, Scham und die Toleranz zur sozialen Isolation:** Die Anhäufung der gesammelten Dinge und Entstehung der Unordnung scheint letztendlich nicht soziale Beziehungen ersetzen zu können. Eher verstärken Scham- und Schuldgefühle das Vermeidungsverhalten gegenüber dem sozialen Umfeld. Je weniger mit anderen Personen interagiert wird, desto mehr geht der Kontakt zur Realität verloren. Der Verlust von Verhältnismäßigkeit begünstigt Misstrauen und Unsicherheit in der Auseinandersetzung mit dem Umfeld und fördert letztendlich eine grundlegende feindselige Haltung. Soziale Isolation verstärkt die Fokussierung auf die eigenen Probleme und der negative Affekt steigt (Steins, 2003). Menschen mit Desorganisationsproblemen fühlen sich meist zutiefst schuldig und ungehorsam, weil sie Dinge sammeln, die sie nicht brauchen und dadurch den eigenen Wohnbereich beinahe unbewohnbar machen. Trotzdem verschließen sie sich in dieses häusliche Chaos und können weder Besuche noch notwendige Instandhaltungsarbeiten zulassen (Rehberger, 2020).
- **Perfektionistische Grundeinstellung:** Bei diesem Persönlichkeitsstil herrscht ein Schwarz-Weiß-Denken vor. Zum Beispiel kann eine Aufräumarbeit, die unter normalen Umständen einen Tag dauern würde, eine Woche und mehr in Anspruch nehmen, da die Einstellungen eine unflexible Arbeitsweise fördern und somit enorm anstrengend und zeitraubend werden können. Häufig ist zu beobachten, dass die Umsetzung erst gar nicht realisiert wird, weil eine Abweichung von der perfektionistischen Vorstellung inakzeptabel und unerträglich erscheint (Steins, 2003).

16.3 Interventionsansätze bei häuslicher Desorganisation

Es gibt unterschiedliche Therapie- und Interventionsansätze für die Behandlung und Betreuung von Personen mit Desorganisationsproblemen, die infolge beschrieben werden. Lotz et al. (2014) bemängeln dabei, dass die Forschung zur Entwicklung von wirksamen Behandlungsmethoden noch nicht ausgereift sei. All die vorangestellten Hintergrundinformationen zu diesem Thema prägen die Auswahl geeigneter Hilfeleistungen und verdeutlichen, dass es keine Pauschallösungen in der Umsetzung geben kann, zumal die Situationen und Personen stets einzigartig sind.

Äußere Lösung

Entrümpelungsdienste bringen in kürzester Zeit das Sammelsurium der Betroffenen zum Recyclinghof. Nachteile solcher einseitigen Interventionen sind, dass die Entscheidungen dafür meist vom sozialen Umfeld oder den Behörden getroffen werden und nicht auf der Zustimmung der betroffenen Personen beruhen. Infolge empfinden diese das Gefühl der Entmündigung bei einem weiter bestehenden inneren Chaos, obwohl das Äussere beseitigt wurde. Die Wahrscheinlichkeit ist hoch, dass der Wohnbereich in absehbarer Zeit wieder einen ähnlichen Zustand aufweist. Ebenso funktioniert die einfache Vermittlung von Aufräum- und Organisationstechniken deshalb nicht zufriedenstellend, weil Desorganisation nicht nur ein praktisches, sondern auch ein emotionales Problem ist und somit auch einer inneren Lösung bedarf (Steins, 2003).

Therapeutische Hilfe

Das innere Chaos bedarf verhaltenstherapeutische Ansätze und dies einerseits zur Ursachenfindung und andererseits, um dysfunktionale Annahmen zu verändern und neue Lebensziele zu definieren. Bezogen auf den Ansatz von Kuhl (2001) zeigt sich die Notwendigkeit zur Berücksichtigung von nicht bewussten Prozessen aus der Willenspsychologie (Handlungsorientierung vs. Lageorientierung), um Erfolge nicht nur kurzzeitig, sondern auch längerfristig zu gewährleisten. Alle Hilfsangebote von außen bedingen das Setzen von kleinen Zielen, damit Änderungen in einem kontrollierbaren Rahmen geschehen und somit auch Erfolge als solche erlebt werden können. Insbesondere ist zu bedenken, dass Desorganisation nicht zwingend mit einem Leidensdruck der davon betroffenen Menschen verbunden ist, deshalb bedingt jede Interventionsplanung eine Assoziation mit einem lohnenden Ziel für den Betroffenen (Rehberger, 2020; Steins, 2003).

Kombinierte Ansätze

Grundsätzlich ist eine Kombination von Elementen einer therapeutischen Unterstützung sowie einer praktischen Hilfe vor Ort zu bevorzugen, da desorgansierte Personen ein jahrelang eintrainiertes System an Vermeidung, Ablenkung und Selbstrechtfertigung haben. In diesem Zusammenhang benötigen Hilfspersonen neben Empathie und einem respektvollen Umgang auch fachliches Hintergrundwissen, um Begleitungen und Anleitungen beim Aufräumen gelingend gestalten zu können (Steins, 2003). Für die praktische Hilfe vor Ort werden in der Literatur förderliche Anweisungen für Räumungsaktionen beschrieben, die als Ziel die Aufrechterhaltung der Kontrolle der betroffenen Personen verfolgen. Kontrollverlust könnte Rückschritt oder sogar das Ende der Hilfsaktion bedeuten. Deshalb sind immer nur kleine erreichbare Ziele zu setzen (Flemisch, 2009; Rehberger, 2020; Steins, 2003). Oberste Priorität hat der Aufbau einer gelungenen Beziehung. Auf diesem Fundament folgt die Überlegung zu lohnenden Zielen, um eine Änderungsmotivation bei den Personen hervorzurufen. Dabei ist es förderlich Bezugspersonen miteinzubeziehen. Darauf aufbauend können in einem gemeinsamen ausführlichen Gespräch Wünsche und Vorstellungen eruiert werden und deren zukünftige Zielausrichtung. Ergänzend dazu ist im Prozess selbst eine Hilfestellung zur Strukturierung und Orientierung notwendig, um die besprochenen Arbeiten in Relation mit den Begebenheiten zu setzen. Die Grundprinzipien richten sich nach den Prioritäten: Sortieren – Wegwerfen – Organisieren – Aufräumen. Konkret sollen Räumungsstrategien vermittelt werden, z. B. Werbesendungen gleich beim Hineintragen begutachten und aussortieren, Abfallsäcke in Türnähe stellen, um beim Verlassen der Wohnung gleich die Entsorgung vorzunehmen. Unter anderem gelingt die Forcierung der Selbstwirksamkeit im Rahmen einer unmittelbaren und positiven Verstärkung von Erfolgserlebnissen. Zur Reflexion ist das Ansprechen aufkommender Gefühle ebenso wichtig. Aber erst nach getaner Arbeit, um die Handlungsorientierung nicht durch einen möglichen Grübelkreislauf zu lähmen (Flemisch, 2009; Steins, 2003). Auch fachspezifische Bücher und Zeitschriften zur Selbsthilfe, können Wissensdefizite abdecken und Änderungsmotivationen entwickeln. Parallel dazu gibt es die Möglichkeit, bei Selbsthilfegruppen teilzunehmen. In der Schweiz gibt es diese bereits seit nahezu 20 Jahren. In Wien, an der Sigmund-Freud-Universität, entstand erst später die erste in Österreich (Flemisch, 2009). Bei Depressionen und Zwängen, die bei Menschen mit Desorganisationsproblemen häufig vorherrschen, können Erfolge nur in kleinen Schritten bewältigt werden. Gerade im Bereich des Beziehungsaufbaus wird empfohlen, möglichst bald Vernetzungen zu anderen aufzubauen, insbesondere zu Gleichgesinnten. Hierbei richtet sich die professionelle Unterstützung auch auf den konsequenten Ausbau dieser Beziehungen über Wochen und Monate, um mitunter auch gemeinsame Veränderungsschritte zu fördern (Rehberger, 2020). Speziell für die Problematik der Selbstvernachlässigung im Alter ermöglichen die Ausführungen von Gogl (2014) ein umfassendes Verständnis und eine fundierte Handlungsorientierung. Zudem gibt es auch in NANDA-I die Pflegediagnose *Selbstvernachlässigung*, die ein strukturiertes Handeln für die Praxis ermöglicht.

Lebensweltorientierung

Die beschriebenen Interventionen können bei Menschen mit Desorganisationsproblemen zum Erfolg führen. Doch all diese Ansätze nützen wenig, wenn die Welt, in der die betroffenen Menschen leben, nicht verstanden wird. Die Lebensweltorientierung und -bewältigung zieht sich wie ein roter Faden durch die Arbeit der Übergangspflege und nimmt auch beim Thema der häuslichen Desorganisation eine gewichtige Rolle ein. Bezugnehmend auf Thiersch et al. (2012) sollen sich Unterstützende in die Lebenswelt von betroffenen Menschen einfühlen können, sodass das Ziel nicht eine aufgeräumte Vorzeigewohnung ist, sondern das bessere Gelingen der Alltagsbewältigung und soziale Gerechtigkeit. Das Verstehen wird hier als eine Form der Kommunikation definiert, um herauszufinden, wie die Unterstützung am besten gelingen kann. Nicht der Zustand des Körpers und/oder der Wohnung sind für die Wahl der Interventionen maßgebend. Der Fokus liegt auf den Bewältigungsstrategien der von der häuslichen Desorganisation betroffenen Menschen sowie deren jeweiligen Deutungs- und Handlungsmustern. Alle Menschen sollten die gleiche Chance erhalten, unabhängig von ihren Eigenarten. Das Arbeiten im Normalitätsprinzip erfordert Respekt vor den jeweiligen Bewältigungsstrategien der Betroffenen. Nur so kann es gelingen, sich gegen Stigmatisierung, Kriminalisierung und Pathologisierung auszusprechen. Daraus ergeben sich Richtlinien bzw. Handlungsmaximen in Bezug auf Prävention, Alltagsnähe, Integration/Inklusion und Partizipation (Thiersch et al., 2012):

- **Prävention:** Nicht erst im Falle der Dekompensation, sondern bereits in Zeiten von wahrnehmbaren Belastungen bzw. Krisensituationen sollte Menschen mit Desorganisationsproblemen durch Unterstützungsmaßnahmen aus dem

Umfeld und Stärkung des individuellen Bewältigungsverhaltens geholfen werden.

- **Alltagsnähe:** Vor Ort sollte ein ganzheitliches Hilfsangebot stattfinden, um die Hemmschwelle der betroffenen Menschen, Hilfe anzunehmen, möglichst gering zu halten.
- **Integration/Inklusion:** Jedes Individuum hat die gleichen Rechte und sollte Zugang auf dieselben Ressourcen bekommen, und dies durch Respekt und Offenheit gegenüber der Unterschiedlichkeit.
- **Partizipation:** im Sinne des Mitspracherechts und der Beteiligung soll die Eigeninitiative der Betroffenen zusätzlich gefördert werden.

Rehberger (2020) vergleicht Hermann Hesse's Roman *Steppenwolf* mit den Erfahrungen von Messies. Insofern gehört Zwang in Form von Hausordnungen, Straßenverkehrsordnungen und Steuergesetzen für ihn zur gesellschaftlichen Ordnung. Denn ohne unablässige Kontrolle der Gesellschaft ist ein Zusammenleben nicht möglich. Genau dieses *Müssen* ist für Messies ein Gräuel. Die Verhaltensweisen Verschlossenheit, Zurückhaltung und Zurückgezogenheit weisen auf einen unsicher-vermeidendenden Bindungsstil hin. Dies passt zu Harry Haller, dem Helden in Hesse's Roman.

Teil IV

Praktische Umsetzung der Inhalte

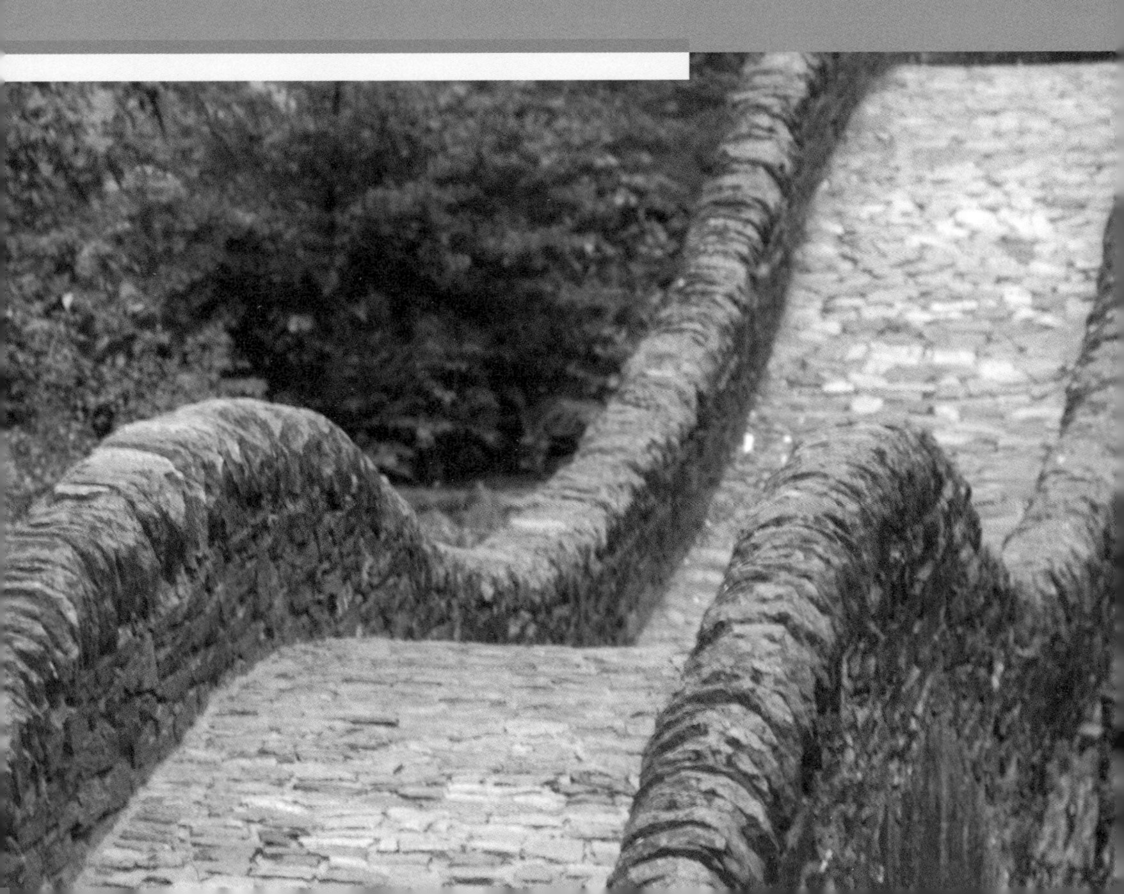

17 Pflegerische Begleitung eines vollständigen Übergangs

Zur Veranschaulichung der vorgestellten und überwiegend theoretischen Inhalte wird in diesem Kapitel ein Praxisbeispiel dargestellt, das explizit die Situation einer betroffenen Person, ihre Schwierigkeiten und Hindernisse im Rahmen eines Überganges aufzeigen soll. Die chronologische Struktur der Erzählung richtet sich nach dem organisatorischen Konzept (E.D.E.N) der Übergangspflege und verfolgt durch die ausführliche Beschreibung das Ziel, eine möglichst gut nachvollziehbare Fallgeschichte für die Leserschaft zu skizzieren. Gemäß dem inhaltlichen Konzept und der philosophisch-ethischen Haltung wird ersichtlich, dass die betroffene Person samt unmittelbarem Umfeld im Mittelpunkt aller Bemühungen stehen. Im Sinne der Unterstützung zur Lebensbewältigung wird neben einer Passung des Umfeldes an die Person auch die Forcierung der Veränderung des Denkens und Handelns dieser Person verfolgt, um zunächst die Annäherung an die veränderte Umwelt zu ermöglichen. Dies alles passiert im Spannungsfeld zwischen den Wünschen, Vorstellungen und Vorerfahrungen der betroffenen Person und deren Umfeld, was häufig sehr unterschiedlich sein kann. Zur Überbrückung dieser Differenzen und um darüber hinaus eine professionelle Einschätzung und Begleitung zu gewährleisten, kann auf all die angeführten theoretischen Ansätze, Konstrukte und Hintergrundtheorien für den Übergang zurückgegriffen werden. Die Kunst dabei ist es, eine Übereinstimmung aller Beteiligten an der Zielorientierung zu erreichen, die der Vorstellung der betroffenen Person entspricht. Da es sich um ein reales Praxisbeispiel aus der Betreuung der Autorin handelt, ist auch die selbst erzählte Biografie der Klientin angefügt sowie ein Ausschnitt des dahinterliegenden individuellen Pflegeplanes, mit dem Verweis auf die eingesetzten Assessmentwerte. Selbstverständlich sind alle Angaben zur Person verändert worden, um die Identitäten der betreuten Klientin und deren Zu- und Angehörigen zu schützen.

17.1 Frau L. und ihre Lebenswelt

Beim **Erstkontakt** treffe ich die 86-jährige Fr. L. mit ihrem Rollmobil in Begleitung einer Therapeutin am Gang an. Nach einigen Schritten besteht sie darauf, sich hinzusetzen und erlaubt mir, neben ihr Platz zu nehmen. Ich erkundige mich nach ihrem Befinden. Ihr Blickt schweift über den Gang, währenddessen sie mir unter Tränen ihr Unverständnis über ihren Aufenthalt mitteilt und mich bittet, die Umstände diesbezüglich aufzuklären. Nach einer längeren Pause äußert sie den Verdacht, dass ihr Hausarzt an ihrem Dilemma schuld wäre. Mein Angebot, mit ihr einen Ausgang nach Hause zu machen, lehnt sie mit der Begründung ab, dass ihre Nichte sie bald abholen würde. Zu Hause wäre ohnehin alles in Ordnung. Anschließend versucht sie, jedoch ohne Erfolg, aufzustehen. Sie lehnt meine Unterstützung dabei vehement ab und wendet sich mit den Worten ab, dass sie keine Hilfe brauche, denn sie wäre eh nicht mehr lange da. Letztendlich stimmt sie einen erneuten Besuch von mir zu.

Einen Tag später sitzt Fr. L. beim Tisch im Aufenthaltsraum und zeigt Bereitschaft für ein Gespräch. Sie ist zeitlich und örtlich mangelhaft orientiert. Situativ ist sie unsicher, aber persönlich kann sie sich im Gespräch ausreichend orientieren. Die Mobilität ist heute mit Unterstützung bzw. Rollmobil für kürzere Strecken möglich. Sie äußert, mich schon einmal gesehen zu haben, blickt dabei nach unten und wischt immer wieder mit ihrer Hand über den Tisch. Auf meine Frage, ob ihre Nichte über ihren Krankenhausaufenthalt Bescheid wisse, verbalisiert sie unter Tränen, endlich nach Hause zu wollen, denn ihre Nichte würde sich Sorgen um sie machen. Zu Hause wäre alles gut, jedoch müsste dringend der Garten umgegraben werden. Medikamente nehme sie grundsätzlich keine ein, auch zum Arzt würde sie nicht gehen, denn ihr Hausarzt wolle schließlich ihr Haus, das aber später einmal an ihre Nichte gehen soll. Mit gedämpfter Stimme und mir zugewandt berichtet sie über häufigere Besuche von einer fremden Frau mit Kindern im Zeitraum der letzten Monate. Sie ist sich sicher, dass diese bei einer Gelegenheit ihre schönen Hinterglasmalereien gestohlen hat. Aus Angst vor weiteren Verlusten hat sie ihre Puppen versteckt, sodass diese hoffentlich nicht gefunden werden. In diesem Zusammenhang nimmt sie mein Angebot für einen Ausgang nach Hause an, zumal sie nach ihren *Puppis* schauen und ihre Nichte wiedersehen will, die ich vorher darüber in Kenntnis setzen soll. Somit wird ein differenzialdiagnostischer Ausgang für den nächsten Tag geplant, um die aktuelle Motivation von Fr. L. möglichst zeitnah zu nützen.

Beim nachfolgenden Telefonat berichtet die Nichte, dass der Zustand des Hauses und Gartens nahezu unbewohnbar wäre. Auch das Fehlen von Heizung und Warmwasser im Haus würde die Situation zusätzlich erschweren. Insgesamt fließe wenig Wasser aus den Armaturen, zumal diese seit dem Tod des Onkels nie gewartet worden wären. Sie berichtet, dass sie und ihr Mann erst wieder seit einem halben Jahr zeitweise Kontakt zur Tante haben, wobei ihr Mann besser an sie herankommt. Er informierte die Tante auch, dass Hilfen für zu Hause die Voraussetzung für eine Rückkehr nach Hause sind. Hingegen wird die Nichte bei ihren Besuchen häufig mit Beschuldigungen und Beschimpfungen vonseiten der Tante konfrontiert. Nichtsdestotrotz wollen die Angehörigen ihrer Tante aber trotzdem die Rückkehr nach Hause ermöglichen, jedoch nur mit zusätzlichen Hilfen. In der Zwischenzeit planen sie, im Haus das Notwendigste zu sanieren. Die Nichte wird am folgenden Tag beim Ausgang hinzukommen.

Differenzialdiagnostische Ausgänge

Am darauffolgenden Tag des differenzialdiagnostischen Ausgangs sitzt Fr. L. angezogen (mit Hilfe der Pflege) im Aufenthaltsraum der Station. Sie erkennt mich wieder und ist bereit, mit mir zu gehen. Nimmt ihren Schlüssel an sich und steckt ihn in ihre Jacke. Sie ist heute zur Situation und Person ausreichend orientiert. Örtlich kann sie sich erst in der unmittelbaren Wohnumgebung zurechtfinden und in der zeitlichen Orientierung ist sie mangelhaft. Fr. L. benötigt längere Zeit und immer wieder Pausen, um mit mir den Weg von der Station zum Lift und von dort aus zu meinem Auto zu bewältigen. Sie ist dabei mit dem Rollmobil selbstständig gehfähig. Bei Hindernissen oder Stufen sowie beim Transfer ins Auto benötigt sie jedoch meine Unterstützung. Während der Fahrt teilt sie mir unter Tränen ihre Befürchtungen bezüglich des Zustandes ihres Hauses mit. Schließlich wolle sie mich nicht erschrecken und was uns auch immer erwartet, ich solle auf keinen Fall etwas weitererzählen. Sie räumt ein, dass andere in ihrer Abwesenheit Unordnung gemacht und gestohlen haben könnten. Auf meine Frage, ob sie sich zu Hause wohlfühlen würde, erzählt sie von der fehlenden Heizung, jedoch habe sie einen Kachelofen und genug Holz im Garten. Eine Leidenschaft von ihr ist das Sammeln, es würde so viel Brauchbares weggeschmissen, die Leute könnten sich einfach nicht mehr an Notzeiten erinnern. Auf meine Frage, ob sie sich aktuell in der Lage sieht, wieder zu Hause zurecht zu kommen, meint sie, dass sie immer alles allein gemacht habe, doch vielleicht würde sie jetzt die angebotene Hilfe ihrer Nichte und deren Mann annehmen. Der Mann könne sich z. B. um den Garten kümmern und Holz reinholen, so wie es früher die Aufgabe ihres Ehemannes war.

Beim Haus angekommen versucht Fr. L., sich mit dem Rollmobil einen Weg durch den Garten zum Haus zu bahnen. Dies zeigt sich problematisch, da der Weg verwachsen ist. Bei den Blumen bleibt sie stehen und versucht diese mitsamt der Wurzel auszureisen, um sie mir als Geschenk anzubieten. Dabei ist häufig mein Eingreifen zur Sturzabsicherung notwendig. Sie zeigt mir die verschiedenen Sorten der Blumen und Sträucher und benennt sie mit richtigen Namen. Dabei lässt sie sich kaum bremsen, muss mehrmals aufgefordert werden ins Haus zu gehen, da ihre Standfestigkeit zunehmend nachlässt. Die Nichte kommt auch hinzu und begrüßt Fr. L. freundlich, bekommt dafür jedoch nur einen knappen Gruß. Obwohl es für mich nicht erkennbar ist, wurde im Garten und im Vorraum des Hauses von der Nichte und deren Mann schon einiges entsorgt, aber ohne vorherige Rücksprache mit Fr. L. Sie bemerkt das Fehlen von Gegenständen im Vorraum. Sie sieht es persönlich nicht als Vorteil, dass sie jetzt sogar mit dem Rollmobil durchkommen kann. Ein schwarzer Abfallsack steht im Gang, der Fr. L. dazu veranlasst, darin nach verwertbaren Sachen zu suchen, wobei sie aber von der Nichte abgehalten wird. Als Reaktion fängt sie an zu schimpfen, lässt sich aber doch von mir beruhigen und tätschelt mir als Zustimmung die Hand. Schließlich zeigt sie mir ihre Räumlichkeiten, zumindest den unteren begehbaren Teil des Hauses. Sie verbalisiert, dass es ganz schön ausschaue in ihrem Haus. Das wäre aber erst seit kurzem so, da sie halt nachgelassen habe.

Es ist kalt im Haus und es zeigt sich auf den ersten Blick auch kein Hinweis auf ein Bett im unteren Stock. Die drei Zimmer stellen sich als Gästezimmer, Wohnzimmer und Küche heraus. Dabei ist das Gästezimmer voller Kleidung, vielen Puppen, Stofftieren und anderen Dingen. Das Bett, welches auch in diesem Zimmer stehen soll, ist deshalb nicht sichtbar. Im Wohnzimmer, in dem sich die einzige Heizquelle befindet, sind nur wenige Quadratmeter begehbar. Auf einer Couch befinden sich mindestens 20 Puppen. Fr. L. will über die Barrieren zu den Puppen gelangen, aber kann sich nur durch meine Unterstützung dabei aufrecht halten. Schließlich stimmt sie meinen Vorschlag zu, dass ich ihr nach ihren Wünschen welche davon hole. Fr. L. scheint sich sehr über ihre Puppen zu freuen und v. a. darüber, dass sie nicht wie befürchtet gestohlen wurden. Nach längerer Zeit der Diskussion, wie es für sie zu Hause weitergehen kann, gibt sie der Nichte bedingt die Absolution zum Zusammenräumen – vorausgesetzt es wird nichts ohne ihre Zustimmung weggeschmissen. Wir besprechen gemeinsam, welche Räume noch vor der Entlassung zusammengeräumt bzw. notdürftig saniert werden müssen. Vor allem ist die Installation einer Warmwasserquelle notwendig. Fr. L. sieht dies ein, verbalisiert aber immer wieder ihre Sorge, dass die Angehörigen zu viel wegwerfen könnten. Deshalb vereinbaren wir gemeinsam mit der Nichte einen weiteren

Ausgang, und dies zur Koordination der notwendigen Räumungs- und Reinigungsarbeiten.

Fr. L. schickt danach ihre Nichte nach draußen. Sie will, dass ich in einen Nebenraum der Küche gehe, welcher sich als Badezimmer herausstellt, da sie selbst aufgrund der Umstände nicht dazu in der Lage ist. Sie ist der Meinung, dass in der Badewanne viel Geld versteckt liegt, jedoch ist auf den ersten Blick keine sanitäre Ausstattung sichtbar. Schließlich finde ich, verpackt in mehreren Säcken, eine Handtasche mit Geld. Vor der tatsächlichen Sichtung des Inhaltes ersuche ich sie, ihre Nichte wieder hereinkommen zu lassen, damit wir gemeinsam die Höhe des Geldes zählen und die weitere Verwahrung vereinbaren können. Nach längerer Diskussion bekommt die Nichte von ihr den Auftrag, das Geld auf der Bank einzuzahlen, vorausgesetzt sie erhält die Auszüge. Aufgrund der geplanten Reparaturen und Räumaktionen zeigt sie letztendlich auch Bereitschaft, einen Teil ihres Ersparten dafür zur Verfügung zu stellen. Nach mehr als zwei Stunden kündige ich die Rückfahrt in die Klinik an. Fr. L. kann sich schwer von ihrem Haus trennen, würde gerne bleiben, steht mir jedoch im Wort, dass wir wieder gemeinsam zurückfahren müssen. Die Bedingung ist, dass wir in einer Woche wieder zurückkommen, um die Aufräumarbeiten und Reparaturen zu kontrollieren und um in den oberen Stock zu gehen.

Hermeneutik: Fr. L. zeigt mir gegenüber eine gute Compliance und Vertrauensbasis, sie scheint mich als Verbündete zu sehen. Sie hält sich an alle getroffenen Abmachungen und versteht bedingt nach langer Erklärung und Entlastung die Notwendigkeit zur Intervention in ihrem Haus. Trotzdem bleibt die Sorge, dass zu viel entsorgt werden könnte, was noch *gut* ist. Sie zeigt dabei immer wieder die Wichtigkeit dieser Sammelstücke auf. Heute sind keine paranoiden Gedanken präsent, aber die Umstände ihrer Einweisung in die Klinik scheinen weiterhin wahnbehaftet zu sein. Sie wurde angeblich bestohlen und eingesperrt von *Frauen*. Der Hausarzt habe dies alles in die Wege geleitet, weil er ihr Haus haben möchte. Laut der Aussage der Nichte kam sie zu Sturz und musste aus einem Berg von Wäsche etc. geborgen werden; das Haus war von innen versperrt. Insgesamt legen die Umstände nahe, dass eine häusliche Desorganisation vorliegt. Das Haus ist in einem sehr desolaten Zustand. Fr. L. hat einen ausgeprägten Sammeltrieb und durch die Reduktion ihrer körperlichen Leistungsfähigkeit zeigt sich auch mittlerweile eine massive Verschmutzung. Der Garten wirkt ebenfalls verwahrlost. Sie weist auf einen unsicher-vermeidenden Bindungsstil hin, teilweise auch ambivalent. Mir scheint sie jedoch bedingt zu vertrauen. Die aktuellen Alltagsfähigkeiten sind aufgrund der reduzierten körperlichen Ressourcen und einer kognitiv reduzierten Leistung stark eingeschränkt, auch aufgrund der derzeitigen Wohnumstände.

Eine Rückkehr nach Hause ist definitiv erst nach Aufräumarbeiten der unteren Räume (Schlafzimmer, Wohnzimmer, Bad und Küche) möglich, da die Sturzgefährdung aufgrund des dortigen Zustandes massiv ist. Außerdem ist es notwendig, eine Heizquelle zu aktivieren. Fr. L. ist derzeit nicht in der Lage, selbst aktiv an den Arbeiten teilzunehmen. Die Nichte und deren Mann zeigen sich sehr kooperativ und werden die notwendigen Maßnahmen zur oberflächlichen Sanierung selbst in die Wege leiten und die besprochenen Räume zu den Bedingungen von Fr. L., bewohnbar machen. Wir vereinbaren bei Start der Arbeiten einen erneuten Ausgang zur Besprechung des Vorgehens, damit Fr. L. die Kontrolle, was mit ihrem Haus passiert, aufrechterhalten kann. Fr. L. agiert aus Abwehrmechanismen, welche ihr dabei helfen, mit ihrer Situation umzugehen, unter dem vorherrschenden Gefühl der *Scham*. Die Annahme des Geschenks (Blumen mitsamt Wurzeln aus dem Garten) ist im Sinne der Beziehungsarbeit sehr wichtig, um sie nicht zurückzuweisen. Am Ende des Ausganges wirkt Fr. L. realistischer bezüglich der Notwendigkeit der geplanten Arbeiten und kann auch ihren derzeitigen Zustand besser einschätzen.

Eine Woche später wird der zweite differenzialdiagnostischer Ausgang unternommen, der Parallelen im Verhalten von Fr. L. zum ersten Ausgang aufweist. Jedoch realisiert sie schon bevor wir in ihrem Zuhause angelangt sind, annähernd die Probleme ihrer aktuellen Wohnsituation. Außerdem zeigt sie eine höhere körperliche Belastbarkeit und steigende Orientierungsfähigkeit. Wir besprechen gemeinsam mit der Nichte und deren Mann die Vorgangsweise der Räumungsarbeiten. Fr. L. definiert dabei, was sie behalten will und was weg darf. Sie zeigt dabei Ambivalenz: Einerseits erkennt sie die Notwendigkeit der Entsorgung von verschmutzten oder kaputten Dingen, andererseits will sie keine Veränderungen und auch niemanden mit ihren Sammelstücken allein lassen. Wir versuchen trotzdem, eine Struktur im Sinne der Grundprinzipien der Räum- und Säuberungsaktion zu realisieren, in Vorbereitung auf die Entlassung in einer Woche.

Entlassung

Die Entlassung erfolgt zwei Wochen nach dem Betreuungsbeginn. In der Zwischenzeit finden meinerseits regelmäßige Kontakte auf der Station statt, um die Beziehungsebene zu festigen und die Realitätsorientierung von Fr. L. zu fördern. Parallel dazu werden therapeutische Trainings zur Erhöhung ihrer Belastbarkeit und Alltagsfähigkeit auf der Station durchgeführt. Die möglichen und aus meiner Sicht notwendigen Hilfsangebote für zu Hause hört sich Fr. L. immer wieder geduldig an, legt sich dabei aber nie fest und fordert Bedenkzeit ein. Am besagten

Tag erwartet mich Fr. L. auf der Station. Sie verbalisiert, sich auf zu Hause zu freuen und schon neugierig zu sein. Die Mobilität ist mit Rollmobil auf geraden Strecken gut möglich. Beim Stiegen steigen benötigt sie Unterstützung und kommt dabei in Atemnot. Zu Hause ist sie überwältigt von der Veränderung, sowohl in Form von positiven als auch anklagenden Äußerungen. Sie ist heute kooperativer, unterschreibt auch den Pflegevertrag mit dem mobilen Hilfsdienst, obwohl sie verbal grundsätzlich gegen eine Betreuung zu Hause ist, aber man könne ja nicht wissen. Sie betont trotzdem immer wieder, dass sie ohnehin alles selbst machen würde. Jedoch stimmt sie zu, dass ich täglich kommen darf. Der Umgang mit den Einlagen und diversen Hilfsmittel ist ihr nicht geläufig. Auch bzgl. des Essens macht sie sich keine Gedanken. Sie lehnt das Essen auf Rädern ab, obwohl sie im Vorfeld bereits ihr Einverständnis zugesichert hat. Im Rahmen der aufgebauten Beziehung kann ich mit ihr vereinbaren, das Essen jeden zweiten Tag zur Probe kommen zu lassen. Die Notrufhilfe, welche aufgrund der Sturzgefährdung notwendig erscheint, lehnt sie heute aber definitiv ab. Ebenso ist sie anfangs gegen die Montage eines Schlüsselsafes vor der Haustüre. Auch hier kann der Kompromiss erzielt werden, dass der Ehemann der Nichte, den sie zunehmend als Neffen bezeichnet, einen solchen vorsorglich montieren darf. Hilfe beim Baden verweigert Fr. L., da sie nie gebadet habe und dies jetzt auch nicht nötig wäre. Deshalb wird eine Waschschüssel von der Nichte besorgt. Ihrem Gefühl nach – sie äußert, sich zu Hause fremd zu fühlen – war sie ein halbes Jahr im Krankenhaus, darum müsse sie sich erst wieder einleben.

Die Nichte und ihr Mann wirken heute frustriert. Sie haben gehofft, dass die Tante aufgrund des enormen Aufwandes, der für die teilweise Räumung und Installationsarbeiten notwendig war, kooperativer sein würde. Warmwasser gibt es nur mittels eines kleinen Boilers in der Küche. Alles andere war nicht möglich. Auch die Heizung könne ohne einen Komplettumbau nicht aktiviert werden. Jedoch gelang es, den Kachelofen im Wohnzimmer wieder in Gang zu setzen und zusätzlich sollte ein Strahler in der Küche aufgestellt werden. Die Angehörigen bieten an, mit meiner Unterstützung die Tante diese Woche (inkl. Wochenende) zu betreuen. Ab Montag nächster Woche soll der tatsächlich notwendige Betreuungsbedarf klar erkennbar sein bzw. auch die Akzeptanz von Fr. L., um voraussichtlich eine Betreuung für zweimal am Tag anzunehmen, da Fr. L. offensichtlich derzeit massive Einbußen in der Selbstfürsorge und -versorgung hat. Sie benötigt auch Hilfe bei der Medikation, deren Einnahme sie ohnehin nicht für notwendig empfindet.

Hermeneutik: Fr. L. zeigt heute teilweise eine gute Leistung aus dem Kurzzeit- und Arbeitsgedächtnis. In der Handlungsorientierung, insbesondere im Handlungsplan, ist sie jedoch massiv eingeschränkt. Auch die Inkontinenz stellt sich als großes Problem heraus, da Fr. L. derzeit noch nicht mit Inkontinenzprodukten umgehen kann und diese auch für nicht notwendig erachtet. In Summe unterschätzt sie ihren derzeitigen Pflegebedarf. Ihr Wunsch nach Selbstständigkeit übersteigt bei weitem ihre Fähigkeiten und Ressourcen. Die Sturzgefährdung bleibt weiterhin bestehen, jedoch zeigt sie im Vergleich zum ersten Ausgang körperlich steigende Ressourcen. Sie agiert mit Abwehrmechanismen (Fluchttendenzen aus der Realität und Sublimierung). Obwohl die Notwendigkeit von umfassenden Hilfen allen bewusst ist, erscheint nach wie vor unklar, inwieweit Fr. L. diese zulassen wird bzw. inwieweit sie sich durch Trainings in ihrer Handlungsorientierung verbessern kann. Jedoch zeigen die Angehörigen weiterhin Bereitschaft zur Hilfe und Betreuung, trotz des aktuellen umfangreichen Ausmaßes. Erschwerend ist auch das Fehlen von Warmwasser (außer kleinem Boiler) und einer Zentralheizung. Wir besprechen deshalb vorsorglich die Anmeldung für ein Seniorenheim, vorausgesetzt Fr. L. stimmt dem zu.

Nachsorgen

Am Tag nach der Entlassung erfolgt die **erste Nachsorge**. Nach wiederholtem Läuten an der Türglocke und Klopfen an die Fenster winkt mir Fr. L. vom Wohnzimmerfenster aus zu. Sie öffnet aber nicht die Türe. Erst nach telefonischer Intervention der Nichte und weiterhin wiederholtem Deuten, dass sie öffnen soll, gewährt sie mir Eintritt. Sie schleift ihre durchnässte Strumpfhose und die Einlage hinter sich her. Sie hat zwar einen Pullover und eine gestrickte knallblaue Haube auf, aber sonst nichts, was Wärme gibt oder trocken ist. Sie verbalisiert ihre Verzweiflung. Sie kenne sich nicht mehr aus, die Nichte habe alles verändert und viel weggeschmissen. Sie komme auch mit dem Anziehen nicht zurecht, da sie keine Kleidung finden würde. Noch dazu war ihr Haustürschlüssel nicht an seinem gewohnten Platz.

Bei der Unterstützung und Training zur Körperpflege, Inkontinenzversorgung etc. zeigt sie sich dankbar. Sie schaut aber sehr genau, was ich tue, wo ich Kleidung suche usw. Bezüglich des Essens zeigt sie keine Tendenzen, sich selbst etwas zu richten. Wir machen gemeinsam Frühstück, wobei sie nur in der Lage ist, das Brot zu finden. Alles andere, was in der Küche verändert wurde, scheint ihr fremd zu sein, noch dazu ist es kalt. Der einzige vom Kachelofen temperierte Raum ist das Wohnzimmer. Sie heizt auf meine Aufforderung ein, jedoch benötigt sie auch dafür umfassende Unterstützung. Mit dem Frühstück beginnt sie erst nach mehrmaliger Aufforderung. Sie besteht darauf, dass ich auch etwas esse, sonst würde sie darauf verzichten. Anschließend fordert sie mein Versprechen ein, mit ihr in den Garten zu gehen, um für mich Blumen abzuschneiden. Für dieses Vorhaben zieht sie sich adäquat ihre Jacke und Schuhe an und nimmt den Stock zur Unterstützung. Neben dem Schuhen liegt auch schon eine Gartenschere parat. Wir besprechen wieder die Notwendigkeit von mobilen Hilfen. Sie stimmt vage zu, ist einer Unterstützung für den Haushalt nicht mehr abgeneigt.

Hermeneutik: Fr. L. ist bei meinem Eintreffen nur begrenzt in der Lage, Handlungsanforderungen adäquat auszuführen. Sie zeigt dabei körperliche Einbußen aufgrund der durchnässten Kleidung, bedingt durch die Harninkontinenz und auch der Kälte im Haus. Kognitiv scheint sie aufgrund der Überforderung dekompensiert zu sein. Auch ihre Stimmung wirkt verzweifelt. Deshalb benötigt sie bei allen Anforderungen Hilfe bzw. Übernahme der Tätigkeiten, das Training ist aus diesen Gründen heute nur eingeschränkt möglich. Vordergründig ist die Bedürfnisbefriedigung. Erst nach dem Frühstück weist sie eine bessere Gesamtverfassung auf und kann vermehrt Handlungen selbstständig durchführen. Der Leidensdruck scheint aber immer noch nicht ausreichend dafür zu sein, um allen (vermeintlich) notwendigen Hilfsangeboten zuzustimmen. Beim Telefonat mit der Nichte erfahre ich, dass abwechselnd sie, ihr Mann und die Tochter jeweils mittags und abends zur Tante kommen. Auch sie berichtet über das Problem der Inkontinenz, dass Fr. L. die Einlagen nicht selbstständig wechseln kann. Jedoch hat sie gestern das Essen auf Rädern angenommen und zum Teil gegessen sowie der Montage des Schlüsselsafes zugestimmt. Wir vereinbaren, dass die Haushaltshilfe am nächsten Tag in meiner Anwesenheit kommt, um die Akzeptanz von Fr. L. dabei zu fördern und die betreffende Person in den Haushalt und v.a. in den Umgang mit Fr. L. einzuführen.

Zweite Nachsorge am nächsten Tag: Sämtliche Rollladen im Haus sind geschlossen und das Gartentor mit einem schweren Stein gesichert. Sie reagiert jedoch unmittelbar auf die Glocke und öffnet die Türe. Heute ist sie ausreichend gekleidet. Sie hat noch eine warme Jacke und gestrickte rote Socken an. Jedoch ist die Einlage stark durchnässt. Im Haus ist es kalt, Fr. L. bemüht sich nach Aufforderung einzuheizen, benötigt dabei Hilfestellung. Die Körperpflege ist heute nur in Form einer *Katzenwäsche* möglich und wird ebenso wie das Wechseln der Einlage nach Anweisung weitgehend selbstständig erledigt. Sie klagt, dass sie im Erdgeschoß nicht schlafen könne, ihr Bett wäre im ersten Stock. Sie bittet mich mit ihr hinaufzugehen. Die steile Stiege in den ersten Stock bewältigt sie *auf allen Vieren*. Die Räumlichkeiten oben sind mit Gegenständen verdeckt, sodass Möbel und Einrichtungsgegenstände schwer auszumachen sind, zumal sich die Verschmutzung oben in Grenzen hält. Sie steuert auf eine Anhäufung von Decken und Kleidung zu und beginnt diese zur Seite zu räumen, sodass ein Bett zum Vorschein kommt. Ich unterstütze sie unter Berücksichtigung der Grundprinzipien (Sortieren – Wegwerfen – Organisieren – Aufräumen). Fr. L. gelangt nach kurzer Zeit an die Grenzen ihrer körperlichen Belastbarkeit, beschränkt sich auf das Delegieren und kann dabei fast zu jedem Gegenstand in ihrem Schlafzimmer etwas erzählen. Ein paar Dekorationsfiguren sind beschädigt, wobei Fr. L. unmittelbar das Verschulden anderer vermutet. Aber sie stimmt zu, dass ich einiges davon entsorgen darf, jedoch besteht sie darauf, dass ich als Dank ein noch original verpacktes Messerset mitnehme. Den Weg hinunter bewältigt sie mit meiner Unterstützung. Da heute Freitag ist und ich erst wieder am Montag zu ihr komme, vereinbaren wir nach dem Wochenende wieder mit Aufräumarbeiten weiterzumachen.

Dritte Nachsorge: Fr. L. reagiert aufs Läuten und öffnet die Türe. Sie berichtet mir unter Stolz, dass sie bereits das ganze Wochenende oben in ihrem Bett geschlafen habe. Meine Einwände, dass die Stiegen eine hohe Sturzgefahr für sie darstellen würden, tut sie mit einem Lächeln ab und tätschelt meine Hand. Sie führt mich in die Küche und richtet zwei Kaffee mit viel Instantpulver und Zucker, dazu reicht sie Kekse. Die Körperpflege sieht sie nicht als wichtig an, stimmt aber zu, die Einlage zu wechseln. Sie zeigt mir auch die gebrauchten Inkontinenzprodukte von gestern, welche sie im Gang in einer Ecke gesammelt hat. Es läutet an der Türe und die Haushaltshilfe kommt. Fr. L. benötigt viele Argumente, um zuzulassen, dass sich diese ihre Wohnung ansehen darf und wir notwendige Arbeiten besprechen können. Jedoch will sie nicht, dass heute schon etwas gemacht wird. Sie würde auf die Nichte und dessen Mann warten, um zur Bank zu fahren.

Vierte Nachsorge: Fr. L. ist im Haus, auch die Haushaltshilfe ist da und öffnet mir die Türe und sagt, schon auf mich gewartet zu haben. Sie hat den Kachelofen bereits eigenständig eingeheizt und lässt die Haushaltshilfe putzen und ein wenig räumen. Obwohl sie immer wieder betont, dass sie das ja auch selbst können würde. Heute ist die Wiederaufnahme ihrer Gartenarbeit Thema, jedoch stimmt sie zu, noch etwas abzuwarten, bis sich ihr Zustand verbessert. Zögernd folgt sie mir ins warme Wohnzimmer, um dort die Körperpflege zu erledigen, bei der sie heute nur mehr meine Assistenz benötigt. Der Schutzhosenwechsel und die Frühstückszubereitung erfolgen auch weitgehend selbstständig. Darüber hinaus gibt sie ihr Einverständnis zur Aufstockung des mobilen Hilfsdienstes, insbesondere zur Entlastung der Angehörigen. Anschließend gehen wir gemeinsam mit der Haushaltshilfe in den ersten Stock und räumen in ihrem Schlafzimmer weiter auf. Sie stimmt auch zu, dass wieder einiges entsorgt werden darf. Die Haushaltshilfe kann heute sogar den Boden, der zum Vorschein gekommen ist, saugen. Wir vereinbaren, dass sie in Zukunft auch ohne mich tätig werden können. Beim nachfolgenden

Telefonat mit der Nichte erfahre ich, dass ein Heizstrahler mit Zeitschaltuhr in der Küche aufgestellt wurde. Die Nichte sieht Fortschritte bei der Tante, empfindet aber die Versorgung immer noch als sehr aufwendig und hofft auf mehr Akzeptanz für externe Hilfen.

Fünfte Nachsorge: Fr. L. wartet heute schon bei geöffnetem Schlafzimmerfenster, winkt und öffnet die Haustüre. Sie ist warm gekleidet, trägt auch Hausschuhe, im Wohnzimmer ist der Kachelofen eingeheizt. Sie zeigt mir stolz ihre *Verschönerungsarbeiten* von gestern. Der Kaminsims ist mit Dekorationsfiguren vollgeräumt, am Sofa sind ihre *Puppis* platziert. Fr. L. berichtet von den Mitbringsel früherer Reisen und über ihre Gespräche, die sie mit ihren Puppen führt. Körperpflege ist für sie heute kein Thema, wir gehen stattdessen ins Schlafzimmer. Das Bett ist schon gerichtet, sie zeigt mir zwei Pölster, welche frisch bezogen sind und erzählt, dass sie diese bei einer Werbefahrt erworben habe. Nachdem sie sich warm für draußen eingekleidet hat, bringt sie eine große Schachtel und bittet mich, mit ihr in den Garten zu gehen. Währenddessen sie wieder Blumen für mich abschneidet, berichtet sie von ihrem Vorhaben, morgen auf den Wochenmarkt zu gehen, ist dabei adäquat zeitlich orientiert. Meinen Einwand, dass der Besuch des Wochenmarkts aufgrund der geringen körperlichen Belastbarkeit noch ein wenig verfrüht wäre, kommentiert sie mit einem Lächeln.

Sechste Nachsorge: Am nächsten Tag, seit der Entlassung aus dem Krankenhaus ist insgesamt eine Woche vergangen, sind bei meinem Eintreffen die Jalousien noch verschlossen. Sie öffnet mir erst, als ich mit einem Besenstiel an die Fenster klopfe, da ich den Schlüsselsafe nur im Notfall benützen möchte. Sie hat bereits damit begonnen, den Kachelofen im Wohnzimmer zu heizen und berichtet von ihrem Vorhaben, auf den Wochenmarkt zu gehen, währenddessen sie ihre Schuhe holt. Ihr Bett ist gemacht, jedoch sind die Körperpflege und das Frühstück noch nicht gemacht. Obwohl sie die Absicht hat, gleich loszugehen, lässt sie sich doch noch zur Körperpflege und Frühstücken umstimmen, wobei sie dabei weitgehend selbstständig ist. Die im Wochenspender vorgerichteten Medikamente sind für heute auch noch drinnen. Nach wie vor scheint sie diese nur in meiner bzw. der Anwesenheit der Angehörigen zu nehmen und grundsätzlich nicht aus Überzeugung, sondern *mir zuliebe*, zumindest sagt sie dies so. Bei ihrem Plan, allein zum Wochenmarkt zu gehen, negiert sie die damit verbundenen Risiken und belächelt mich aufgrund meiner Besorgnis. Da ich sie aufgrund fehlender Zeitressourcen nicht begleiten kann, ihre Selbstwirksamkeit aber auch nicht frustrieren will, fahre ich sie auf die *Schranne* (Wochenmarkt in Salzburg), damit sie den Bus nur für die Rückfahrt in Anspruch nehmen muss. Ich hole mir ihr Einverständnis, sie am Nachmittag anzurufen und auch die Nichte von ihrem Vorhaben in Kenntnis zu setzen.

Siebte Nachsorge und der Tag nach dem Besuch des Wochenmarktes: Fr. L. erwartet mich bereits, hat selbst die Inkontinenzvorlagen gewechselt und eingeheizt. Sie wirkt glücklich, berichtet von dem erfolgreichen Besuch beim Wochenmarkt, hat viele Blumen und Gemüsepflanzen nach Hause gebracht. Hilfsbereite Menschen hätten ihr beim Tragen geholfen. Mit Hilfe ihres Neffen konnte sie gestern noch Beete im Garten vorbereiten. Der Rest würde heute und in den kommenden Tagen erfolgen. Wir tragen einen Hocker in den Garten. Fr. L. zeigt heute steigende Befindlichkeit und Erhöhung ihrer Selbstwirksamkeit sowie der Selbstständigkeit bei der Inkontinenz- und Essensversorgung. Sie lässt mittlerweile begrenzt Hilfe von den mobilen Diensten zu, was eine Entlastung der Angehörigen bedeutet. Fr. L. weiß über ihre Belastbarkeit Bescheid – bzw. glaubt darüber Bescheid zu wissen ... Mit diesen Eindrücken endet das Praxisbeispiel.

17.2 Singuläre Biografie und Pflegeplanung

„Ich bin in der Steiermark geboren, als zweite von fünf Geschwistern. Mein Vater hatte keinen richtigen Beruf, half in einer Schmiede aus und machte Gelegenheitsarbeiten bei den Bauern. Die Mutter war eine fleißige Frau, ging zu den Bauern nähen, damit wir etwas zu essen hatten. Ich kann mich nicht mehr so genau erinnern, aber wenn mein Vater zu viel Schnaps hatte, schimpfte und schrie er herum, wir versteckten uns dann immer. Mein Vater blieb im Krieg und die Mutter musste noch mehr arbeiten, um uns Kinder zu ernähren. Deshalb war sie nur wenig zu Hause. Ich musste auch schon mit zwölf Jahren zu den Bauern arbeiten gehen, weil meine Mutter nicht allein die ganze Familie ernähren konnte. Die ältere Schwester machte den Haushalt, denn die anderen waren noch zu klein. Als Lohn bekam ich Lebensmittel und manchmal Kleidung für zu Hause. Meine Mutter meinte immer, dass es gut wäre, von allem einen Vorrat zu haben. Eine Bäuerin schenkte mir einmal eine Puppe, aber mein Bruder machte sie kaputt, trotzdem habe ich sie heute noch. Ich arbeitete später in Haushalten in Südtirol und der Schweiz. Meine ältere Schwester in der Steiermark war auf mich eifersüchtig, da sie nicht so viel erreicht hatte. Aber deren Fehler war, dass sie immer so viel verschenkte. Meine Schwester lebt immer noch, jedoch haben wir wenig Kontakt. Ich heiratete in Salzburg meinen Peter. Seine Eltern hatten ein Hotel in der Stadt Salzburg, jedoch blieb von diesem Besitz nichts übrig. Deshalb muss man immer schauen, dass einem alles bleibt, was man besitzt. Manches muss man einfach verstecken. Wir kauften uns sogar ein Haus in der Nähe der Stadt. Mein Peter war ein fleißiger und ruhiger Mann. Neben dem Hausumbau gingen wir beide viel arbeiten. Für eigene Kinder war keine Zeit, denn wir mussten ja Geld verdienen. Durch meine Arbeit in den Haushalten konnte ich einen guten Verdienst machen und brachte auch viele schöne Dinge mit nach Hause (Geschirr, Kleidung, Dekoration ...). Hin und wieder kaufte ich mir sogar selbst ein paar Puppen und manche bekam ich geschenkt. Mein Mann starb vor ungefähr zehn Jahren. Seitdem lasse ich niemanden mehr ins Haus, warum denn auch, außer manchmal meine Nichte und ihren Mann, der mich sehr an meinen Peter erinnert. Meistens kommen sie am Wochenende zu Besuch. Mein ganzes Leben habe ich immer gespart und alles Geld zur Seite gelegt. Es können mal schlechtere Zeiten kommen. Von den anderen Leuten lass ich mir nicht viel sagen, die wissen ja alle nicht, wie fleißig und sparsam ich eigentlich bin. Hauptsache, ich habe meine Puppis und manchmal fahre ich bei einigen Werbefahrten mit, die haben immer viele schöne Sachen da. Ich vermisse meinen Mann, einen solchen werde ich nicht mehr finden".

Übergangspflegeplan

Diesem Beispiel angefügt ist der von der Übergangspflege erstellte Pflegeplan, indem das pflegerische Vorgehen begründet und strukturiert wird (**Tab. 17-1**). Jedoch wird damit nur eine mögliche Herangehensweise aufgezeigt und steht somit in Abhängigkeit mit anderen, bereits publizierten Pflegediagnosen, z.B. mit der bereits erwähnten *Selbstvernachlässigung* aus NANDA-I. Taxonomie II (Gibbons et al., 2006, zitiert nach Herdman et al., 2022, S. 364) mit folgender Definition: „Ein Zusammentreffen kulturell beeinflusster Verhaltensweisen, bei dem es nicht gelingt, im Bereich einer oder mehrerer Selbstversorgungsaktivitäten einen sozial akzeptierten Standard von Gesundheit und Wohlbefinden aufrechtzuerhalten". Die bestimmenden Merkmale der unzureichenden Köper- und Hygiene im Umfeld sowie die Nichteinhaltung von Gesundheitsaktivitäten wurden ausführlich dargestellt. Auch die beeinflussenden Faktoren, wie kognitive Dysfunktion, das Unvermögen die Kontrolle aufrechtzuerhalten liegen vor, und dies in einem von Fr. L. selbstgewähltem Lebensstil. Wie Doenges et al. (2019, S. 910–914) beziehen sich die klientenbezogenen Ziele – insbesondere in Bezug auf die Entlassungs- und Austrittplanung – auf den Aufbau der Aktivitäten des täglichen Lebens gemäß ihrem Niveau sowie das Erkennen der Notwendigkeit von Hilfe zur Aufrechterhaltung ihres Lebensalltags. Dies gelingt vorrangig über die Förderung der Eigenverantwortung auf einer Basis, die Fr. L. annehmen und umsetzen kann.

In diesem Sinne wird das Ziel verfolgt, die Leserschaft zu einem Diskurs mit möglichen Handlungsorientierungen einzuladen, insbesondere unter Berücksichtigung der Individualisierung und philosophischen Haltung.

Tabelle 17-1: Individuelle Pflegeplanung Fallbeispiel (Eigendarstellung)

Titel	Hermeneutik	Situationsspezifität	Ressourcen	Ziele	Interventionen
Häusliche Desorganisation Organisations-Defizit Störung (ODS)	*Biografisch:* • Unsicher-vermeidender Bindungsstil: Mutter konnte sich wenig um die Kinder kümmern • Verlustthematik: der Mann als einzige spätere Bezugsperson starb vor 10 Jahren • Traumatische oder kritische Ereignisse: schwierige Kindheitserlebnisse • Erlebter Zwang in der Kindheit: Musste mit 12 schon arbeiten gehen, der Vater war streng, Gewalterfahrungen *Soziales Umfeld:* • Es gibt nur mehr die Nichte und deren Familie. Der Mann der Nichte erinnert sie an ihren verstorbenen Gatten. Bezugnahme auf Erstassessmentinstrumente *Körperlich:* Selbstfürsorgedefizit: hatte schon mehrmals eine Lungenentzündung, kam exsikkiert in die Klinik • Erstassessment: Selbstpflegeindex (SPI): 25/40 (poststationäres Versorgungsdefizit)	*Aus der Sicht von Fr. L.:* • „Zu Hause ist alles in Ordnung" • „Der Hausarzt will mein Haus, er hat eine Frau geschickt, ich wurde bestohlen" • „Ich brauche keine Hilfe, kann eh alles selbst machen" • „In meinem Haus sind alles gute Sachen, die kann man nicht wegschmeißen" • „Ich habe so viel, weil ich viel gearbeitet habe" • „Meine Puppis sind mir wichtig" *Aus der Sicht der Pflegeperson:* • Reduzierte körperliche und kognitive Fähigkeiten zur Selbstversorgung und der Aufrechterhaltung ihrer unmittelbaren Umgebung • Folgeassessment: • Befindlichkeitsskala (BEF): 3,5/7 (= Grundbedürfnisse/Prägung) • Pflegeabhängigkeitsskala (PAS): 52/75 (= teilweise abhängig) • Fehlende Krankheitseinsicht	*Nahziele:* • Vorhandensein einer Änderungsmotivation • Stimmt einer groben Entsorgung und Reparatur zu, um nach Hause entlassen zu werden • Lässt Unterstützung durch Übergangspflege und Angehörige zu • Sieht die Notwendigkeit der Trainings zur Selbstfürsorge • Gelingen einer Alltagsbewältigung • Akzeptanz des soz. Umfeldes über die bestehende Situation und zumutbarer Betreuungsaufwand durch Angehörige • Abwendung von Gefahren der Person und des Umfeldes • Bezugnahme auf Zielwerte von Folgeassessmentinstrumente: • BEF: ≤2–2,5 (Mutterwitz) • PAS: ≥60 (überwiegend unabhängig) • ASKU: >4 (ausreichend SWE) • HPS: < 14 (mittelmäßige Belastung)	*Eigene Ressourcen:* • Eigensinn • Kreativität • Liebe zum Garten und Blumen *Ressourcen im Umfeld:* • Umfassende soziale Unterstützung	*Interventionen aus der Lebensweltorientierung:* • Prävention • Alltagsnähe • Integration/Inklusion • Partizipation – Beziehungsarbeit – Praktische Hilfe vor Ort (Hilfe beim Räumen, Entsorgen) – Suche nach attraktiven Zielen – Aufbau von Änderungsmotivation – Ausführliches Gespräch über Wünsche und Vorstellungen – Orientierung verschaffen – Abgleich, ob Wünsche realistisch sind – Keinen Druck und Zwang ausüben – Kleine Schritte und erreichbare Ziele – Schutz vor Kontrollverlust – Räumungsstrategien vermitteln nach den Grundprinzipien: Sortieren, Wegwerfen, Organisieren, Aufräumen • Unterstützung zur Lebensbewältigung – Trainings – Unterstützung der Körperpflege und Kleiden – Umgang mit Inkontinenzprodukten – Essensversorgung – Erinnerung an die Medikamenteneinnahme – Gedächtnistraining – Realitätsorientierungstraining

Tabelle 17-1: Fortsetzung

Titel	Hermeneutik	Situationsspezifität	Ressourcen	Ziele	Interventionen
	• Eingeschränkte Mobilität, Sturzgefahr • Erstassessment: Tinetti 15/27 (Mcbilität mäßig bis leicht eingeschränkt, Sturzgefahr erhöht) *Kognition/Emotion/Motivation:* • Beeinträchtigung des Kurzzeitgedächtnisses und der Orientierungsfähigkeit • Erstassessment: Mini-Mental-Status: 20/30 (leichte kognitive Beeinträchtigung) • Abwehrverhalten: Verdrängung (Zustand des Hauses und eigener Zustand werden verdrängt); Sublimierung (Sammelleidenschaft) • Verzögerte Trauerarbeit – lässt seit dem Tod des Mannes niemanden mehr ins Haus. „So gut wie er wird keiner mehr sein." • Leistungsorientierung – mit der Tendenz zur Überkompensation • Anschlussmotivation – Furcht vor Zurückweisung – Neigt zur Isolation – kommuniziert mit ihren Puppen ...	• Aktives Sammeln und Bewahren • Bindung an Dinge, Objekte • Schuld- und Schamgefühle • Tendenz zur sozialen Isolation • Tendenz zur Reaktanz • Ablehnung von Hilfe • Ungenügende Bewältigung der Verlustthematik • Vermeidungstendenzen • Feindseligkeiten nach außen – neigt zu paranoiden Ideen • Folgeassessment: Selbstwirksamkeit-Kurzskala (ASKU): 3,0/5,0 (= geringe Selbstwirksamkeit) • Überforderung der Angehörigen aufgrund des Verhaltens von Fr. L. • Folgeassessment: Häusliche Pflegeskala (HPS): 15/30 (starke wahrgenommene subjektive Belastung)	*Fernziele:* • Wohnräume lassen eine gelingende Alltagsbewältigung zu • Lässt Hilfe von mobilen Diensten zu • Zeigt ausreichend Selbstfürsorgefähigkeit • Kann wieder regelmäßig zum Wochenmarkt gehen		• Systemisch-lösungsorientierte Haltung – Information und Beratung – Vernetzungstätigkeiten – Ärztl. medizinische Anbindung, Ambulante Hilfsdienste, Sanitätshäuser ... • Unterstützung zur Forcierung der handlungsspezifischen Selbstwirksamkeitserwartung – Selbstwertstärkung – Unterstützung der Selbstbestimmung – Ressourcenorientierung – Biografiearbeit – Hilfestellung bei der Erledigung von organisatorischen Belangen – Übernahme von Tätigkeiten – Einschleusen einer Hauskrankenpflege, Medikamentenmanagement, Unterstützung Körperpflege und Gesunderhaltung – Haushaltshilfe – Weiterführung des Haushaltes – Essenszubereitung

18 Weitere Praxisfelder für Übergangspflege

In **Kapitel 3** wurde die *Transition Theory* erläutert und ihr großes Potenzial für die Anwendung auf unterschiedliche Arten eines Überganges. Ausgenommen der organisatorischen Übergänge, die sich auf die Pflegepersonen im Akutsetting beziehen, zeigt die Praxiserfahrung, dass sich unabhängig von der Art des Überganges, medizinischen Diagnosen, Alter sowie den unterschiedlichen Kategorisierungen, in denen betroffene Menschen eingeordnet werden, die vorgestellte Grundstruktur für all diese Übergänge eignet. Zumal sich diese strukturierte Vorgehensweise mit dem organisatorischen und inhaltlichen Prozess bereits seit drei Jahrzehnten bewährt hat. Vor diesem Hintergrund gibt es noch mehr Praxisfelder, in denen die professionelle Betreuung des Überganges, so wie sie hier vorgestellt wird, als Grundlage herangezogen werden kann. Daher wurden ergänzend zu den bereits geschilderten Praxisbeispielen noch drei ausgewählte Herausforderungen bei Übergangssituationen gewählt und nachfolgend vorgestellt, die einen Bedarf an professioneller Begleitung aufzeigen – und dies v. a. auch aufgrund ihrer Aktualität.

18.1 Menschen mit Migrationshintergrund

Migration birgt nicht nur politische, gesellschaftliche und ökonomische Herausforderungen, auch das Gesundheitswesen ist in einer Zeit des Pluralismus mit den besonderen Bedürfnissen von Eingewanderten und deren Nachkommen konfrontiert. Etymologisch stammt der Begriff Migration vom lateinischen *migratio* bzw. *migrare* und bedeutet sinngemäß *wandern*. Aus der Gesellschaftsperspektive wird in der Migrationsforschung sowohl zwischen Emigration (Fortwanderung) und Immigration (Zuwanderung) als auch bezüglich der Dauer unterschieden, und dabei zwischen temporärer oder permanenter Migration, wobei letzteres am ehesten einen *Auswanderer* beschreibt (Schamman, 2022). Trotz Definitionen kann Migration unterschiedlich gedacht werden, was mitunter ein Risiko zur Stigmatisierung offenlässt. Cattacin (2021) schlägt daher einen Paradigmenwechsel vor, von einer Migrations- zur Mobilitätsperspektive, und dies vor dem Hintergrund, dass es Menschen seit jeher aus unterschiedlichen Beweggründen eigen ist, ihren Wohnsitz vorrangig mit dem Ziel zur Verbesserung zu verlegen.

Pflegediagnostisch wird das Konzept der „Immigrationstransition“ in der Risikopflegediagnose „Risiko einer komplizierten Immigrationstransition“ aufgegriffen. Herdman et al. (2022, S. 445) definieren dieses Risiko als „„... Anfälligkeit für das Erleben negativer Gefühle (Einsamkeit, Angst, Furcht) als Reaktion auf unbefriedigende Folgen oder kulturelle Barrieren der eigenen Migrationstransition, welche die Gesundheit beeinträchtigen könnte.“ Als Risikofaktoren einer komplizierten Immigrationstransition beschreiben Herdman et al. (2022, S. 445):

- „Vermieter nutzt die Lage aus
- nur Arbeitsstellen unterhalb des Qualifikationsniveaus verfügbar
- Kommunikationsbarrieren
- kulturelle Barrieren
- unzureichendes Wissen über den Zugang zu Ressourcen
- unzureichende soziale Unterstützung
- familienfremde Personen im Haushalt
- überfüllte Unterkunft
- offene soziale Diskriminierung
- Eltern-Kind-Konflikt aufgrund der kulturellen Sozialisation
- unhygienische Unterkunft.“

Herdman et al. (2022, S. 445) differenzieren den Kreis der Risikopopulation, die gefährdet sind eine komplizierte Immigrationstransition zu erfahren, wie folgt:

- „Person, die von erzwungener Migration betroffen ist
- Person, die von Arbeitsausbeutung betroffen ist
- Personen in einer prekären Finanzlage
- Personen, die ohne ausreichende Schulung gefährlichen Arbeitsbedingungen ausgesetzt sind
- Personen, die weit entfernt von Vertrauenspersonen leben
- Personen mit undokumentiertem Einwanderungsstatus
- Personen mit unerfüllten Erwartungen an die Immigration.“

Aus der Perspektive der *Transition Theory* ermöglicht die Auseinandersetzung mit diesem Thema einen mannigfaltigen Zugang. Daher konzentriert sich die Darstellung im Praxisbeispiel auf die Bewältigungskomponente im Zusammenhang mit psychischen Belastungen bei einer politisch motivierten Einwanderung. Zumal die Prävalenz psychischer Erkrankungen bei Geflüchteten deutlich erhöht ist. Insbesondere tritt eine Posttraumatische Belastungsstörung (PTBS) bei geflüchteten Personen häufiger auf als im Vergleich zur heimischen Bevölkerung (Altunöz et al., 2022).

Praxisbeispiel

Hr. J. wird mit beschriebenen Panikattacken und Suizidgedanken auf der Abteilung Psychiatrie und Psychotherapie aufgenommen. Ohne jetzt näher auf die Hintergründe der Genfer Flüchtlingskonvention einzugehen, hat Hr. J. zum Zeitpunkt der Zuweisung an die Übergangspflege bereits seit einem Jahr sein Herkunftsland Iran verlassen und bezieht im Rahmen eines anerkannten Flüchtlingsstatus finanzielle Unterstützung durch die Sozialhilfe. Neben seiner persischen Muttersprache spricht er Englisch und kann durch die erfolgreiche Absolvierung des Integrationssprachkurses mittlerweile auch in Deutsch kommunizieren. Trotzdem wirkt sich die Sprachbarriere, in der Auseinandersetzung mit seiner aktuellen psychischen Situation nach Auskunft der Station, noch erschwerend aus. Die Integration in den Arbeitsprozess wird aufgrund der vorherrschenden Problematik aktuell nicht verfolgt. Mit diesem Wissen findet eine Vorbesprechung im multiprofessionellen Team zur Sammlung von Informationen im Rahmen der Psychotraumatologie und von ethnosoziokulturellen Erkenntnissen aus den unterschiedlichen Perspektiven statt, ebenso wird auf die Ressource eines Dolmetschers in der Situation des Erstkontaktes zurückgegriffen. Für die zuständige Psychiaterin der Abteilung leidet Hr. J. an einer Posttraumatischen Belastungsstörung als Reaktion auf Erfahrungen von politischer Verfolgung, Flucht und dem Leben im Exil. Nachweislich fehlen Hr. J. die zweite und dritte Zehe am rechten Fuß, was den Schluss von Gewalteinwirkung durch Folter zulässt, so wie es Vogel (1997) im Rahmen von Verstümmelung mit Amputationsgeräten beschreibt, z. B. durch die kleine Guillotine oder Zehenschraube. Diese Vermutung wurde bereits in einer therapeutischen Sitzung von Hr. J. bestätigt. Nach Ankündigung des geplanten Besuchs von Übergangspflege äußert sich Hr. J. erleichtert über die Anwesenheit eines Dolmetschers, mit dem er ohnedies schon bekannt ist, da es ihm immer noch Schwierigkeiten bereitet, über sich und sein Befinden zu sprechen und noch dazu einer Frau gegenüber. Davon abgesehen wird in seinem Heimatland nur im engsten Familien- oder

Freundeskreis über Persönliches gesprochen. Über mein Angebot, ihm beim Übergang kostenlos zu begleiten, zeigt er sich überrascht und lehnt vorerst ab. Der Dolmetscher erklärt mir, dass dies nicht ungewöhnlich für die gesellschaftlichen Gepflogenheiten seines Herkunftslandes sei, da häufig Einladungen erst nach mehrmaliger Wiederholung angenommen werden. Hr. J. erzählt, dass er das Wohnheim vor einem Monat verlassen habe, da die Caritas ihm erfolgreich bei der Suche einer eigenen Wohnung unterstützt habe. Jedoch wäre ihm vorher nicht bewusst gewesen, wie schwierig sich die Anpassung an die neuen Wohnverhältnisse gestalten würden. Zuletzt habe er keine Nacht durchschlafen können, auch nicht mit Hilfe von Benzodiazepinen, verschrieben durch den Hausarzt, litt er unter Alpträume, die ihm auch am Tag weiterverfolgten. Schließlich habe er den Zustand nicht mehr ausgehalten und wollte seinem Leben durch Erhängen ein Ende bereiten, da er nicht wusste, wo er sich Hilfe holen kann. Der Sozialarbeiter der Caritas konnte ihn gerade noch davon abhalten. Auf meine Frage, ob er diesbezüglich erleichtert wäre, reagiert er mit einem hin und her Wippen des Kopfes, was mir keine eindeutige Interpretation seiner Präferenzen erlaubt. Nachdem die wichtigsten Informationen im Rahmen des Erstkontaktes ausgetauscht sind, verlässt uns der Dolmetscher. Um weiterhin die Interaktion zu fördern, unternehmen wir noch einen Spaziergang durch den Klinikpark. Dabei erzählt er mir teils in Deutsch und Englisch, welche Vegetation in seinem eher trockenen Heimatland vorherrscht und was seine Mutter alles am Balkon zum Blühen gebracht habe. Auf Nachfrage zum Verbleib seiner Mutter berichtet er, dass diese mittlerweile mitsamt seiner Schwester auf das Land ziehen musste, da die Ernährer der Familie fehlten.

Erst viel später im Laufe der Betreuung erzählt er von den politischen Aktivitäten seines Vaters und dessen Verschwinden vor mittlerweile zwei Jahren. Eines Tages kam er nicht mehr von der Arbeit nach Hause und Freunde meinten gesehen zu haben, dass er von der Polizei abgeführt worden wäre. Als Konsequenz der sogenannten Sippenhaftung wurde nicht nur die elterliche Wohnung mehrfach untersucht, sondern es erfolgten auch unangekündigte Razzien in seinem Geschäft. Zu dieser Zeit betrieb er ein gut gehendes Herrenmodengeschäft in der Innenstadt. Zweimal wurde er ohne für ihn erkennbare Gründe bereits verhaftet, zuletzt kam er durch eine von seinem Onkel gestellte Kaution wieder frei. Jedoch blieb das Gefühl der ständigen Beobachtung, was in seiner Familie ein Klima der Angst förderte und letztendlich seine Mutter dazu brachte, ihn zum Verlassen des Landes zu drängen. Aufgrund seiner ökonomischen und familiären Ressourcen, er hatte eine mit Abitur abgeschlossene Ausbildung und etwas Geld gespart, empfand er seine Flucht an sich als erträglich. Die ersten Panikattacken erfuhr er erst im Wohnheim der Caritas vor einigen Monaten. Seine Familie vermisst er sehr, oft sieht er sich mit dem schlechten Gewissen konfrontiert, sie in Stich gelassen zu haben. Schließlich habe er als Ältester die Aufgabe, sich um seine Mutter zu kümmern. Er hatte nur einige Male telefonischen Kontakt mit seiner Schwester, äußert die Sorge, dass sein Telefon überwacht wird und seine Schwester wegen ihm in Schwierigkeiten kommen kann.

Hintergründe zur Erstellung der Pflegeplanung

Vor dem dargestellten Problemaufriss ergibt sich für die Übergangspflege in erster Linie der Schwerpunkt zur Unterstützung der Lebensbewältigung, was im Sinne der Berücksichtigung der Lebensweltorientierung ein Grundverständnis der Kultur und Lebensgeschichte voraussetzt. Nach Domenig (2021) reichen dafür auch neuere Identitätskonzepte nicht aus, die vorrangig auf eine Kategorisierung und Erklärung des Fremden abzielen. Vielmehr bedingt die Interaktion, im Sinne des Verstehens, einer ständigen Interpretation und Reflexion. Denn nur der betroffene Mensch selbst kann mit seiner Geschichte den eigenen Standpunkt und dessen aktuelle Bedeutsamkeit festlegen. Auch die Beleuchtung der Angst erfordert eine nähere Auseinandersetzung. Ursprünglich wird Angst als ein unbestimmtes und qualvolles Grundgefühl der Beengung beschrieben, begleitet von Unruhe und Stress, dass erst in einer pathologischen Ausprägung als Störung bezeichnet werden kann. Somatische-, kognitive-, emotionale- und Verhaltensmerkmale bedingen sich dabei gegenseitig (Agorastos et al., 2021). Im Rahmen eines Ressourcenkonzepts leitet vielmehr das Ziel zur Förderung einer konstruktiven Bewältigung, als eine weitere Pathologisierung der Angst. Badura (1981) postuliert den Begriff der Ressource als Gegenpart zu pathologischen Modellen, dessen Fokus auf die Beseitigung von krankmachenden Faktoren im Vordergrund steht. Lebensbewältigung meint in diesem Sinne die Förderung des Kontrollerlebens.

Bezugnehmend auf die NANDA-I Taxonomie II beschreibt die Pflegediagnose *Risiko einer komplizierte Immigrationstransition* als übergeordnete Risikodiagnose die herausfordernde Situation von Hr. J. Deren Definition lautet „Anfälligkeit für das Erleben negativer Gefühle (Einsamkeit, Furcht, Angst) als Reaktion auf unbefriedigende Folgen und kulturelle Barrieren der eigenen Migrationstransition, welches die Gesundheit beeinträchtigen könnte“ (Herdman et al., 2022, S. 445). In diesem Zusammenhang wirken sich, wie bereits in der Situationsbeschreibung skizziert, Kommunikations- und kulturelle Barrieren sowie unzureichendes Wissen über den Zugang zu Ressourcen beeinträchtigend aus. Potenziert durch die Tatsache einer geringen sozialen Ressource, da nur selten eine Kontaktmöglichkeit zu seinen Hauptbezugspersonen aus dem Heimatland möglich ist. Aktuell handlungsleitend ist aber v.a. die Pflegediagnose *Posttraumatisches Syndrom* aus der Domäne Coping/Stresstoleranz (Herdman et al., 2022, S. 446), die wie folgt definiert wird: „Anhaltende, fehlangepasste Reaktion auf ein traumatisches, überwältigendes Ereignis". Hr. J. hat im Rahmen seiner Vorgeschichte, die zur Flucht führte und während des Asylverfahrens häufig Kontrollverlust erlebt. Zunächst waren dies für ihn neue Erfahrungen, da ihm zuvor viele Möglichkeiten offenstanden und er sein Leben bis dahin weitgehend nach eigenen Vorstellungen gestalten konnte, auch mit Hilfe der Familie und Freunden. Alltägliche Probleme besprach er gewöhnlich mit Freunden bei einem gemütlichen Zusammensitzen, nachdem er gegen 22 Uhr sein Geschäft zusperrte. Aktuell reicht die soziale Unterstützung als Ressource für die Bewältigung seiner Ängste und Nöte sowie zur Erfüllung seiner Bedürfnisse jedoch nicht mehr aus. Insbesondere kann die Absicht, sich zu erhängen, als selbstverletzendes Verhalten gewertet werden, das Ausweglosigkeit signalisiert. Der beschriebene Kontrollverlust fördert die Entwicklung der vorherrschenden Symptome wie Vermeidung, Verdrängung und Panikattacken. Ebenso stehen subjektive Gefühle der Angst, Albträume, Scham- und Schuldgefühle im Vordergrund, zumal Hr. J. auch stark belastet ist, da er sein Verantwortungsbewusstsein gegenüber seiner Familie nicht erfüllen kann.

Interventionen der Übergangspflege

In Ableitung dieser Problematiken richten sich die Bestrebungen zur Förderung der Lebensbewältigung auf den Aufbau eines geschützten Rahmens, in dem Hr. J. sich mit seinen Ängsten und Nöten wahrgenommen und unterstützt fühlen kann. Konkret richten sich die Zielzustände in der Pflegeplanung bezogen auf Doenges et al. (2019, S. 747–754) auf den Aufbau folgender Fähigkeiten: Hr. J. drückt seine Gefühle aus, berichtet das Fehlen bzw. die Verminderung von starker Angst, insbesondere wenn Erinnerungen wach werden. Er demonstriert Fähigkeiten mit psychischen Reaktionen umzugehen und zeigt in diesem Rahmen eine Veränderung des Verhaltens und der Lebensweise, indem er sich mitteilt und Hilfe bei Bedarf einholt. Zur Erreichung dieser Zielzustände ordnet sich die Pflegepriorität in erster Linie nach der aktuellen Einschätzung des unwirksamen Copings, dass mitunter das Ausmaß der somatischen Beschwerden und psychischen Belastungen bedingt. Weitere Prioritäten beziehen sich auf die Förderung und Ermutigung zur Mitteilung der Gefühlszustände in einem für Hr. J. geeigneten Rahmen, insofern er dazu bereit ist, sich über die für ihn nachteiligen Auswirkungen im Rahmen der Reflexions- und Bewältigungsfähigkeit bewusst zu werden.

Bezugnehmend auf das Empowerment-Konzept zeigt sich bei Hr. J. die Ressource eines starken Kohärenzgefühls und eines vorher gut funktionierenden sozialen Netzwerkes. Daher nimmt im Theorie-Praxis-Bezug die Vernetzung zu Gleichgesinnten und die Aufrechterhaltung des Kontakts zur Familie einen hohen Stellenwert ein. Letzteres gelang im Falle von Hr. J. mit Hilfe von Amnesty International und der Caritas. Da nach wie vor Angst vor Überwachung präsent ist, erfolgt die Begleitung in ein nahegelegenes Internetcafe, wo er die Möglichkeit erhält, anonym mit seinen Verwandten und Freunden aus seinem Heimatland zu kommunizieren. Die Begleitung und Einführung in ein Integrationszentrum ermöglichen ihm ergänzend dazu den Austausch mit Menschen mit ähnlichen Schicksalen und Hintergründen. Unabhängig davon zeigt sich, dass sich Hr. J. am besten in Bewegung und in der Natur mitteilen kann. Der seiner Wohnung nahegelegene Wald eignet sich daher sehr gut für gemeinsame Spaziergänge, die vorwiegend zur Entlastung und auch zum Bewusstwerden und Loslassen von negativen Gefühlen, die in letzter Zeit die Ursache seiner Selbstschädigungstendenz waren. Im Rahmen dieser Förderung des Wohlbefindens entwickelte sich z. B. das Werfen von Steinen in den Bach als effizientes Ritual zur Aggressionsbewältigung und Selbstberuhigung. Parallel dazu sind die Ermöglichung und Wahrnehmung einer ambulanten Psychotherapie und der medizinischen Betreuung unerlässlich. Hr. J. kann zum Führen eines Tagesbuches angeregt werden, in dem er insbesondere seine positiven und negativen Erfahrungen in seiner Muttersprache ausdrücken kann. Zur regelmäßigen Überprüfung der Wirksamkeit der Interventionen dient die Erfassung der Selbstwirksamkeitsüberzeugung und die Verortung in ein von Hr. J. selbst entworfenes Stimmungsbarometer. Bezugnehmend auf die personenbezogene Biografie zeigt sich auch die Präferenz, für sich selbst sorgen zu wollen und der Wunsch nach Beschäftigung. Mit dem Vorwissen, dass Hr. J. beruflich auf Kleidung spezialisiert ist und er bereits in seinem Heimatland ein soziales Projekt zur Kleidersammlung unterstützte, konnte sein Interesse dafür gewonnen werden, an zwei Nachmittagen der Woche in der Altkleidersammlung der Caritas mitzuhelfen.

Als weiteres Praxisfeld im aktuellen Kontext erfolgt nun auch ein Beispiel, dass mit den Umständen und Einschränkungen anhand der weltweiten Pandemie im Rahmen von COVID-19 in Zusammenhang steht. Längerfristige gesundheitliche Folgen nach einer Infektion können insbesondere für Menschen, die schon vor dieser Erkrankung in ihrer Alltagsfähigkeit zu Hause eingeengt waren, schwerwiegende Konsequenzen und Veränderungen bedeuten. Eine professionelle Unterstützung beim Übergang sollte daher in Erwägung gezogen werden.

18.2 Menschen mit Long-COVID-Syndrom

Es ist mittlerweile unumstritten, dass COVID-19 erhebliche Auswirkungen sowohl auf die körperliche als auch auf die psychische Gesundheit hat und infolge als die folgenreichste Pandemie des 21. Jahrhunderts gilt (Efstathiou et al., 2022a). Insbesondere zeigen sich neben den prägnanten Atemwegssymptomen des SARS-CoV-2 auch neurologische und neuropsychiatrische Manifestationen, die über die Dauer der Akuterkrankung hinausgehen. Viele Studien haben sich bisher an den körperlichen Symptomatiken und deren Behandlung orientiert und psychische Aspekte außer Acht gelassen. Im Allgemeinen gilt allein schon eine Krankenhausaufnahme als belastend und im Speziellen kann die Einweisung in eine Intensivstation trauma- und stressbedingte Störungen auslösen (Giannopoulou et al., 2021). Inzwischen gibt es mehrere Definitionen zur Beschreibung von längerfristigen Folgen nach einer SARS-CoV-2-Infektion. Am häufigsten findet man die Bezeichnung Long-COVID für länger andauernde pulmonale und extrapulmonale Störungen und ein empfundenes herabgesetztes körperliches Wohlbefinden, im Sinne von Müdigkeit und Unwohlsein. Dabei schließen extrapulmonale Störungen auch Erkrankungen des Nervensystems, Muskel-Skelett-Schmerzen, psychische Störungen, Herz-Kreislauf-Erkrankungen etc. mit ein (Efstathiou et al., 2022b).

Nach dieser kurzen Einführung in die COVID-19 Thematik stellt sich nun die Frage, wie das Praxisfeld der Übergangspflege in der Begleitung von betroffenen Menschen gestaltet werden kann. Das folgende Praxisbeispiel soll diese Frage beantworten:

Praxisbeispiel

Fr. L. und ihr Lebensgefährte leiden beide an chronischen Erkrankungen und wurden wegen einer SARS-CoV-2-Infektion ins Krankenhaus eingewiesen. Am schwersten betroffen war der Lebensgefährte, der schon die letzten Monate auf die Hilfe von Fr. L. angewiesen war. Beide wurden eine Zeit auf der Intensivabteilung behandelt und überwacht. Nach Verlegung auf eine Normalstation stellte sich heraus, dass der Lebensgefährte mittlerweile in allen Aktivitäten des täglichen Lebens abhängig geworden war und keine Besserung in Aussicht stand. Die Übersiedelung in ein Pflegeheim wurde vom Sozialdienst des Krankenhauses in die Wege geleitet. Fr. L. erholt sich wieder so weit, dass es ihr möglich wird nach Hause zu gehen. Hilfe, außer die von ihrer Nichte, lehnt sie vorerst ab. Zu Hause kann sie jedoch ihre Alltagsbelange nicht mehr bewältigen, die Hauptgründe sind Müdigkeit, Schlafstörungen und zeitweise Atemnot, neben ihrer bereits bekannten Einschränkung durch die diagnostizierte Herzinsuffizienz. In ihrer Not weiß sie sich keinen Ausweg und schluckt all ihre Schlaftabletten mit einem Glas Cognac. Die Nichte findet sie und alarmiert die Rettungskräfte. Im Krankenhaus wird neben dem suizidalen Verhalten und der kardialen Dekompensation auch eine respiratorische Exazerbation festgestellt, ausgelöst durch eine Lungenentzündung. Nach den Erstmaßnahmen zur Behandlung der körperlichen und psychischen Symptome wird auch die Übergangspflege in den Behandlungsprozess involviert.

Hintergründe zur Erstellung der Pflegeplanung

Ein Ausgang ins häusliche Umfeld ist nach zwei Wochen stationärer Behandlung möglich. Vorbereitend bedarf es der Organisation eines mobilen Sauerstoffgerätes sowie diverser Hilfsmittel zur Ermöglichung der Mobilität. Als Herausforderung zeigt sich die Bewältigung der Stufen, da sie im ersten Stock eines Mehrparteienhauses wohnt. In der Wohnung angelangt benötigt Fr. L. eine längere Pause, um sich von den Strapazen zu erholen, erst anschließend kommt sie meiner Bitte nach und führt durch ihre Räumlichkeiten. Dabei erzählt sie mir viele Hintergründe ihres Lebens und die Ereignisse der letzten Zeit. Im Schlafzimmer ist sie den Tränen nahe, weil sie sich wieder mit den Umständen ihres Suizidversuches konfrontiert sieht. Sie beklagt die massive Verschlechterung ihres körperlichen Zustandes und sieht sich bei der Bewältigung überfordert und allein gelassen. Belastend empfindet sie auch den schlechten Zustand ihres Lebensgefährten im Heim und ihre derzeitige Unfähigkeit, ihn zu besuchen. Zur Beruhigung setzen wir uns ins Wohnzimmer und Fr. L. stabilisiert sich so weit, dass sie die externe Sauerstoffzufuhr über das mobile Gerät pausieren kann. Sie stellt selbst Parallelen der jetzigen Situation mit ihrer Biografie her und resümiert, dass sie immer alles hart erkämpfen musste und sich dabei oftmals allein gefühlt habe. Insgesamt reflektiert sie, ihr ganzes Leben von anderen ausgenützt worden zu sein. In diesem Zusammenhang räumt sie ein, Suizidgedanken aus früheren Situationen her zu kennen, jedoch konnte sie sich, bis zuletzt, aus eigenem Antrieb davon befreien. Aktuell empfindet sie eine innere Leere und Schwäche und dadurch Unsicherheit, diesen Lebenskampf auf Dauer durchzustehen. Schon als Kind musste sie immer zupacken. Ihre Mutter war Handarbeitslehrerin und mehr für *feine* Arbeiten gemacht, der Vater war in einer Schlosserei tätig und machte dort viele Überstunden. Schwere Arbeiten zu Hause fielen ihr zu, denn ihre jüngere Schwester wusste schon damals, wie man Anforderungen entgehen kann, mittlerweile ist sie schon viele

Jahre in Deutschland verheiratet und immer noch so egoistisch wie als Kind. Aus diesem Grund empfindet Fr. L. ihrem Schwager gegenüber Mitleid. Beruflich war sie in einer Papierfabrik beschäftigt, wo schwere körperliche Arbeit auf der Tagesordnung stand. Nicht zuletzt aufgrund ihres ausgeprägten Pflichtbewusstseins und Ehrgeizes litt auch ihre Wirbelsäule unter den Strapazen. Dies war einer der Gründe, warum sie die letzten Berufsjahre Büroarbeiten erledigte. Erst in der Pension lernte sie ihren Lebensgefährten kennen. Der war genauso wie alle anderen und ließ sich von ihr bedienen. Hinzu kam die Pflege ihrer schwerkranken Mutter, die auch an ihr hängen blieb. Einen Dank dafür bekam sie aber nie. Das letzte Jahr verschlechterte sich der gesundheitliche Zustand ihres Lebensgefährten rapide. Als sie sich beide mit dem Virus infizierten, ging dann gar nichts mehr und jetzt ist sie allein und niemand kümmert sich um sie. Ihre Nichte hat ihr Hilfe angeboten, jedoch ist sie sicher, dass diese auf ihre Wohnung spekuliert. Andererseits ist die Nichte die einzige Person, die für Fr. L. als Erbin in Frage kommt. Jedoch ist nichts besprochen und geregelt, das belastet Fr. L. sehr.

Im Vergleich mit Ergebnissen aus wissenschaftlichen Studien zeigen sich Parallelen zur aktuellen Situation von Fr. L. Laut Efstathiou et al. (2022a) birgt das Long-COVID-Syndrom ein signifikant erhöhtes Risiko für suizidales Verhalten. In Verbindung mit einer Vorgeschichte von Suizidgedanken, Zukunftsängsten, nachteiligen Kindheitserfahrungen und aktuellen Problemen der eigenen Gesundheitsversorgung potenziert sich dieses Risiko. Dem gegenüber werden erhöhte soziale Unterstützung, Forcierung der Selbstwirksamkeitsüberzeugung und Resilienz als signifikante Schutzfaktoren gegen Suizidgedanken identifiziert. Im Falle von Fr. L. wäre eine Entlassung unmittelbar nach diesem ersten Ausgang verfrüht. Es bedarf weiterer psychosozialer Interventionen und eine interdisziplinäre Zusammenarbeit, damit sich Fr. L. stabilisieren und schließlich von Suizidgedanken distanzieren kann.

Interventionen der Übergangspflege

Konkret erfolgen weitere Kontakte mit Fr. L. auf der Station zur Fortführung der Entlastung sowie Anteilnahme an ihrem Schicksal. Die Übergangspflege versucht, die aktuellen Präferenzen und Bedürfnisse von Fr. L. zu erfassen, um Zukunftsaussichten ausloten zu können. Nach vielen Zureden entscheidet sich Fr. L. für eine Unterstützung durch mobile Dienste (Hauskrankenpflege und Haushaltshilfe) und die Installation eines Notrufsystems des Roten Kreuzes wegen dem potenziellen Sturzrisiko und für Notsituationen sowie die Nutzung von Essen auf Rädern für zu Hause. Sie zeigt auch Bereitschaft, an zwei Tagen in der Woche das Tageszentrum zu besuchen, welches direkt dem Pflegeheim angeschlossen ist, in dem ihr Lebensgefährte verweilt. Was mitunter die Möglichkeit bietet, ihn häufiger zu sehen. Als längerfristiges Ziel stimmt Fr. L. auch einer vorsorglichen Anmeldung im hiesigen Pflegeheim zu. Zur Unterstützung der gesundheitlichen Belange wird der Hausarzt hinzugezogen und für die professionelle psychosoziale Unterstützung erfolgt die Vernetzung mit dem Psychosozialen Dienst der Landesregierung. Ergänzend dazu übernimmt die Übergangspflege die Organisation der notwendigen Sauerstoffversorgung für zu Hause sowie die Bereitstellung von Hilfsmittel zur Mobilisation und Erleichterung der Aktivitäten des täglichen Lebens, z. B. einen Duschhocker und eine WC-Sitzerhöhung.

Im Rahmen der Weiterbetreuung durch Übergangspflege werden laufend die Nahziele evaluiert und die längerfristigen Ziele angepasst. Insbesondere zeigt sich Unterstützungsbedarf bei der Aufrechterhaltung ihrer sozialen Kontakte, dem Beistand bei der Regelung ihrer finanziellen Belange und Besitztümer. Ebenso bedarf es eine Mediation zwischen allen Personen, die im Prozess eingebunden sind. Insofern Fr. L. zum Verhalten neigt, anderen zu misstrauen und infolgedessen Hilfeleistungen abzulehnen, was die Gefahr von Überforderung und Ausweglosigkeit birgt. Zur Stärkung des Selbstmanagements wird eine Liste mit Warnsignalen gemeinsam mit Fr. L. erarbeitet, welche mögliche Symptome einer Verschlechterung ihres Zustandes beinhaltet, in Verbindung mit Hilfestellungen zur Selbsttätigkeit und Auflistung von Anlaufstellen für den Notfall. Auch wird ihr ein Teil des Medikamentenmanagements übertragen, indem sie selbstverantwortlich für die regelmäßige Einnahme der Medikamente ist, die zu Beginn von der Übergangspflege und infolge von der Hauskrankenpflege in einem Wochenspender regelmäßig dispensiert werden. Da aufgrund ihres reduzierten Gesundheitszustandes eine erneute Krankenhausaufnahme nicht ausgeschlossen werden kann, wird präventiv eine erneute Begleitung beim Übergang nach Hause in Aussicht gestellt, als weiterer Anker zur Aufrechterhaltung ihrer Lebensbewältigung. So wie in den vorangestellten Praxisbeispielen bilden die beschriebenen Interventionen nur einen Teil der tatsächlich geleisteten Gesamtbetreuung ab, ergänzend dazu wird auf die Schwerpunkte der Betreuung aus **Kapitel 5.2** verwiesen.

Als Pflegediagnosen kommen die *Lebensbewältigung beeinträchtig mit kritischen Ereignissen*, im Sinne einer *Psychosozialen Krise* zum Einsatz. Dabei liegt die potenzielle Gefahr während der Betreuung auf der Diagnose nach NANDA-I-Taxonomie II *Risiko einer Machtlosigkeit*. Die Definition lautet: „Anfälligkeit für einen Zustand des tatsächlichen oder wahrgenommenen Verlusts der Kontrolle oder des Einflusses auf Faktoren oder Ereignisse, die sich auf das eigene Wohlbefinden, das persönliche Leben oder die Gesellschaft auswirken, welcher die Gesundheit beeinträchtigen könnte". (Herdman et al., 2022, S. 481–482). Abgeleitet davon stehen im Rahmen der kritischen und fortschreitenden Erkrankung sowie der Unvorhersehbarkeit des Verlaufs die Risiken der Angst, beeinträchtigte physische Mobilität, unzureichende soziale Unterstützung und ineffektive Copingstrategien im Vordergrund. Die Pflegeziele liegen auf der Erfahrung von Kontrolle sowie dem Anerkennen, dass in manchen Bereichen kein Kontrollerleben möglich sein wird. Durch die Entscheidung der unterstützenden Pflege, der Voranmeldung für ein Seniorenwohnheim usw. beteiligt sich Fr. L. aktiv an Alternativen ihrer aktuellen und zukünftigen Versorgung. Dies erfolgt bezugnehmend auf Doenges et al. (2019, S. 650–654) auf den oben beschriebenen Pflegeprioritäten. Zudem eignet sich die zuletzt genannte Literatur bestens für die Evaluation der Prozess- und Zielvariablen, die sich gemäß der *Transition Theory* auf das subjektive Wohlbefinden, die Rollenbeherrschung und das Kontrollerleben sowie Wohlbefinden in Beziehungen fokussiert.

Angesichts der mannigfaltigen Auswirkungen eines Long-COVID-Syndroms ist eine interdisziplinäre Zusammenarbeit, nicht nur in der Betreuung, sondern insbesondere zur frühen Identifikation von Menschen mit einem erhöhten Risiko erforderlich. Bezugnehmend auf das angeführte Beispiel hätte eine frühzeitige Identifizierung womöglich für Fr. L. eine lebensbejahende Alternative zum Suizidversuch beinhalten können. Im Allgemeinen benötigt die Patient*innenversorgung bei einem Long-COVID-Syndrom die Entwicklung weiterer gezielter und evidenzbasierte Ansätze, um eine angemessene Unterstützung der körperlichen und psychischen Gesundheit zu leisten. Dies mit dem Ziel, die Belastungen auf individueller und gesellschaftlicher Ebene zu mindern (Efstathiou et al., 2022a, 2022b). Im Besonderen kann eine professionelle Begleitung des Übergangs hierbei einen wichtigen Beitrag leisten.

Das **Kapitel 18** schließt ab mit der Darstellung eines weiteren Handlungsfeldes der Übergangspflege, bei dem der Übergang nicht ins häusliche Umfeld zurück erfolgt, sondern in eine andere Institution, sprich in ein Seniorenheim oder eine Langzeitpflegeeinrichtung. Aus der Praxis ist bekannt, dass manche Menschen nach einem Krankenhausaufenthalt nicht mehr in ihre gewohnte Umgebung zurückkommen aufgrund erhöhter Pflegebedürftigkeit oder sonstigen Umständen. Idealerweise und v.a. im Sinne der beschriebenen philosophischen und ethischen Hintergründe sollten die betroffenen Menschen per se die Möglichkeit erhalten, diese Entscheidung selbst zu treffen. Reicht die kognitive Fähigkeit jedoch im Krankenhaus dafür nicht aus, bietet sich ein differenzialdiagnostischer Ausgang zur Entscheidungsfindung an, um ihnen die Möglichkeit zu geben, ihre Situation gemäß ihren Fähigkeiten selbst realisieren zu können.

18.3 Eintritt in eine andere Institution

Ältere Menschen sind gefährdet für Erkrankungen, sowie körperlichen und geistigen Abbau und haben bekanntlich ein erhöhtes Risiko für eine Krankenhausaufnahme. Ein Scoping Review, das die Krankenhausaufnahmen von Menschen mit Demenz bzw. kognitiven Einschränkungen untersuchte, zeigte auf, dass die häufigsten Einweisungsgründe dieser Zielgruppe Infektionskrankheiten sind, gefolgt von Erkrankungen des Herz-Kreislauf-Systems sowie Stürzen, Frakturen und Mangelernährung (Stiefler et al., 2022). Nicht jede Aufnahme endet jedoch mit einer Entlassung ins häusliche Umfeld, v.a. dann, wenn die Fähigkeiten zur Selbstfürsorge, die wohnlichen Begebenheiten und die mögliche Unterstützungsleistung für ein Leben zu Hause nicht mehr ausreichen. Wie bereits im organisatorischen Ablauf der Übergangspflege beschrieben, sind diese Fakten im Setting eines geschützten Rahmens schwer abzuschätzen und erfordern daher einen differenzialdiagnostischen Ausgang ins häusliche Umfeld zur Abklärung der tatsächlichen Lebensfähigkeit. Am besten lässt sich dies durch ein Praxisbeispiel verdeutlichen.

Praxisbeispiel

Fr. St. wird nach einem Sturz mit einer Schambeinastfraktur im Krankenhaus aufgenommen, mit den zusätzlichen Diagnosen Exsikkose, dementielle Entwicklung mit Verhaltensauffälligkeiten und kardiale Dekompensation. Die Angehörigen berichten, dass sie Lebensmittel und Wertgegenstände im Garten vergräbt. Außerdem würde sie sich nicht ausreichend ernähren und gehäuft ihre Medikamente zur Verbesserung der Herzleistung vergessen. Hilfeleistungen wurden bisher vehement von ihr abgelehnt und dies auch von ihren Angehörigen. Auf der Station wird berichtet, dass Fr. St. sich weigert aufzustehen und bei Pflegeaktivitäten, besonders bei der Körperpflege, in die Abwehr geht, auch in Verbindung mit spucken und kratzen. Zur Abklärung der weiteren Vorgehensweise wird die Übergangspflege aktiviert.

Hintergründe zur Erstellung der Pflegeplanung

Beim Erstkontakt liegt sie im Bett und starrt an die weiße Wand ihr gegenüber. Da sie auf meine Begrüßung nicht reagiert, setze ich mich an ihr Bett und folge ihrem Blick. Nach einer Weile will sie wissen, wo sie hier denn eigentlich gelandet wäre und warum man sie aus ihrem Haus gebracht habe. Sie sinniert darüber, dass sie ohnehin schon länger befürchtet habe, dass ihr Sohn sie aus dem Haus haben wolle. Aber so leicht würde sie ihm das nicht machen, sie habe Vorkehrungen getroffen und alles, was ihr wichtig ist, in Sicherheit gebracht. Hier hake ich ein und biete an, gemeinsam einen Besuch in ihr Heim zu machen. Aber zuvor müsse sie wieder auf die Beine kommen, denn schließlich ist es nicht möglich, sie im Krankenbett nach Hause zu fahren. Sie kann sich an den Sturz nicht mehr erinnern, verbalisiert aber Schmerzen in der Beckengegend, trotzdem will sie einen Stehversuch mit mir wagen. In weiterer Folge zeigt sie auch die Bereitschaft, mit der Physiotherapeutin zu gehen, jedoch vergehen bis zur Realisierung eines Ausganges noch einige Tage, in denen Fr. St. regelmäßig von mir besucht und der Beziehungsaufbau gefestigt wird. Ihre Mobilität verbessert sich jedoch nur so weit, dass sie einige Schritte in Begleitung mit dem Rollmobil bewältigen kann. Daher sind sowohl die Gehhilfe als auch ein Rollstuhl für den Ausgang nötig. Nach Rücksprache mit den Angehörigen zeigt sich eine Zurückhaltung gegenüber dem geplanten Besuch zu Hause, sie erklären sich aber bereit, den Schlüssel von Fr. St. ins Krankenhaus zu bringen.

Folgende Biografie kann von Fr. St. im Rahmen der Kontakte und beim Ausgang erhoben werden: Sie war die Älteste von fünf Kindern, wobei das Jüngste gleich nach der Geburt verstarb. Ihr Vater war Fiaker und ein sehr strenger Mann, sie hatte große Angst vor seinen Wutausbrüchen und vergleicht ihn mit einem Misanthropen. Ihre Mutter beschreibt sie hingegen als sanftmütige Frau, jedoch immer kränklich. Fr. St. hasste ihren Vater dafür, dass er ihre Mutter, trotz der schlechten körperlichen Verfassung, immer wieder schwängerte und dies mitunter auch mit Gewalt. Als Älteste musste sie schon früh viele Arbeiten für die Mutter übernehmen, jedoch sah sie das als ihre Pflicht, da sie Mitleid mit ihrer Mutter hatte und alles tat, um ihr das Leben zu erleichtern. Ihre Taten wurden von der Mutter reichlich belohnt. Der Vater verbot seiner Familie jegliches Vergnügen, er war ein Despot, die Kinder durften nicht einmal zu Freunden spielen gehen. Ihre Mutter jedoch erlaubte es ihr manchmal und deckte sie beim Vater. Auch hatten die beiden einen Geheimplatz, wo hin und wieder Süßigkeiten für sie versteckt lagen. Die Familie lebte in ärmlichsten Verhältnissen auf kleinstem Raum. Fr. St. schämte sich ihrer Herkunft und versuchte daher angekündigte Besuche von vornherein abzuwehren. Neben diesen Umständen in ihrer Familie wurde ihre Kindheit und Jugend stark durch den Krieg und die Nachkriegszeit geprägt. Hungern und Hamstern standen auf der Tagesordnung. Insbesondere gehörte Letzteres zu ihren Aufgaben. Dabei kam sie auch häufig in Kontakt mit einigen Soldaten, die ihr u. a. eindeutige Angebote machten. Ihr Vater verbot ihr mit Männern auch nur zu sprechen, begleitet von der Drohung sie zu erschlagen, falls er sie dabei erwische. Auch die Mutter warnte sie vor den Männern. Davon abgesehen wollte sie nie so enden wie ihre Mutter und entwickelte eine regelrechte Abscheu vor dem männlichen Geschlecht. Sie mied deshalb Kontakte und bezog sich dabei auch auf ihren Glauben und der Angst vor Sünde. Ihren Ehemann lernte sie beim Hamstern kennen. Er half ihr monatelang die schweren Taschen zu tragen. Nach Hause nahm sie ihn jedoch nie mit aus Angst vor dem Vater. Ihre Mutter bemerkte trotzdem den Verehrer und lernte ihn kennen und mögen, weil er sie in dieser schweren Zeit so unterstützte. Schließlich nahm sie aus Dankbarkeit seinen Heiratsantrag an, insbesondere weil er ihrer Mutter so viel half. Sie bekamen zwei Kinder und bauten sich ein Haus. Mittlerweile ist er schon verstorben, er war ein tüchtiger Mann, jedoch geliebt habe sie ihn nie.

Interventionen der Übergangspflege

Das Wissen um die Lebensgeschichte von Fr. St. unterstützt die Einschätzung ihres Verhaltens und der Lebensfähigkeit zu Hause. Insgesamt gestaltet sich der Ausgang sehr schwierig, da sich in den Räumlichkeiten von Fr. St. Stufen und Barrieren befinden, die sie nur mit Hilfe überwinden kann. Erschwerend kommt hinzu, dass sie sich nicht mehr wohl fühlt und kein Daheimgefühl zeigt. Sie ist der Meinung, dass der Sohn schon alles verändert habe und so die Arbeit ihres Mannes und von ihr zunichte gemacht wurde. Ich begleite sie noch hinaus in den Garten, sie kann sich daran erinnern, etwas vergraben zu haben, aber nicht mehr was und wo. Die Angehörigen scheinen jedoch diese Gegenstände schon geborgen zu haben, da das Erdreich an einigen Stellen aufgegraben wurde. Wir setzen uns auf die Hausbank und im Rahmen von Biografiearbeit und Realitätsorientierungstraining kann Fr. St. verbalisieren, dass sie hier keine Zukunft mehr für sich sehen kann. Sie fühle sich genauso schwächlich und abhängig wie damals ihre Mutter, jedoch könne sie im Gegensatz dazu keine Hilfe von ihren Kindern erwarten. Sie realisiert kurzzeitig auch ihre körperlichen Einschränkungen und äußert den Wunsch, dass ich sie zurück ins „Siechenhaus" bringen soll, ihre Kräfte wären aufgebraucht.

Auf die Pflegediagnostik bezogen verweisen die beschriebenen Symptome der wahrgenommenen Motivations- und Hoffnungslosigkeit auf die Pflegediagnose *Hoffnungslosigkeit* mit der Definition: „Gefühl, dass man keine positiven Emotionen oder eine Verbesserung des eigenen Zustandes erleben wird" (Herdman et al., 2022, S. 384). Unter anderem zeigen sich Merkmale einer Verminderung der Eigeninitiative sowie der Reaktion auf Reize, ebenso ist im Rahmen der von ihr verbalisierten Hoffnungslosigkeit und negativen Zukunftserwartung eine depressive Verstimmung präsent. Realistische Nahziele, bezogen auf die Ausführungen von Doenges et al. (2019, S. 525–528), verfolgen die Situationserkennung und -wahrnehmung der vorherrschenden Problematik. Als weitere Diagnose dieser Taxonomie kann das *Frailty-Syndrom im Alter* angeführt werden mit der Definition: „Dynamischer Zustand eines Instabilen Gleichgewichts, welches den alten Menschen beeinflusst, der eine Verschlechterung in einem oder mehreren Gesundheitsbereichen (physisch, funktional, psychologisch oder sozial) erlebt und zu einer erhöhten Anfälligkeit für gesundheitliche Beeinträchtigungen, insbesondere Behinderung führt“ (Herdman et al., 2022, S. 227–228). Die meisten der bestimmenden und beeinflussenden Merkmale, insbesondere bezogen auf die reduzierte Selbstversorgungsfähigkeit, die Einschränkungen der Kognition, Mobilität und ihrer Herzleistung sowie die Interpretation einer vorliegenden Hoffnungslosigkeit und eine fehlende soziale Unterstützung, beschreiben die Situation von Fr. L sehr gut. Somit liegt der Fokus der Interventionsansätze und Pflegeziele auf der Forcierung der Realisierung und Einsicht der eigenen Situation, die aufgrund der fehlenden Möglichkeiten im häuslichen Umfeld die Notwendigkeit einer betreuenden Einrichtung aufzeigen (Doenges et al., 2019, S. 379–383). Im Rahmen des Ausganges kommt Fr. St. durch die Reaktivierung kurzzeitig in die Lage, ihre Situation annähernd zu erfassen und aktuelle Gefühle zu äußern, dabei präferiert sie keine Tendenzen bezüglich einer Rückkehr nach Hause. Der hermeneutische Zugang zur Biografiedeutung ermöglicht die Verstehbarkeit der Beweggründe für diese Entscheidung. Zudem sind ihre eigenen Ressourcen aufgrund der Verschlechterung der körperlichen und kognitiven Zustände stark reduziert, was eine umfassende Unterstützung impliziert. Erschwerend kommt hinzu, dass auch auf soziale Ressourcen aktuell nicht zurückgegriffen werden kann. Der Sohn grenzt sich klar von einer Betreuung seiner Mutter ab und legt auch die finanzielle Situation offen, die eine Möglichkeit zur Einrichtung einer 24-Stundenhilfe von vornherein ausschließt. Somit verweist die Ermittlung des längerfristigen Pflegebedarfs auf eine defizitäre Versorgung im häuslichen Umfeld. Noch dazu spricht das Verhalten von Fr. St. beim Ausgang aktuell gegen den Versuch einer Reintegration ins häusliche Umfeld. Insofern sich keine positiven Veränderungen des Zustandes von Fr. St. und der Bereitschaft zur sozialen Unterstützung ergeben, ist eine Heimaufnahme anzustreben.

Evidenzbasierte Interventionen aus der Literatur

Unter dem Blickwinkel, dass ein Übergang vom Krankenhaus nicht ins gewohnte häusliche Umfeld zurückführt, muss nicht zwingend die Arbeit der Übergangspflege enden, vielmehr verweist dies auf ein weiteres Praxisfeld. Für die Begleitung des Überganges in ein Pflegeheim sind der Literatur einige wissenswerte Forschungen und Publikationen zu entnehmen. Häufig wird der Übergang sowohl für den älteren Menschen als auch für den involvierten Angehörigen bzw. der Betreuungsperson als belastendes Erlebnis beschrieben. Gründe dafür beziehen sich auf die Tatsachen, dass die betroffenen Menschen im Prozess oft auf sich allein gestellt sind sowie vorher bestehende soziale Kontakte und auch Betreuungsbeziehungen abbrechen. Ein Scoping Review identifizierte Forschungsarbeiten in wissenschaftlichen Datenbanken, die zum einen Interventionen zur Verbesserung des Übergangs in ein Pflegeheim beschreiben und zum anderen erstmals eine einheitliche Definition einer optimalen pflegerischen Begleitung für den Übergang in ein Pflegeheim ermöglichen (Groenvynck et al., 2021). Aus insgesamt 17 Studien konnte eine Gruppe mit acht Multikomponenten- und eine zweite Gruppe mit fünf Einzelinterventionen identifiziert werden, die das Potenzial haben, den Übergang und die anschließende Anpassung für die Klient*innen zu erleichtern. Sie fokussieren auf alle Hauptbeteiligten im Pflegeprozess, auf die betroffene Person selbst, deren involvierten Angehörigen und Bezugspersonen sowie auf das betreuende Personal des Pflegeheims.

Beginnend mit der ersten Gruppe, der Multikomponenten-Interventionen, handelt es sich um Elemente, die zur Kommunikation, dem Erwerb und Austausch von Wissen sowie zur Unterstützung des Übergangsprozesses dienen und über einen Zeitraum von mehreren Wochen und gegebenenfalls Monaten durchgeführt werden. Der Einsatz erfolgt in Gruppen- und Einzelsitzungen und richtet sich nach dem individuellen Bedarf. Im Rahmen von Gruppensitzungen werden nicht nur die vom Übergang betroffenen Menschen eingeladen, sondern auch Angehörige und Beschäftigte der Einrichtungen miteinbezogen. Folgende Interventionen sind hierbei hervorzuheben:

- **Edukation:** Darunter fällt die Bereitstellung von Informationen sowie der Erwerb von Fähigkeiten zur Erleichterung des Übergangs für den älteren Menschen und deren involvierten Bezugspersonen.
- **Aufbau von Beziehungen und Gestaltung der Kommunikation:** Insbesondere werden hier Interventionen eingesetzt, die zum Aufbau und Erhalt einer guten Zusammenarbeit aller am Pflegeprozess beteiligten Personen dienen.
- **Verbesserung des emotionalen Wohlbefindens:** Dies beinhaltet unterschiedliche Strategien zur Förderung des Bewältigungsprozesses, Unterstützung bei der Anpassung, Erleichterung der Rollenakzeptanz sowie zur Forcierung positiven Denkens im Sinne von Wohlbefinden.
- **Personenzentrierte Pflege:** Im Mittelpunkt aller Pflegeinterventionen steht ein personenzentrierter Pflegeansatz, der sich nach den Präferenzen und Bedürfnissen der Betroffenen orientiert und in diesem Zusammenhang die Biografie des alten Menschen sowie sein soziales Umfeld mitberücksichtigt.

- **Kontinuität der Pflege:** Um eine Unterbrechung von Pflege im Rahmen des Überganges zu verhindern, bedarf es das Wissen der vorher geleisteten Pflege und Behandlung, um notwendige Interventionen und Therapien im Pflegeheim fortzusetzen und die zukünftige professionelle Unterstützung planen zu können.
- **Anbieten von sozialer Unterstützung:** Dies beinhaltet ein Angebot für die hinterbliebenen Angehörigen, um ihrerseits den Übergangsprozess besser bewältigen zu können. Je nach Bedarf werden dabei Entlastungsgespräche und Interventionen zur Bewältigung der neuen Situation angeboten sowie Hilfestellungen zur sozialen Vernetzung im System oder mit extramuralen Einrichtungen zur Tagesstrukturierung, mitunter auch zu Selbsthilfegruppen.
- **Ad-hoc-Beratung:** Sie wird auf Abruf angeboten, da sich nicht jeder Beratungsbedarf an Termine richtet und manchmal sofortige Hilfe indiziert ist (Groenvynck et al., 2021).

In der zweiten Gruppe werden Interventionen mit jeweils nur einer Komponente beschrieben, die sich konkret auf ein spezifisches Element konzentrieren und in kürzeren Zeitrahmen intensiv zum Einsatz kommen. Dabei wird auch die Phase vor Beginn des Übergangsprozesses miteinbezogen und dies durch Entwicklung und Betreuung eines effizienteren Wartelistensystems für die Aufnahme in ein Pflegeheim, um eine bedarfsorientierte Reihung zu gewährleisten. Eine weitere Intervention bezieht sich auf herausfordernde Verhaltensweisen bei neu aufgenommenen älteren Menschen in Form von Unterstützungsleistung für die Pflegekräfte im Umgang mit diesen Herausforderungen. Eine Intervention beschreibt sogar die Entwicklung einer App, die auf die Bedürfnisse und Präferenzen älterer Menschen basiert und somit eine Zuordnung zu den Heimbewohner*innen ermöglicht. Letztendlich werden noch Interventionen beschrieben zur korrekten Weitergabe notwendiger Medikamente, insbesondere bei Personen, die direkt vom Krankenhaus in ein Pflegeheim transferiert werden und zuvor noch im häuslichen Umfeld wohnten (Groenvynck et al., 2021).

Zusammenfassend zeigt sich: Die meisten Interventionen beziehen sich auf die Phase des Übergangs, die auf eine Anpassung und Bewältigung im Rahmen der Eingewöhnung abzielen und v. a. darauf, dass der Übergang in ein Pflegeheim, insbesondere bei Menschen, die ihre Entscheidungen nicht mehr rational treffen können sowie die Unterstützung aus dem sozialen Umfeld nicht ausreicht. Dieser aktuellen Studie gegenüber stehen die Forschungen von Dr. Winfried Saup, der bereits in den 80-er und 90-er Jahren einen Zusammenhang zwischen nicht-kontrollierbaren Umwelt- und Situationsbedingungen in Seniorenheimen und der Ausbildung von Hilf- und Hoffnungslosigkeit, Apathie und Depressionen bei ihren

Bewohner*innen aufzeigte (Saup, 1993). Unter dem Blickwinkel der Bewältigungsperspektive im Rahmen von ungünstigen Person-Umwelt-Interaktionen postulierte er, dass es einen Zusammenhang zwischen reglementierten Milieubedingungen in einem Heim und der Befindlichkeit sowie dem Kontrollerleben ihrer Bewohner*innen gibt. Sein Werk „Alter und Umwelt" zeigt umfassende Möglichkeiten zur Interaktions- und Milieugestaltung auf, um das Kontrollerleben der betroffenen Menschen zu stärken. Obwohl inzwischen mehr als dreißig Jahre vergangen sind, hat es nichts an seiner Aktualität verloren, da viele der angesprochenen Probleme nach wie vor nicht überwunden wurden. Eine professionelle Begleitung des Übergangs in eine Langzeiteinrichtung zeigt vor diesem Hintergrund ihre große Herausforderung auf, da nicht nur die vom Übergang betroffenen Menschen, sondern auch deren involvierten Zu- und Angehörigen sowie das Personal Bewältigungsunterstützung benötigen würden. In diesem Zusammenhang wird nochmal auf das *first-month-syndrom* verwiesen, dass im **Kapitel 1** bereits erwähnt wurde.

19 Abschließende Gedanken

Pflegegeleitete Interventionen im Sinne des beschriebenen Ansatzes setzen einen Diskurs zwischen den Vorstellungen betroffener Klient*innen und deren Umfeld sowie zwischen philosophischen, ethischen und theoretischen Konstrukten voraus. Dies birgt ein großes Spannungsfeld in der Tragweite von Wünschen, Bedürfnissen und Zielen aller Beteiligten. Konkret geht es in erster Linie um den betroffenen Menschen selbst, seine bisherigen Lebensentwürfe und Bewältigungsfähigkeiten inmitten seiner Lebenswelt. Die Ansichten des sozialen Umfeldes, wie sich die weitere Lebensgestaltung des Angehörigen oder nahen Bekannten verhalten soll, sind dabei nicht immer kongruent. Das soziale Umfeld hat in diesen Zusammenhang häufig schon eine längere Betreuungskarriere mit vielen Sorgen und hohem Aufwand hinter sich und neigt verständlicherweise zur Intention, die Verantwortung an eine Profession oder betreute Einrichtung abzugeben. Der Einsatz der Häuslichen Pflegeskala bestätigt das Vorliegen von hohen subjektiven Belastungen betroffener Angehöriger und macht die professionelle Unterstützung und Beratung unverzichtbar. Eine weitere, nicht unwesentliche Rolle spielt das Krankenhaus und die darin beschäftigten Berufsgruppen, die ausgerichtet auf Behandlung, Pflege, Diagnostik, Beratung und Management etc. ihre Ziele im Sinne der Patient*innenversorgung verfolgen. Naheliegend dabei ist, dass all diese mannigfachen Sichtweisen auch unterschiedliche Strategien verfolgen. Letztendlich benötigt es einen Kompromiss, damit die Bedürfnisse des Einzelnen und die Unternehmensziele miteinander vereinbart werden können. Die Rolle der Übergangspflegeperson als *advocacy* der betreuten Klient*innen wurde bereits erwähnt und zeigt in diesem Zusammenhang noch einmal ihre Relevanz auf. Viele Krankenhäuser setzen in ihren Leitbildern den Patienten in den Mittelpunkt aller Bemühungen und heften sich diesen Slogan an die Fahnen. Jedoch zeigt sich gerade bei Menschen, die ihre grundlegenden Bedürfnisse nicht bzw. nicht mehr selbst erfüllen und einfordern können, häufig eine Diskrepanz zu diesen Versprechungen. Zumal verschiedene Lebensentwürfe zu unterschiedlichen Vorstellungen und Bedürfnissen führen, die eine Erfüllung und Beachtung nicht immer möglich machen, ohne die wirtschaftlichen und gesellschaftlichen Perspektiven zu vernachlässigen. Also hat sich der Einzelne den Unternehmenszielen unterzuordnen, so wie es der Utilitarismus beschreibt, was auch zum Teil notwendig ist, um weiterhin die Patient*innenversorgung gewährleisten zu können. Die Übergangspflege hat aufgrund ihrer Haltung und Herangehensweise im Sinne der Deontologie die Möglichkeit, als Mittler zwischen diesen unterschiedlichen Orientierungen zu fungieren und in erster Linie die Bedürfnisse und Handlungsfähigkeit der betroffenen Menschen durch Stärkung ihrer Lebensbewältigung zu beeinflussen, aber auch die Aufgabe das soziale Umfeld zu unterstützen. Die Kunst liegt im Vollzug des Theorie-Praxis-Transfers, denn so unterschiedlich die Menschen mit ihren speziellen Erfahrungen das Leben bewältigen und die Interaktionen gestalten, so komplex und vielfältig sollte auch das Wissen der professionell Handelnden sein, um dem Anspruch an Individualisierung tatsächlich gerecht zu werden. Zudem ist bekanntlich alles im Wandel, auch die gesellschaftlichen Strukturen und die Lebensformen.

Resümierend kann Übergangspflege – so wie sie hier vorgestellt wurde – als eine Sonderform der professionellen Pflege gesehen werden. Die Inhalte sind nicht neu erfunden worden, sondern entstammen den Erkenntnissen von Forschenden und Praktizierenden, die infolge dem Konstrukt angepasst bzw. neu interpretiert wurden. Das Herzstück ist die philosophisch/ethische Grundhaltung im Diskurs mit den theoretischen Konstrukten von Verhaltensäußerungen und Lebenswelten. Jedoch würde es Übergangspflege ohne die Menschen, die diese Institution gegen Widerstände aufgebaut, weiterentwickelt und aktuell weiterführen, nicht geben. Denn all diese agierenden Pflegepersonen vor Ort flößen durch ihr wertvolles Tun, Engagement und ihre Haltung dem beschriebenen Konstrukt erst das *Leben* ein. Damit jedoch Übergänge in diesem Sinne begleitet werden können, benötigt es viel mehr. Am Beispiel der Übergangspflege in Salzburg finanziert das Amt der Salzburger Landesregierung – Abteilung für Soziales, den Großteil der Personalkosten und übernimmt vollständig die Kosten der Fahrten mit und zu den Klient*innen. Die Krankenanstalten, wo Übergangspflege institutionalisiert ist, voran die Salzburger Landeskliniken, übernehmen ebenso einen Teil der Finanzierung, stellen das Personal und gewährleisten die Infrastruktur. Zudem ermöglichen die verschiedenen übergreifenden Berufsgruppen im intra- und extramuralen Bereich durch Zusammenarbeit und definierte gemeinsame Zielorientierung einen gelingenden Übergang für die betroffenen Menschen. Der Umstand, dass Übergangspflege ein niederschwelliges Angebot ist und den Patient*innen der genannten

Krankenanstalten kostenlos zur Verfügung gestellt werden kann, fördert den Beziehungsaufbau und wirkt sich positiv auf die Bereitschaft und Motivation der Betroffenen aus. Österreich hat im Sinne der WHO-Ziele ein vergleichsmäßig gut aufgestelltes Gesundheitssystem. In Bezug auf die Organisation der Übergangspflege ist es sogar möglich, vielen Menschen, unabhängig von ihrem Status, ihrer Herkunft und Wohnumgebung bei Bedarf diese Hilfe für den Übergang zur Verfügung zu stellen. Somit kann die Übergangspflege als gut funktionierendes Modell für *Transitional Care* des Bundeslandes Salzburg gesehen werden, das aufgrund der überwiegenden Praxisorientierung noch viel Raum zur Forschung und Evidenzbasierung offenlässt. Der vorgestellte methodische Ansatz ist ausführlich beschrieben und so weit flexibel, dass auch eine Anpassung und Implementierung in anderen Kliniken und durchaus anderen Ländern gut vorstellbar ist. Allein die aktuelle Gesundheitssituation, im Hinblick auf die demografische Entwicklung, würde aus Sicht der Autorin von einer Ausweitung der Übergangspflege profitieren.

„Habe stets Respekt vor dir selbst, Respekt vor anderen und übernimm Verantwortung für deine Taten." (Dalai Lama)

Anhang

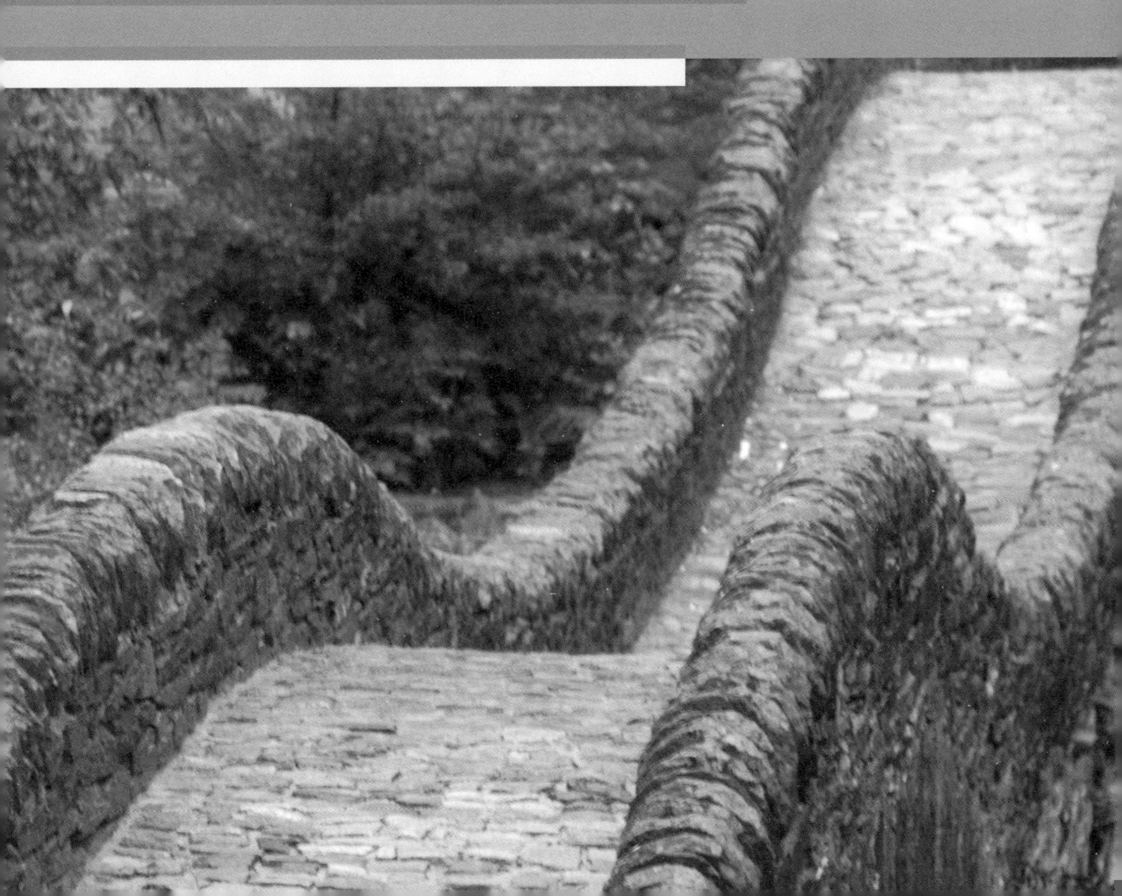

Literatur

Abels, H. (2017). *Identität. Lehrbuch* (3. aktualisierte und erweiterte Aufl.). Springer. https://doi.org/10.1007/978-3-658-14155-4

Abramson, L.Y., Seligman, M.E.P. & Teasdale, J.D. (1978). Learned Helplessness in Humans: Critique and Reformulation. *Journal of Abnormal Psychology, 87*(1), 49–74. https://doi.org/10.1037/0021-843X.87.1.49

Adlersberg, M. & Thorne, S. (1990). Emerging from the chrysalis. Older widows in transition. *Journal of Gerontological Nursing, 16*(1), 4–8. https://doi.org/10.3928/0098-9134-19900101-03

Agorastos, A., Ohls, I., Demiralay, C. & Haasen, C. (2021). Psychische Störung im Migrationskontext. In D. Domenig (Hrsg.), *Transkulturelle und transkategorale Kompetenz. Lehrbuch zum Umgang mit Vielfalt, Verschiedenheit und Diversity für Pflege-, Gesundheits- und Sozialberufe* (3. vollständig überarbeitete und erweiterte Aufl., S. 502–523). Hogrefe.

Aigner, M. Denmal, U. & Dold, M. (2010). Das Messie-Syndrom: Den Sammelzwang verstehen und behandeln. *Psychopraxis, 13*(3), 14–16. https://doi.org/10.1007/s00739-010-0224-6

Altenor, A., Volpicelli, J.R. & Seligman, M.E.P. (1979). Debilitated shock escape if produced by both short- and long-duration inescapable shock: Learned helplessness vs. learned inactivity. *Bulletin of the Psychonomic Society, 14*(5), 337–339. https://doi.org/10.3758/BF03329471

Altunöz, U., Assion, H.J., Borchert, K., Gutwinski, S., Morgenroth, C.L., Sieberer, M., Radde, S. & Thimm, H.J. (2022). Psychische Störungen. In M. Sieberer, P. Jung, F. Führman, U. Altunöz, H.J. Assion, A. Barakat, Y. Bilgin, K.C. Borchert, M.B.J. Camp, C. Cattneo, R. Dickerhoff, G. Eckermann, U.E. Jelede, I. Fernandez, S. Golsabahi-Broclawski, S. Gutwinski, E. Hanusch-Mild, M. Kast & A. Kimil (Hrsg.), *Elsevier Essentials Migration & Gesundheit* (S. 127–142). Urban & Fischer. https://doi.org/10.1016/B978-3-437-23510-8.00039-2

Antonovsky, A. (1997). *Salutogenese: Zur Entmystifizierung der Gesundheit*. dgvt-Verlag.

Arbeitskreis OPD. (Hrsg.). (2006). *Operationalisierte Psychodynamische Diagnostik (OPD-2). Das Manual für Diagnostik und Therapieplanung* (1. Aufl.). Huber.

Arolt, V., Reimer, C. & Dilling, H. (2007). *Basiswissen Psychiatrie und Psychotherapie* (6. aktualisierte Aufl.). Springer.

Atkinson, J. (1964). *An introduction to motivation*. Van Nostrand.

Bachner, F., Bobek, J., Habimana, K., Lepuschütz, L., Ostermann, H., Rainer, L., Schmidt, A.E., Zuba, M., Quentin, W. & Winkelmann, J. (2019). *Gesundheitssysteme im Wandel. Das österreichische Gesundheitssystem. Akteure, Daten, Analysen*. OEBIG.

Badura, B. (Hrsg.). (1981). *Soziale Unterstützung und chronische Krankheit. Zum Stand sozialepidemiologischer Forschung* (1. Aufl.). Suhrkamp.

Bandura, A. (1977). Self-Efficacy: Toward a Unifying Theory of Behavioral Change. *Psychological Review, 84*(2), 191–215. https://doi.org/10.1037/0033-295X.84.2.191

Bandura, A. (1997). *Self-efficacy: The exercise of control.* Freeman.

Barocka, A. (2009). Krank oder nicht krank? – Psychiatrische Aspekte einer Organisations-Defizit-Störung (sogenanntes „Messie-Syndrom"). In A. Pritz, E. Vykoukal, K. Reboly & N. Agdari-Moghadam (Hrsg.), *Das Messie-Syndrom: Phänomen, Diagnostik, Therapie und Kulturgeschichte des pathologischen Sammelns* (S. 67–90). Springer. https://doi.org/10.1007/978-3-211-76520-3_7

Baum, H. (1996). *Ethik sozialer Berufe.* Schönigh.

Baumann, N. & Kuhl, J. (2013). Selbstregulation und Selbstkontrolle. In W. Sarges (Hrsg.), *Management-Diagnostik* (4. völlig überarbeitete Aufl., S. 263–270). Hogrefe.

Beck, I. & Greving, H. (2012). *Lebenslage und Lebensbewältigung.* Kohlhammer.

Beierlein, C., Kemper, C., Kovaleva, A. & Rammstedt, B. (2013). Kurzskala zur Erfassung allgemeiner Selbstwirksamkeitserwartungen (ASKU). *Methoden – Daten – Analysen, 7*(2), 251–278.

Beierlein, C., Kovaleva, A., Kemper, C. J. & Rammstedt, B. (2014). *Allgemeine Selbstwirksamkeit Kurzskala ASKU.* Gesis.

Bernhard-Kessler, C. (2021). *Evaluation der PatientInnen- und pflegebezogenen Outcomes in der Phase der Übergänge vom Krankenhaus nach Hause, im Rahmen der Betreuung durch Übergangspflege, nach dem Konzept E.D.E.N.* (Masterarbeit). Paracelsus Medizinische Privatuniversität, Salzburg. Verfügbar unter https://permalink.obvsg.at/pmu/AC16281023

Bieri-Brüning, G. (2007). *Cases and kinds of individual public health interventions for self-care deficits. Analysis of home visits by a physician of the city medical service of Zurich.* EuMag, Health Gerontology, Assignment Paris.

Blickhan, D. (2015). *Positive Psychologie. Ein Handbuch für die Praxis.* Junfermann.

Blickhan, D. (2018). *Positive Psychologie. Ein Handbuch für die Praxis* (2. überarbeitete Aufl.). Junfermann.

Böhm, E. (1992). *Ist heute Montag oder Dezember. Erfahrungen aus der Übergangspflege.* Psychiatrie-Verlag.

Böhm, E. (1999). *Verwirrt nicht die Verwirrten.* Psychiatrie-Verlag.

Böhm, E. (2004). *Psychobiografisches Pflegemodell nach Böhm, Band I* (3. Aufl.). Wilhelm Maudrich.

Böhm, E. (2009). *Psychobiografisches Pflegemodell nach Böhm, Band II* (4. Aufl.). Wilhelm Maudrich.

Böhnisch, L. (2012). Lebensbewältigung. In W. Thole (Hrsg.), *Grundriss soziale Arbeit. Ein einführendes Handbuch* (4. Aufl., S. 219–234). Springer. https://doi.org/10.1007/978-3-531-94311-4_9

Böhnisch, L. (2018). *Sozialpädagogik der Lebensalter. Eine Einführung* (8. erweiterte Aufl.). Beltz Juventa.

Böhnisch, L. & Schröer, W. (2018). Lebensbewältigung. In G. Graßhoff, A. Renker & W. Schröer (Hrsg.), *Soziale Arbeit. Eine elementare Einführung* (S. 317–326). Springer. https://doi.org/10.1007/978-3-658-15666-4_21

Bördlein, C. (2003). *Modellreaktanz als Ergebnis eines Wertkonfliktes.* Verfügbar unter https://www.researchgate.net/publication/279514457_Modellreaktanz_als_Ergebnis_eines_Wertkonfliktes

Bowlby, J. (1958). The nature of the child's tie to his mother. *Interactional Journal of Psychoanalysis, 39*, 350–373.

Brandstätter, V., Schüler, J., Puca, R.M. & Lozo, L. (2013). *Motivation und Emotion. Allgemeine Psychologie für Bachelor*. Springer. https://doi.org/10.1007/978-3-642-30150-6

Brandstätter, V., Schüler, J., Puca, R.M. & Lozo, L. (2018). *Motivation und Emotion. Allgemeine Psychologie für Bachelor* (2. Aufl.). Springer. https://doi.org/10.1007/978-3-662-56685-5

Brehm, J.W. (1966). *Theory of psychological reactance*. Academic Press.

Brunstein, J.C. & Heckhausen, J. (2018). Leistungsmotivation. In J. Heckhausen & H. Heckhausen (Hrsg.), *Motivation und Handeln* (5. überarbeitete und erweiterte Aufl., S. 164–222). Springer. https://doi.org/10.1007/978-3-662-53927-9

Buchenau, A., Spranger, E. & Stettbacher, H. (Hrsg.). (1930). *Johann H. Pestalozzi: Sämtliche Werke. 9. Band. Schriften aus der Zeit 1782–1787. Bearbeitet von Emanuel Dejung, Walter Guyer, Herbert Schönebaum*. De Gruyter.

Bulechek, G.M., Butcher, H.K., Dochterman, J.M. & Wagner, C.M. (Hrsg.). (2016). *Pflegeinterventionklassifikation (NIC)*. Hogrefe.

Burwell, S.M. (2015). Setting Value-Based Payment Goals — HHS Efforts to Improve U.S. Health Care. *New England Journal of Medicine, 372*(10), 897–899. https://doi.org/10.1056/NEJMp1500445

Busch, H. (2018). Machtmotivation. In J. Heckhausen & H. Heckhausen (Hrsg.), *Motivation und Handeln* (5. überarbeitete und erweiterte Aufl., S. 245–268). Springer. https://doi.org/10.1007/978-3-662-53927-9_8

Butcher, H.K., Dochterman, J.M. & Wagner, C.M. (2023, Plan). *Pflegeinterventionsklassifikation (NIC)* (2. Aufl.). Hogrefe.

Cattacin, S. (2021). Migration und Mobilität. In D. Domenig (Hrsg.), *Transkulturelle und transkategorale Kompetenz. Lehrbuch zum Umgang mit Vielfalt, Verschiedenheit und Diversity für Pflege-, Gesundheits- und Sozialberufe* (3. vollständig überarbeitete und erweiterte Aufl., S. 73–92). Hogrefe.

Cullberg, J. (1978). Krisen und Krisentherapie. *Psychiatrische Praxis, 5*(1), 25–34. Pascal Francis. Verfügbar unter http://pascal-francis.inist.fr/vibad/index.php?action=getRecordDetail&idt=PASCAL7950003099

Coleman, E.A. & Boult, C. (2003). Improving the Quality of Transitional Care for Persons with Complex Care Needs. *Journal of the American Geriatrics Society, 51*(4), 556–557. https://doi.org/10.1046/j.1532-5415.2003.51186.x

Coleman, E.A., Parry, C., Chalmers, S. & Min, S.J. (2006). The Care Transitions Intervention. *Archives of Internal Medicine, 166*(17), 1822–1828. https://doi.org/10.1001/archinte.166.17.1822

Corbin, J.M. & Strauss, A.L. (2004). *Weiterleben lernen - Verlauf und Bewältigung chronischer Krankheit*. Huber.

Dassen, T., Balzer, K., Bansemir, G., Kühne, P., Saborowski, R. & Dijkstra, A. (2001). Die Pflegeabhängigkeitsskala, eine methodologische Studie. *Pflege, 14*(2), 123–127. https://doi.org/10.1024/1012-5302.14.2.123

Dausien, B. (2004). Biografieforschung: Theoretische Perspektiven und methodologische Konzepte für eine re-konstruktive Geschlechterforschung. In R. Becker & B. Kortendiek (Hrsg.), *Handbuch der Frauen- und Geschlechterforschung. Theorie, Methoden, Empirie* (S. 314–325). Leske & Budrich. https://doi.org/10.1007/978-3-322-99461-5_39

Deci, E.L. & Ryan, R.M. (1993). Die Selbstbestimmungstheorie der Motivation und ihre Bedeutung für die Pädagogik. *Zeitschrift für Pädagogik, 39*(2), 223–238. Verfügbar unter https://www.pedocs.de/volltexte/2017/11173/pdf/ZfPaed_1993_2_Deci_Ryan_Die_Selbstbestimmungstheorie_der_Motivation.pdf

Deci, E.L. & Ryan, R.M. (2000). The "What" and "Why" of Goal Pursuits: Human Needs and the Self-Determination of Behavior. *Psychological Inqiury, 11*(4), 227–268. https://doi.org/10.1207/S15327965PLI1104_01

Dettmering, P. & Pastenaci, R. (2015). *Das Vermüllungssyndrom: Theorie und Praxis* (5. unveränderte Aufl.). Klotz.

Demiris, G., Hodgson, N.A., Sefcik, J.S., Travers, J.L., McPhillips, M.V. & Naylor, M.D. (2020). High-value care for older adults with complex care needs: Leveraging nurses as innovators. *Nursing Outlook, 28*(1), 26-32. https://doi.org/10.1016/j.outlook.2019.06.019

Dijkstra, A., Buist, G. & Dassen, T.W.N. (1996). Nursing Care Dependency: Development of an assessment scale for demented and mentally handicapped patients. *Scandinavian Journal of Caring Sciences, 10*(3), 137–143. https://doi.org/10.1111/j.1471-6712.1996.tb00326.x

Dilthey, W. (1992). *Der Aufbau der geschichtlichen Welt in den Geisteswissenschaften. Gesammelte Schriften VII Band* (8. unveränderte Aufl.). Vandenhoeck & Ruprecht. https://doi.org/10.13109/9783666303081

Doenges, M.E., Moorhouse, M.F. & Murr, A.C. (2019). *Pflegediagnosen und Pflegemaßnahmen* (6. vollständig überarbeitete und erweiterte Aufl.). Hogrefe. https://doi.org/10.1024/85831-000

Domenig, D. (2021). Von fremden Kulturen zu komplexen Identitäten. In D. Domenig (Hrsg.), *Transkulturelle und transkategorale Kompetenz. Lehrbuch zum Umgang mit Vielfalt, Verschiedenheit und Diversity für Pflege-, Gesundheits- und Sozialberufe* (3. vollständig überarbeitete und erweiterte Aufl., S. 120–141). Hogrefe. https://doi.org/10.1024/85753-000

Efstathiou, V., Stefanou, M.I., Siafakas, N., Makris, M., Tsivgoulis, G., Zoumpourlis, V., Spandidos, D.A., Smyrnis, N. & Rizos, E. (2022a). Suicidality and COVID-19: Suicidal ideation, suicidal behaviors and completed suicides amidst the COVID-19 pandemic (Review). *Experimental and Therapeutic Medicine, 23*(1), 107. https://doi.org/10.3892/etm.2021.11030

Efstathiou, V., Stefanou, M.I., Demetriou, M., Siafakas, N., Makris, M., Tsivgoulis, G., Zoumpourlis, V., Kympouropoulos, S.P., Tsoporis, J.N., Spandidos, D.A., Smyrnis, N. & Rizos, E. (2022b). Long COVID and neuropsychiatric manifestations (Review). *Experimental and Therapeutic Medicine, 23*(5), 363. https://doi.org/10.3892/etm.2022.11290

Egger, J.W. (2015). Selbstwirksamkeit. Ein bedeutsames kognitives Konstrukt für gesundheitliches Verhalten. In J.W. Egger (Hrsg.), *Integrative Verhaltenstherapie und psychotherapeutische Medizin. Ein Psychosoziales Modell* (S. 43–58). Springer. https://doi.org/10.1007/978-3-658-06803-5_12

Eichhorn-Kissel, J. & Lohrmann, C. (2009). Care dependency of the elderly – a great challenge for nursing care. *Wiener Klinische Wochenschrift, 121*(7–8), 77–78. Verfügbar unter https://www.researchgate.net/publication/298371070_Care_dependency_of_the_elderly_-_a_great_challenge_for_nursing_care

Engel, M. & Lincoln, T.M. (2017). MAP-SR. Die deutschsprachige Motivation und Pleasure Skale – Self-Report – deutsche Fassung (Fragebogen). In Leibzig-Zentrum für Psychologische Information und Dokumentation (ZPID) (Hrsg.), *Elektronisches Testarchiv* (PSYNDEX Tests-Nr. 9007408). ZPID. Psycharchives.

ENPP Böhm. (2021). *Europäisches Netzwerk für Psychobiografische Pflegeforschung*. ENPP. Verfügbar unter https://www.enpp-boehm.com/enpp-boehm%20austria.htm

Erikson, E.H. (1964). *Einsicht und Verantwortung. Die Rolle des Ehtischen in der Psychoanalyse.* Klett.

Erikson, E.H. (1968). *Identity Youth and Crises.* Norton & Company.

Erikson, E.H. (1998). *Identität und Lebenszyklus: drei Aufsätze. Übersetzung von K. Hügel* (17. Aufl.). Suhrkamp.

Feil, N. (2005). *Validation – Ein Weg zum Verständnis verwirrter alter Menschen.* Reinhardt Verlag.

Felton, S. (2003). *Im Chaos bin ich die Königin: Überlebenstraining im Alltag* (3. Aufl.). Brendow.

Filipp, S. H. & Aymanns, P. (2018). *Kritische Lebensereignisse und Lebenskrisen: Vom Umgang mit den Schattenseiten des Lebens* (2. Aufl.). Kohlhammer.

Finlayson, K., Chang, A. M., Courtney, M. D., Edward, H. E., Parker, E. W., Hamilton, K., Xuan Pam, D. T. & O'Brien, J. (2018). Transitional Care interventions reduce unplanned hospital readmissions in high-risk older adults. *BMC Health Services Research, 18*(1), 956. https://doi.org/10.1186/s12913-018-3771-9

Flemisch, G. (2009). Selbsthilfe – Erfahrungsberichte von Betroffenen. In A. Pritz, E. Vykoukal, K. Reboly & N. Agdari-Moghadam (Hrsg.), *Das Messie-Syndrom: Phänomen, Diagnostik, Therapie und Kulturgeschichte des pathologischen Sammelns* (S. 163–182). Springer. https://doi.org/10.1007/978-3-211-76520-3_12

Folkman, S. (Hrsg.). (2011). *The Oxford Handbook of Stress, Health, and Coping.* University Press. Verfügbar unter https://www.researchgate.net/profile/Carolyn_Aldwin/publication/286201646_Stress_and_Coping_across_the_Lifespan/links/5c6ba1de299bf1e3a5b2713b/Stress-and-Coping-across-the-Lifespan.pdf

Freud, A. (1984). *Das Ich und die Abwehrmechanismen* (24. Aufl.). Fischer.

Freudenberger, H. J. & North, G. (2011). *Burn-out bei Frauen. Über das Gefühl des Ausgebranntseins* (13. Aufl.). Fischer.

Fricke-Neef, C. & Spitzer, C. (2013). Konversionsstörungen. *Nervenarzt, 84*, 395–406. https://doi.org/10.1007/s00115-013-3740-9

Geppert, F. (2015). *Biografiearbeit als methodischer Ansatz in der Soziale Arbeit.* (Bachelorarbeit zur Abschlussprüfung an der Hochschule Darmstadt, Fachbereich Gesellschaftswissenschaften und Soziale Arbeit). Verfügbar unter http://www.socialnet.de/materialien/26582.php

Gerrig, R. J. & Zimbardo, P. G. (2008). *Psychologie* (18. aktualisierte Aufl.). Pearson Studium.

GesBG (Bundesgesetz über die Gesundheitsberufe). (2020). *Gesundheitsberufegesetz (GesBG). AS 2020 57.* Schweizer Eidgenossenschaft. Verfügbar unter https://www.bag.admin.ch/bag/de/home/berufe-im-gesundheitswesen/gesundheitsberufe-der-tertiaerstufe/bundesgesetz-ueber-die-gesundheitsberufe.html

Gesetz über die Pflegeberufe. (2020). *Abschnitt 2 – Pflegeberufegesetz (PflBG).* buzer.de. Verfügbar unter https://www.buzer.de/Pflegeberufegesetz-PflBG.htm

Giannopoulou, I., Galinaki, S., Kollintza, E., Adamaki, M., Kympouropoulos, S., Alevyzakis, E., Tsamakis, K., Tsangaris, I., Spandidos, D. A., Siafakas, N., Zoumpourlis, V. & Rizos, E. (2021). COVID-19 and post-traumatic stress disorder: The perfect 'storm' for mental health (Review). *Experimental and Therapeutic Medicine, 22*(4), 116. https://doi.org/10.3892/etm.2021.10596

Goddemeier, C. (2019). Aron Antonovsky. Vater der Salutogenese. Themen der Zeit. *Deutsches Ärzteblatt, 8*, 366–367. Verfügbar unter https://www.aerzteblatt.de/archiv/209251/Aaron-Antonovsky-Vater-der-Salutogenese

Goethe, J. W. (1980). *Wilhelm Meisters Lehrjahre.* Inselverlag.

Goffman, E. (2003). *Wir alle spielen Theater. Die Selbstdarstellung im Alltag* (30. Aufl.). Piper.

Gogl, A. (2014). *Selbstvernachlässigung bei alten Menschen. Von den Phänomenen zum Pflegehandeln.* Huber.

Graessel, E., Berth, H., Lichte, T. & Grau, H. (2014). Subjective caregiver burden: validity of the 10-item short version of the Burden Scale for Family Caregivers BSGC-s. *BMC Geriatrics, 14*(23). https://doi.org/10.1186/1471-2318-14-23

Groenvynck, L., Fakha, A., de Boer, B., Hamers, J. P. H., van Achterberg, T., van Rossum, E. & Verbeek, H. (2021). Interventions to Improve the Transition from Home to a Nursing Home: A Scoping Review. *Gerontologist, 20*(20), 1–15. https://doi.org/10.1093/geroni/igab046.857

Grunwald, K. & Thiersch, H. (2016). *Praxishandbuch Lebensorientierte Soziale Arbeit. Handlungszusammenhänge und Methoden in unterschiedlichen Arbeitsfeldern* (3. vollständig überarbeitete Aufl.). Beltz Juventa.

Gudjons, H. (2016). *Pädagogisches Grundwissen. Überblick - Kompendium - Studienbuch* (12. Aufl.). Klinkhardt.

GuKG Gesundheits- und Krankenpflegegesetz (2022). *Bundesgesetz über Gesundheits- und Krankenpflegeberufe (Gesundheits- und Krankenpflegegesetz - GuKG).* Verfügbar unter https://www.ris.bka.gv.at/NormDokument.wxe?Abfrage=Bundesnormen&Gesetzesnummer=10011026&FassungVom=2016-11-23&Artikel=&Paragraf=15&Anlage=&Uebergangsrecht=

Habermann-Horstmeier, L., Haidinger, G., Dorner, T., Rieder, A., Zwahlen, M., Steck, N., Egger, M., Laederach, K., Kempf, P., Laimer, M., Reichenbach, S., Kuehni, C., Latzin, P., Müller, T., Niemann, S. & Saß, A.C. (2018). Chronische Krankheiten und Unfälle. In M. Egger, O. Razum & A. Rieder (Hrsg.), *Public Health Kompakt* (3. vollständig überarbeitete Aufl., S. 363–436). De Gruyter. https://doi.org/10.1515/9783110466867-012

Hansen, L.O., Greenwald, J.L., Budnitz, T., Howell, E., Halasyamani, L., Maynard, G., Aparna Vidyarthi, M.D., Eric, A., Coleman, M.D. & Williams, M.V. (2013). Project BOOST: Effectiveness of a multihospital effort to reduce rehospitalization. *Journal of Hospital Medicine, 8*(8), 421–427. https://doi.org/10.1002/jhm.2054

Hattar-Pollarer, M. (2010). Developmental Transitions. In A.I. Meleis (Ed.), *Transitions theory: Middle range and situation specific theories in nursing research and practice* (pp. 87–94). Springer.

Hautzinger, M. & Pössel, P. (2017). *Kognitive Interventionen.* Hogrefe. https://doi.org/10.1026/02831-000

Heckhausen, J. & Heckhausen, H. (2018). *Motivation und Handeln* (5. überarbeitete und erweiterte Aufl.). Springer. https://doi.org/10.1007/978-3-662-53927-9

Herbart, J.F. (1997). Systematische Pädagogik. 2. Interpretationen. In D. Benner (Hrsg.), *Grundlagen der Pädagogik 1* (2. Aufl.). obv. Verfügbar unter https://permalink.obvsg.at/AC01993834

Herdman, T.H., Kamitsuru, S. & Takáo Lopes, C. (2022). *Pflegediagnosen. Definitionen und Klassifikationen 2021–2023.* Recom. https://doi.org/10.1055/b000000516

Herkner, W. (2008). *Lehrbuch Sozialpsychologie* (3. Nachdruck der 2. unveränderten Aufl.). Hans Huber.

Herriger, N. (2020). *Empowerment in der Sozialen Arbeit. Eine Einführung* (6. erweiterte und aktualisierte Aufl.). Kohlhammer.

Hilfinger Messias, D.K. (2010). Migration Transitions. In A.I. Meleis (Ed.), *Transitions theory: Middle range and situation specific theories in nursing research and practice* (pp. 226–231). Springer.

Hirschman, K.B., Shaid, E., McCauley, K., Pauly, M.V. & Naylor, M.D. (2015). Continuity of Care: The Transitional Care Model. *Online Journal of Issues in Nursing, 20*(3), Manuscript 1. https://doi.org/10.3912/OJIN.Vol20No03Man01

Hofer, J. & Hagemeyer, B. (2018). Soziale Anschlussmotivation: Affiliation und Intimität. In J. Heckhausen & H. Heckhausen (Hrsg.), *Motivation und Handeln* (5. überarbeitete und erweiterte Aufl., S. 223–242). Springer. https://doi.org/10.1007/978-3-662-53927-9_7

Höfer, U. & Valent, J. (Hrsg.). (2017). *Christian von Ehrenfels: Philosophie - Gestalttheorie - Kunst. Österreichische Ideengeschichte im Fin de Siècle.* De Gruyter. https://doi.org/10.1515/9783110518306

Holoch, E. (2001). Herbarts „pädagogischer Takt" und reflexives Pflegehandeln. Zur gemeinsamen Struktur pädagogischen und pflegerischen Handelns. *Pr-Internet-Pflegepädagogik, 3*(6), 130–137.

Hosemann, W. & Geiling, W. (2013). *Einführung in die Systemische Soziale Arbeit.* UTB.

Hunstein, D. (2009). Das ergebnisorientierte PflegeAssessment AcuteCare (ePA-AC). In S. Bartholomeyczik & M. Halek (Hrsg.), *Assessmentinstrumente in der Pflege* (2. vollständig überarbeitete Aufl., S. 60–78). Schluetersche GmbH & Co. KG.

ICN (International Council of Nurses). (2022). *ICNP – Internationale Klassifikation der Pflegepraxis.* Huber.

IPK – Integratives Pflegekonzept. (2022). *Das Integrative Pflegekonzept – Maria Riedl.* Verfügbar unter https://ipknet.at

Kant, I. (1963). Ausgewählte Schriften zur Pädagogik und ihrer Begründung. In T. Rutt (Hrsg.), *Schöninghs Sammlung Pädagogischer Schriften Quellen zur Geschichte der Pädagogik.* Ferdinand Schöningh.

Kast, K., Wachter, C.F., Schöffski, O. & Rimmele, M. (2021). Economic evidence with respect to cost-effectiveness of the transitional care model among geriatric patients discharged from hospital to home: a systematic review. *The European Journal of Health Economics, 22*, 961–975. https://doi.org/10.1007/s10198-021-01301-4

Keller, H. (Hrsg.). (2011). *Handbuch der Kleinkindforschung* (4. vollständig überarbeitete Aufl.). Huber.

Keim, S.K., Ratcliffe, S.J., Naylor, M.D. & Bowles, K.H. (2020). Patient Factors Linked with Return Acute Healthcare Use in Older Adults by Discharge Disposition. *Journal of the American Geriatrics Society, 68*(10), 2279–2287. https://doi.org/10.1111/jgs.16645

Kernis, M.H. (Ed.). (2006). *Self-esteem issues and answers: A sourcebook of current perspectives.* Psychology Press.

Kessler, K.G. (2008). *„Übergangspflege". Ein ressourcenorientiertes Konstrukt in der Pflege alter Menschen. Novizen-Thesis zur Erlangung der Bezeichnung Akademischer Experte für Basales und Mittleres Management* (unveröffentlichte Novizen-Thesis, Fachbereich Pflegewissenschaft). Donau-Universität Krems.

Kessler, K.G. (2010). *Die gelernte Hilflosigkeit im Pflegealltag: Anspruch – Herausforderung – Lösungsansatz* (Masterthesis zur Erlangung des akademischen Grades – Master of Science im Universitätslehrgang Pflegemanagement). Donau Universität Krems, Department für Klinische Medizin und Präventionsmedizin.

Kerschensteiner, G. (1932). Die Prinzipien der Pädagogik Pestalozzis. *The Journal of Business Education, (7)*6, 12–32.

Kitwood, T. (2019). *Demenz. Der person-zentrierte Ansatz im Umgang mit verwirrten Menschen* (8. ergänzte Aufl.). Hogrefe.

Kitwood, T. & Brooker, D. (2022). *Demenz. Der person-zentrierte Ansatz im Umgang mit verwirrten, kognitiv beeinträchtigten Menschen* (9. Aufl.). Hogrefe. https://doi.org/10.1024/86138-000

Klosterkötter, J. & Peters, U.H. (1985). Das Diogenes Syndrom. *Fortschritte der Neurologie, Psychiatrie, 53*(11), 427–434. https://doi.org/10.1055/s-2007-1001988

Kohli, M. & Künemund, H. (Hrsg.). (2005). *Die zweite Lebenshälfte. Gesellschaftliche Lage und Partizipation im Spiegel des Alters-Survey* (2. erweiterte Aufl.). VS Verlag für Sozialwissenschaften. https://doi.org/10.1007/978-3-322-80682-6

Kraft, V. (1967). *Einführung in die Philosophie. Philosophie, Weltanschauung, Wissenschaft* (2. Aufl.). Springer. https://doi.org/10.1007/978-3-7091-7954-3

Kuhl, J. (2001). *Motivation und Persönlichkeit. Interaktionen psychischer Systeme.* Hogrefe.

Külz, A.K. & Voderholzer, U. (2018). *Pathologisches Horten* (Fortschritte der Psychotherapie, Bd. 69). Hogrefe. https://doi.org/10.1026/02785-000

Lamnek, S. & Krell, C. (2016). *Qualitative Sozialforschung* (6. Aufl.). Beltz.

Lath, B. (2007). *Leitfaden für den Umgang mit Chaos-Wohnungen: Praktische Hilfen bei vermüllten und verwahrlosten Wohnungen.* Klotz.

Lazarus, R.S. & Folkman, S. (1984). *Stress, appraisal, and coping.* Springer.

Lehr, U. (2007). *Psychologie des Alterns* (11. vollständig überarbeitete Aufl.). Quelle & Meyer.

Lenz, A. (2002). Empowerment und Ressourcenaktivierung – Perspektiven für die psychosoziale Praxis. In A. Lenz & W. Stark (Hrsg.), *Empowerment. Neue Perspektiven für psychosoziale Praxis und Organisation.* dgvt.

Lohrmann, C., Dijkstra, A. & Dassen, T.W.N. (2003). Care dependency: testing the German version of the care dependency scale in nursing homes and on geriatric wards. *Scandinavian Journal of Caring Sciences, 17*(1), 51–56. https://doi.org/10.1046/j.1471-6712.2003.00117.x

Lotz, N.W., Meier, J.F. & Heusler, M. (2014). *Messie-Syndrom: Drunter und Drüber.* First.

Luhmann, N. (2020). Einführung in die Systemtheorie. In D. Baeker (Hrsg.), *Niklas Luhmann. Einführung in die Systemtheorie (Systemische Horizonte)* (8. aktualisierte Aufl.). Carl Auer.

Lüssi, P. (2008). *Systemische Sozialarbeit: praktisches Lehrbuch der Sozialberatung* (6. Aufl.). Hauptverlag.

Maddux, J.E. & Kleiman, E.M. (2022). *Self-Efficacy.* George Mason University. Verfügbar unter https://nobaproject.com/modules/self-efficacy

Maier, S.F. & Seligman, M.P. (2016). Learned Helplessness at Fifty: Insights From Neuroscience. American Psychological Association. *Psychological Review, 123*(4), 349-367. https://doi.org/10.1037/rev0000033

Maslow, A.H. (1943). A theory of human motivation. *Psychological Review, 50*(4), 370-396. https://doi.org/10.1037/h0054346

Mayer, K.C. (2003). *Krankheitsgewinn.* neuro 24. Verfügbar unter http://www.neuro24.de/show_glossar.php?id=967

Mazur, J.E. (2006). Mathematical models and the experimental analysis of Behavior. *Journal of the Experimental Analysis of Behavior, 85*(2), 275–291. https://doi.org/10.1901/jeab.2006.65-05

Meleis, A.I. (2010). *Transitions theory: Middle range and situation specific theories in nursing research and practice.* Springer.

Mertens, W. (Hrsg.). (2014). *Handbuch psychoanalytischer Grundbegriffe* (4. überarbeitete u. erweiterte Aufl.). Kohlhammer.

Michael, M., Wilson, C., Jester, D.J., Andel, R., D'Aoust, R.D., Badana, A.N.S. & Hyer, K. (2019). Application of Curriculum Mapping Concepts to Integrate Multidisciplinary Competencies in the Care of Older Adults in Graduate Nurse Practitioner Curricula. *Journal of Professional Nursing, 35*(3), 228–239. https://doi.org/10.1016/j.profnurs.2019.01.007

Miethe, I. (2017). *Biografiearbeit. Lehr- und Handbuch für Studium und Praxis* (3. Aufl.). Beltz Juventa.

Miron, A.M. & Brehm, J.W. (2006). Reactance theory: 40 years later. *Zeitschrift für Sozialpsychologie, 37,* 9–18. https://doi.org/10.1024/0044-3514.37.1.9

Mitchell, S.E., Weigel, G.M., Laurens, V., Martin, J. & Jack, B.W. (2017). Implementation and adaptation of the Re-Engineered Discharge (RED) in five California hospitals: a qualitative research study. *BMC Health Services Research, 17*(1). https://doi.org/10.1186/s12913-017-2242-z

Moorhead, S., Johnson, M., Maas, M. & Swason, E. (Hrsg.). (2013). *Pflegeergebnisklassifikation (NOC)* (2. vollständig überarbeitete Aufl.). Hogrefe.

Moorhead, S., Johnson, M., Maas, M. & Swanson, E. (2023, Plan). *Pflegeergebnisklassifikation (NOC)* (3. Aufl.). Hogrefe.

Mruk, C.J. (2013). Defining Self-Esteem as a Relationship between Competence and Worthiness: How a Two-Factor Approach Integrates the Cognitive and Affective Dimensions of Self-Esteem. *Polish Psychological Bulletin, 44*(2), 157-164. https://doi.org/10.2478/ppb-2013-0018

Naylor, M., Brooten, D., Jones, R., Lavizzo-Mourey, R., Mezey, M. & Pauly, M. (1994). Comprehensive discharge planning for the hospitalized elderly. A randomized clinical trial. *Annals of Internal Medicine, 120*(12), 999–1006. https://doi.org/10.7326/0003-4819-120-12-199406150-00005

Naylor, M.D., Brooten, D., Campbell, R., Jacobsen, B.S., Mezey, M.D., Pauly, M.V. & Schwartz, J.S. (1999). Comprehensive discharge planning and home followup of hospitalized elders: a randomized clinical trial. *JAMA, 281*(7), 613–620. https://doi.org/10.1001/jama.281.7.613

Naylor, M.D., Brooten, D.A., Campbell, R.L., Maislin, G., McCauley, K.M. & Schwartz, J.S. (2004). Transitional Care of Older Adults Hospitalized with Heart Failure: A Randomized, Controlled Trial. *Journal of American Geriatric Society, 52*(5), 675–684. https://doi.org/10.1111/j.1532-5415.2004.52202.x

Naylor, M.D. (2012). Advancing high value Transitional Care: The central role of nursing and its leadership. *Nursing Administration Quarterly, 36*(2), 115–126. https://doi.org/10.1097/NAQ.0b013e31824a040b

Naylor, M.D., Hirschman, K.B., Hanlon, A.L., Bowles, K.H., Bradway, C., McCauley, K.M. & Pauly, M.V. (2014). Comparison of evidence-based interventions on outcomes of hospitalized, cognitively impaired older adults. *Journal of Comparative Effectiveness Research, 2*(3), 245–257. https://doi.org/10.2217/cer.14.14

Naylor, M.D., Hirschman, K.B., Toles, M.P., Jarrín, O.F., Shaid, E. & Pauly, M.V. (2018). Adaptations of the evidence-based Transitional Care Model in the U.S. *Social Science & Medicine, 213*, 28-36. https://doi.org/10.1016/j.socscimed.2018.07.023

Nohl, H. (1949). *Pädagogik aus dreißig Jahren*. Schulte-Bulmke.

Ochs, M. (2020). Fließende Übergänge: Zu Gemeinsamkeiten und Unterschiede zwischen Beratung, Systemischer Therapie und Psychotherapie. In T. Kuhnert & M. Berg (Hrsg.), *Systemische Therapie jenseits des Heilauftrags. Psychotherapeutische Perspektiven in der Sozialen Arbeit und verwandten Kontexten* (S. 29–60). Vandenhoeck & Ruprecht GmbH & Co. https://doi.org/10.13109/9783666408489.29

Otter, C.E.M., Hoogerduijn, J.G., Keers, J.C., Hagedoorn, E.I., De Man-Van Ginkel, J.M. & Schuurmans, M.J. (2019). Older patients' motives of whether or not to perform self-management during a hospital stay and influencing factors. *Geriatric Nursing, 40*(2), 205–211. https://doi.org/10.1016/j.gerinurse.2018.10.004

Parry, C., Kramer, H.M. & Coleman, E.A. (2006). A Qualitative Exploration of a Patient-Centered Coaching Intervention to Improve Care Transitions in Chronically Ill Older Adults. *Home Health Care Services Quarterly, 25*(3-4), 39–53. https://doi.org/10.1300/J027v25n03_03

Patry, J.L. (2004). Der Pädagogische Takt – Brücke zwischen Theorie und Praxis. Ein Essay. In A.A. Bucher (Hrsg.), *Erziehung – Therapie – Sinn. Festschrift für Heinz Rothbucher* (S. 145–168). LIT Verlag.

Pendergrass, A., Malnis, C., Graf, U., Engel, S. & Graessel, E. (2018). Screening for caregivers at risk: Extended validation of the short version of the Burden Scale for Family Caregivers (BSFC-s) with a valid classification system for caregivers caring for an older person at home. *BMC Health Services Research, 18*(229). https://doi.org/10.1186/s12913-018-3047-4

Pestalozzi, J.H. (1927). In A. Buchenau, E. Spranger & H. Stettbacher (Hrsg.), *Sämtliche Werke* (Vol. 16, S. 360–361). De Gruyter.

Popper, K.R. (1979). Die beiden Grundprobleme der Erkenntnistheorie. In T.E. Hansen (Hrsg.), *Aufgrund von Manuskripten aus den Jahren 1930–1933*. J.C.B. Mohr.

Pritz, A. (2009). Das Messie-Syndrom – zur Entstehungsgeschichte einer psychischen Störung. In A. Pritz, E. Vykoukal, K. Reboly & N. Agdari-Moghadam (Hrsg.), *Das Messie-Syndrom:*

Phänomen, Diagnostik, Therapie und Kulturgeschichte des pathologischen Sammelns (S. 3–11). Springer. https://doi.org/10.1007/978-3-211-76520-3

Reich, K. (2008). *Biografiearbeit*. Uni Köln. Verfügbar unter http://methodenpool.uni-koeln.de/download/biografiearbeit.pdf

Rehberger, R. (2019). *Messies – Sucht und Zwang: Psychodynamik und Behandlung bei Messie-Syndrom und Zwangsstörung* (4. Aufl.). Klett-Cotta.

Rehberger, R. (2020). *Selbsthilfe für Messies. Ursachen verstehen – Änderungen wagen* (5. Aufl.). Klett-Cotta.

Rheinberg, F. (2004). *Motivationsdiagnostik. Kompendien, Psychologische Diagnostik* (Bd. 5.). Hogrefe.

Reisberg, B., Ferris, S.H., de Leon, M.J. & Crook, T. (1982). The Global Deterioration Scale for assessment of primary degenerative dementia. *The American Journal of Psychiatry, 139*(9), 1136–1139. https://doi.org/10.1176/ajp.139.9.1136

Rich, V.L. (2010). On Becoming a Flexible Pool Nurse: Expansion of the Meleis Transition Framework. In A.I. Meleis (Ed.), *Transitions theory: Middle range and situation specific theories in nursing research and practice* (pp. 423–429). Springer.

Riegel, B. & Vaughan-Dickson, V. (2010). Self-Care of Heart Failure. A Situation-Specific of Health Transition. In A.I. Meleis (Ed.), *Transitions theory: Middle range and situation specific theories in nursing research and practice* (pp. 320–326). Springer.

Ringel, E. (1953). *Der Selbstmord. Abschluss einer krankhaften Entwicklung*. Maudrich.

Robert Koch-Institut. (Hrsg.). (2014). *Chronisches Kranksein. Faktenblatt zu GEDA 2012: Ergebnisse der Studie „Gesundheit in Deutschland aktuell 2012"*. Verfügbar unter https://www.rki.de/DE/Content/Gesundheitsmonitoring/Studien/Geda/Geda_2012_inhalt.html

Robinson, P., Ekman, S.L., Meleis, A.I., Winblad, B. & Wahlund, L.O. (2010). Suffering in Silence: The Experience of Early Memory Loss. In A.I. Meleis (Ed.), *Transition theory: Middle range and situation specific theories in nursing research and practice* (pp. 386–396). Springer.

Rogers, C.R. (1991). *Eine Theorie der Psychotherapie, der Persönlichkeit und der zwischenmenschlichen Beziehungen* (3. Aufl.). GwG.

Roth, E. (2012). *Das Messie-Handbuch: Chaos, Unordnung, Desorganisation; Beschreibung und Ursachen* (4. überarbeitete und aktualisierte Aufl.). Klotz.

Ruholl, S. (2007). *Selbstwirksamkeit als Indikator für psychische Störungen: Status und Verlauf*. RWTH Publications. Verfügbar unter http://publications.rwth-aachen.de/record/62753/files/Ruholl_Sabine.pdf

Samarasinghe, K. (2010). Primary Health Care Nurse's Conceptions of involuntarily migrated Indroduction Families' Health. In A.I. Meleis (Ed.), *Transition theory: Middle range and situation specific theories in nursing research and practice* (pp. 242–251). Springer.

Saup, W. (1993). *Alter und Umwelt: eine Einführung in die ökologische Gerontologie*. Kohlhammer.

Schaeffer, D. (Hrsg.). (2009). *Bewältigung chronischer Krankheiten im Lebenslauf*. Huber.

Schaeffer, D. & Haslbeck, J. (2016). Bewältigung chronischer Krankheiten. In M. Richter & K. Hurrelmann (Hrsg.), *Soziologie von Gesundheit und Krankheit* (S. 243–257). Springer. https://doi.org/10.1007/978-3-658-11010-9_16

Schaeffer, D. & Pelikan, J.M. (2017). *Health Literacy*. Hogrefe. https://doi.org/10.1024/85604-000

Schamman, H. (2022). Migration und Migrationshintergrund. In M. Sieberer, P. Jung, F. Führman, U. Altunöz, H.J. Assion, A. Barakat, Y. Bilgin, K.C. Borchert, M.B.J. Camp, C. Cattneo, R. Dickerhoff, G. Eckermann, U.E. Jelede, I. Fernandez, S. Golsabahi-Broclawski, S. Gutwinski, E. Hanusch-Mild, M. Kast & A. Kimil (Hrsg.), *Elsevier Essentials Migration & Gesundheit* (S. 3–6). Urban & Fischer.

Scheffer, D. (2001). *Entwicklungsbedingungen implizierter Motive: Bindung, Leistung & Macht*. Universität Osnabrück. Verfügbar unter http://repositorium.uni-osnabrueck.de/bitstream/urn:nbn:de:gbv:700-2001092518/1/E-Diss150_thesis.pdf

Schieron, M. (2021a). Theoretische Ansätze. In M. Schieron, C. Büker & A. Zegelin (Hrsg.), *Patientenedukation und Familienedukation in der Pflege. Praxishandbuch zur Information, Schulung und Beratung* (S. 61–78). Hogrefe. https://doi.org/10.1024/86041-000

Schieron, M. (2021b). Grundlagen der Betreuung. In M. Schieron, C. Büker & A. Zegelin (Hrsg.), *Patientenedukation und Familienedukation in der Pflege. Praxishandbuch zur Information, Schulung und Beratung* (S. 167-206). Hogrefe. https://doi.org/10.1024/86041-000

Schnell, M.W. (2010). Die Weisheit des alten Menschen. *Zeitschrift für Gerontologische Geriatrie, 43*, 393–398. https://doi.org/10.1007/s00391-010-0119-4

Schwarzer, R. (2000). *Stress, Angst und Handlungsregulation* (4. überarbeitete Aufl.). Kohlhammer.

Schwarzer, R. & Jerusalem, M. (Hrsg.). (1999). *Skalen zur Erfassung von Lehrer- und Schülermerkmalen. Dokumentation der psychometrischen Verfahren im Rahmen der Wissenschaftlichen Begleitung des Modellversuchs Selbstwirksame Schulen*. Freie Universität Berlin. Verfügbar unter https://www.psyc.de/skalendoku.pdf

Schwarzer, R. & Jerusalem, M. (2002). Das Konzept der Selbstwirksamkeit. In M. Jerusalem & D. Hopf (Hrsg.), Selbstwirksamkeit und Motivationsprozesse in Bildungsinstitutionen. *Zeitschrift für Pädagogik, Beiheft, 44*, 28–53. Beltz. Verfügbar unter https://www.pedocs.de/volltexte/2011/3930/pdf/ZfPaed_44_Beiheft_Schwarzer_Jerusalem_Konzept_der_Selbstwirksamkeit_D_A.pdf

Seckinger, M. (2018). Empowerment. In O.H. Thiersch, H. Treptow & H. Ziegler (Hrsg.), *Handbuch Soziale Arbeit. Grundlagen der Sozialarbeit und Sozialpädagogik* (6. Aufl., S. 307–314). Ernst Reinhardt Verlag.

Seligman, M.E.P. (1979). *Erlernte Hilflosigkeit*. Urban & Schwarzenberg.

Seligman, M.E.P. (2009). *Der Glücksfaktor. Warum Optimisten länger leben* (6. Aufl.). Bastei Lübbe.

Sickendiek, U., Engel, F. & Nestmann, F. (2002). *Beratung: eine Einführung in sozialpädagogische und psychosoziale Beratungsansätze* (2. Aufl.). Juventa.

Sittenthaler, S., Jonas, E., Traut-Mattausch, E. & Greenberg, J. (2015a). New Directions in Reactance Research. *Zeitschrift für Psychologie, 223*(4), 203–204. https://doi.org/10.1027/2151-2604/a000221

Sittenthaler, S., Jonas, E. & Traut-Mattausch, E. (2016). Explaining Self and Vicarious Reactance: A Process Model Approach. *Personality and Social Psychology Bulletin, 42*(4), 458-470. https://doi.org/10.1177/0146167216634055

Sittenthaler, S., Traut-Mattausch, E., Steindl, C. & Jonas, E. (2015b). Salzburger State Reactance Scale (SSR Scale): Validation of a scale measuring state reactance. *Zeitschrift für Psychologie, 223*(4), 257-266. https://doi.org/10.1027/2151-2604/a000227

Sonneck, G., Kapusta, N., Tomandl, G. & Voracek, M. (Hrsg.). (2016). *Krisenintervention und Suizidverhütung* (3. überarbeitete Aufl.). Facultas. https://doi.org/10.36198/9783838546414

Sørensen, K., Van den Broucke, S., Fullam, J., Doyle, G., Pelikan, J., Slonska, Z. & Brand, H. (2012). Health literacy and public health: A systematic review and integration of definitions and models. *BMC Public Health, (12)*80. https://doi.org/10.1186/1471-2458-12-80

Specht-Tomann, M. (2018). *Biografiearbeit in der Gesundheits-, Kranken- und Altenpflege* (3. Aufl.). Springer.

Sprenger, R.K. (2014). *Mythos Motivation. Wege aus der Sackgasse* (20. aktualisierte Aufl.). Campus.

Stauffer, B.D., Fullerton, C., Fleming, N., Ogola, G., Herrin, J., Stafford, P.M. & Ballard, D.J. (2011). Effectiveness and cost of a transitional care program for heart failure: a prospective study with concurrent controls. *JAMA Internal Medicine, 171*(14), 1238-1243. https://doi.org/10.1001/archinternmed.2011.274

Steindl, C., Jonas, E., Sittenthaler, S., Traut-Mattausch, E. & Greenberg, J. (2015). Understanding psychological reactance: New developments and findings. *Zeitschrift für Psychologie, 223*(4), 205-214. https://doi.org/10.1027/2151-2604/a000222

Steins, G. (2003). *Desorganisationsprobleme: Das Messie-Phänomen*. Pabst Science Publ.

Stefan, H., Allmer, F., Schalek, K., Eberl, J., Hansmann, R., Jedelsky, E., Pandzic, R., Tomacek, D. & Vencour, M.C. (2022). *POP PraxisOrientierte Pflegediagnostik. Pflegediagnosen – Ziele – Maßnahmen nach der Version POP 2* (3. Aufl.). Springer. https://doi.org/10.1007/978-3-662-62673-3_1

Stiefler, S., Dunker, E., Schmidt, A., Friedrich, A.C., Donat, C. & Wolf-Ostermann, K. (2022). Krankenhauseinweisungsgründe für Menschen mit Demenz – ein Scoping-Review. *Zeitschrift für Gerontologie und Geriatrie*, 1–6. https://doi.org/10.1007/s00391-021-02013-3

Thiersch, H. (2014). *Lebensweltorientierte Soziale Arbeit. Aufgaben der Praxis im sozialen Wandel* (9. Aufl.). Beltz Juventa. https://doi.org/10.1007/978-3-658-00352-4_3

Thiersch, H., Grunwald, K. & Köngeter, S. (2012). Lebensweltorientierte Soziale Arbeit. In W. Thole (Hrsg.), *Grundriss Soziale Arbeit: Ein einführendes Handbuch* (4. Aufl., S. 175–196). VS Verlag für Sozialwissenschaften. https://doi.org/10.1007/978-3-531-94311-4_7

Thole, W. (Hrsg.). (2012). *Grundriss Soziale Arbeit: Ein einführendes Handbuch* (4. Aufl.). VS Verlag für Sozialwissenschaften. https://doi.org/10.1007/978-3-531-94311-4

Thomas, L.B., Hudson, J. & Oliver, E.J. (2018). Modelling motivational dynamics: demonstrating when, why, and how we self-regulate motivation. *Journal of motivation, emotion and personality, 7*, 33–47. https://doi.org/10.12689/jmep.2018.704

Vogel, H. (1997). *Gewalt im Röntgenbild-Befunde zu Krieg, Folter und Verbrechen*. Ecomed Verlagsgesellschaft.

von Wedel, W. (2011). Messie-Syndrom: Gefangen im Chaos. Desorganisiertes Leben in der eigenen Wohnung. *Sozialmagazin, 36*(3), 27–31. Beltz-Juventa.

Watzlawick, P. (1978). *Wie wirklich ist die Wirklichkeit. Wahn, Täuschung, Verstehen* (15. Aufl.). Piper & Co.

Wedel, A. (2020). *Ist Lebensbewältigung eine Theorie mittlerer Reichweite oder ein Paradigma? Rezension zum Handbuch Lebensbewältigung und Soziale Arbeit*. nbd.

Weiner, B. (1976). *Theorie der Motivation*. Klett.

Weiss, M.E., Piacentine, L.B., Lokken, L., Ancona, J., Archer, J., Gresser, S., Holmes, S.B., Toman, S., Toy, A. & Vega-Stromberg, T. (2010). Perceived Readiness for Hospital Discharge in Adult Medical-Surgical Patients. In A.I. Meleis (2010), *Transitions theory: Middle range and situation specific theories in nursing research and practice* (pp. 153–169). Springer.

WHO. (2012). *Der Europäische Gesundheitsbericht 2012: Ein Wegweiser zu mehr Wohlbefinden*. Verfügbar unter https://www.euro.who.int/__data/assets/pdf_file/0010/250399/EHR2012-Ger.pdf

WHO. (2018). *Der Europäische Gesundheitsbericht. Mehr als Zahlen – Evidenz für Alle*. Verfügbar unter http://www.euro.who.int/en/data-and-evidence/european-health-report/european-health-report-2018

WHO. (2019). *International Classification of Diseases 11th Revision* (ICD-11). Verfügbar unter https://icd.who.int/en/

Winterleitner, R. (2013). *„Im kleinen und großen Ganzen" Der system-lösungsorientierte Ansatz im Rahmen der Sozialen Arbeit mit Familien*. sozialeforschung. Verfügbar unter http://www.sozialeforschung.at/59_Winterleitner_Ricarda_2013.pdf

Wizany, T. (2010). „Karikatur: Salzburger Nachrichten/T. Wizany". In Salzburger Nachrichten. *Hilfe, um die Hilflosigkeit zu besiegen* (10.09.2010, S. 2). Verfügbar unter https://www.genios.de/presse-archiv/artikel/SN/20100910/hilfe-um-die-hilflosigkeit-zu-besie/08307809520 1009102323020144.html

Wolfensberger, P. (2021). Stopp dem Irrsinn. Ein Plädoyer für die Sprache der Betroffenen. *Psychiatrische Pflege, 6*(6), 17-21. https://doi.org/10.1024/2297-6965/a000392

Wutscher, K. (2016). *Entlassungsmanagement durch die Übergangspflege am Universitätsklinikum für Geriatrie aus der Sicht betroffener Patient/Innen. Eine qualitative, formative Evaluation* (Masterthesis zur Erlangung des akademischen Grades – Master of Science im Universitätslehrgang Pflegemanagement). Donau Universität Krems. Verfügbar unter http://webthesis.donau-uni.ac.at/thesen/94901.pdf

Yerkes, R.M. & Dodson, J.D. (1908). The relation of strength of stimulus to rapidity of habit-formation. *Journal of Comparative Neurology and Psychology, 18*(5), 459–482. https://doi.org/10.1002/cne.920180503

Professionelle Pflege und Selbstpflege im Hogrefe Verlag

Achtsamkeit, Selbstmitgefühl

Johns, C. (2018). *Achtsames Führen in der Pflege.* Hogrefe. https://doi.org/10.1024/85716-000

Kieser, G. (2020). *Achtsamkeitsbasierte Persönlichkeitsentwicklung. Praxisbuch für Menschen in Gesundheits-, Pflege- und Sozialberufen.* Hogrefe. https://doi.org/10.1024/85947-000

Michalak, J., Meibert, P. & Heidenreich, T. (2017). *Achtsamkeit üben. Hilfe bei Stress, Depression, Ängsten und häufigem Grübeln.* Göttingen: Hogrefe.

Zimmermann, M., Spitz, C. & Schmidt, S. (2012). *Achtsamkeit – Ein buddhistisches Konzept erobert die Wissenschaft* (2. Aufl.). Huber.

Aggressionsmanagement, Bullying, Gewalt, Mobbing

Bonifas, R.P. (2018). *Mobbing und Bullying unter alten Menschen.* Hogrefe. https://doi.org/10.1024/85767-000

Grond, E. (2007). *Gewalt gegen Pflegende. Altenpflegende als Opfer und Täter.* Huber.

Nau, J., Oud, N.E. & Walter, G. (2018). *Gewaltfreie Pflege. Praxishandbuch zum Umgang mit aggressiven und potenziell gewalttätigen Patienten.* Hogrefe. https://doi.org/10.1024/85866-000

Nau, J., Oud, N.E. & Walter, G. (2019). *Aggression, Gewalt und Aggressionsmanagement. Lehr- und Praxishandbuch zur Gewaltprävention für Pflege-, Gesundheits- und Sozialberufe* (2. Aufl.). Hogrefe. https://doi.org/10.1024/85845-000

Beziehungsarbeit

Bauer, R. (2018). *Beziehungspflege. Kongruente Beziehungsarbeit für Pflege-, Sozial- und Gesundheitsberufe.* Hogrefe. https://doi.org/10.1024/85806-000

Koloroutis, M. (Hrsg.). (2011). *Beziehungsbasierte Pflege. Ein Modell zur Veränderung der Pflegepraxis.* Huber.

Müller, R. (2003). *Die Pflegekraft als Schokolade – Ungewöhnliches und Ungebührliches zur Psychodynamik des Pflegeprozesses* (2. Aufl.). Huber.

Peplau, H. (2009). *Zwischenmenschliche Beziehungen in der Pflege* (2. Aufl.). Huber.

Empowerment, Speak up

Buresh, B. & Gordon, S. (2006). *Der Pflege eine Stimme geben – Was Pflegende öffentlich kommunizieren müssen.* Huber.

Quernheim, E., Zegelin, A. (2021). *Berufsstolz in der Pflege. Ein Mutmacherbuch* (2. Aufl.). Hogrefe. https://doi.org/10.1024/86192-000

Sullivan, E. (2016). *Einfluss nehmen. Ein Handbuch für Pflegefachpersonen in Berufspraxis und Politik.* Hogrefe.

Recovery

Watkins, R. N. (2009). *Recovery – wieder genesen können. Ein Handbuch für Psychiatrie-Praktiker.* Huber.

Barker, P. & Buchanan-Barker, P. (2020). *Das Gezeiten-Modell. Der Kompass für eine recovery-orientierte, psychiatrische Pflege* (2. Aufl.). Hogrefe. https://doi.org/10.1024/86034-000

Naturheilkundige komplementäre Pflege, Greencare

Bühring, U. & Sonn, A. (2013). *Heilpflanzen in der Pflege.* Huber.

German-Tillmann, T., Merklin, L. & Näf, A.S. (2019). *Tiergestützte Intervention* (2. Aufl.). Hogrefe.

Lett, A. (2003). *Reflexzonentherapie für Pflege- und Gesundheitsberufe.* Huber.

Niepel, A. & Vef-Georg, G. (2020). *Praxishandbuch Gartentherapie. Gartentherapiepraxis für Ergo- und Gartentherapeuten, Pflegefachpersonen und Gärtner.* Hogrefe. https://doi.org/10.1024/85927-000

Waldboth, V., Suter-Riederer, S., Föhn, M., Schneiter-Ulmann, R. & Imhof, L. (2017). *Pflanzengestützte Pflege. Praxishandbuch für pflanzengestützte Pflegeinterventionen im Heimbereich.* Hogrefe. https://doi.org/10.1024/85762-000

Schneiter-Ulmann, R. & Föhn, M. (Hrsg.). (2020). *Lehrbuch Gartentherapie* (2. Aufl.). Hogrefe. https://doi.org/10.1024/85742-000

Pflegeethik, Spiritual Care

Aebi, R. & Mösli, P. (2020). *Interprofessionelle Spiritual Care. Im Buch des Lebens lesen.* Hogrefe. https://doi.org/10.1024/85857-000

Heller, B. & Heller, A. (2018). *Spiritualität und Spiritual Care. Orientierungen und Impulse* (2. Aufl.). Hogrefe. https://doi.org/10.1024/85868-000

Schnell, M.W. (2007). *Ethik als Schutzbereich.* Huber.

Sellman, D. (2017). *Werteorientierte Pflege. Was macht eine gute Pflegende aus? Grundlagen ethischer Bildung für Pflegende.* Hogrefe.

Taylor, R. (2013). *Der moralische Imperativ des Pflegens.* Huber.

Pflegekommunikation

Elzer, M. & Sciborski, C. (2007). *Kommunikative Kompetenzen in der Pflege.* Huber.
Ford, Y. (2017). *Nursing English Essentials* (3. Aufl.). Hogrefe. https://doi.org/10.1024/85763-000
Schirmer, U.B. (2018). *Einfühlsam Gespräche führen. Empathische Kommunikation in Gesundheits-, Pflege- und Sozialberufen.* Hogrefe. https://doi.org/10.1024/85842-000
Stefanoni, S. & Alig, B. (2009). *Pflegekommunikation – Gespräche im Pflegeprozess.* Huber.

Pflegekompetenz

Benner, P. (2022). *Stufen zur Pflegekompetenz. From Novice to Expert* (3. Aufl.). Hogrefe.
Domenig, D. (Hrsg.). (2021). *Transkulturelle und transkategoriale Kompetenz. Lehrbuch zum Umgang mit Vielfalt, Verschiedenheit und Diversity für Pflege-, Gesundheits- und Sozialberufe.* Hogrefe. https://doi.org/10.1024/85753-000
Olbrich, C. (2022). *Pflegekompetenz* (4. Aufl.). Hogrefe.

Pflegemanagement

Brandenburg, H., Bode, I. & Werner, B. (2012). *Soziales Management in der stationären Altenhilfe.* Huber.
McCormack, B., Manley, K. & Garbett, R. (Hrsg.). (2009). *Praxisentwicklung in der Pflege.* Huber.
Panka, C. (Hrsg.). (2018). *Pflegedokumentation entbürokratisiert.* Hogrefe.
Von Dach, C. & Mayer, H. (2023). *Personenzentrierung und Praxisentwicklung in der Pflege.* Hogrefe.
Wessel, S. & Manthey, M. (2023). *Primary Nursing – Primäre Pflege.* Hogrefe.

Pflegewissen

Brandenburg, H. & Dorschner, S. (2021). *Professionelle Pflege 1. Lehr- und Arbeitsbuch zur Einführung in Pflegetheorien und das wissenschaftliche Denken in der Pflege* (4. Aufl.). Hogrefe.
Panfil, E.-M. (Hrsg.). (2022). *Wissenschaftliches Arbeiten in der Pflege* (4. Aufl.). Hogrefe. https://doi.org/10.1024/86170-000
Taylor, S.G. & Renpenning, K. (2013). *Selbstpflege. Wissenschaft, Pflegetheorie und evidenzbasierte Praxis.* Huber.

Positive Pflege

Clarke, C. & Wolverson, E. (Hrsg.). (2019). *Positive Demenzpflege. Fähigkeitenorientierte Ansätze Positiver Psychologie und Pflege für Menschen mit Demenz.* Hogrefe. https://doi.org/10.1024/85801-000
Oster, D. (2018). *Ressourcenaktivierend pflegen. Das Zürcher Ressourcenmodell (ZRM) für Pflegefachpersonen.* Hogrefe. https://doi.org/10.1024/85712-000
Gutman, J. (2016). *Humor in der psychiatrischen Pflege.* Hogrefe. https://doi.org/10.1024/85627-000

Stress, Coping und Resilienz

Kocalba, K. (2014). *Pflegekonzept Comfort. Theorie und Praxis der Förderung von Wohlbefinden, Trost und Entspannung in der Pflege.* Huber.

Fitzgerald Miller, L. (2003). *Coping fördern – Machtlosigkeit überwinden.* Huber.

Knightsmith, P. & Hamilton, E. (2018). *Das Coping-Colouring-Buch.* Hogrefe.

Habermann-Horstmeier, L. (2017). *Risikofaktor Stress.* Hogrefe. https://doi.org/10.1024/85708-000

Hill Rice, V. (2005). *Stress und Coping.* Huber.

Hinse, H. & Möhl, K.-K. (2019). *Wer bis zuletzt lacht, lacht am besten* (3. Aufl.). Hogrefe. https://doi.org/10.1024/85945-000

Smith, P. T. M. (2016). *Stressreduzierende Pflege von Menschen mit Demenz. Der Stress-Coping-Adaptionsansatz.* Hogrefe.

McAllister, M. & Lowe, J. B. (2019). *Resilienz und Resilienzförderung bei Pflegenden und Klienten* (2. Aufl.). Hogrefe.

Zusammenstellung: Jürgen Georg (Stand: Januar 2023)

Autorin

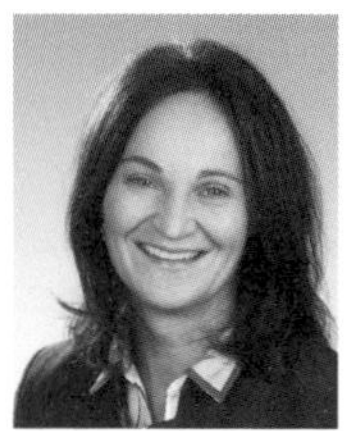

Claudia Bernhard-Kessler, ANP und Erziehungswissenschaftlerin, geboren 1972, lebt mit ihrer Familie in Salzburg. Seit ihrem 19. Lebensjahr ist sie im Gesundheitswesen tätig, überwiegend im Krankenhaussetting. Ihrer Ausbildung zum gehobenen Dienst in der Gesundheits- und Krankenpflege folgten zwei Hochschulabschlüsse im Fachbereich Erziehungswissenschaft und zuletzt in der Pflegewissenschaft. 20 Jahre war sie in der Übergangspflege tätig und entwickelte diese weiter. Der Wunsch, diesen besonderen Pflegeansatz im Rahmen eines Ressourcenparadigmas weiterzugeben, mündete in ein Buchprojekt mit dem Schwerpunkt „Hilfe zur Selbsthilfe“.

(Foto: www.fotohofer.at)

Sachwortverzeichnis